Opções Políticas em Saúde

EFEITOS SOBRE A EFICIÊNCIA HOSPITALAR

Opções Políticas em Saúde
EFEITOS SOBRE A EFICIÊNCIA HOSPITALAR

Ana Paula de Jesus Harfouche
Administradora Hospitalar
Professora Auxiliar Convidada ISCSP/UTL
Investigadora do Centro de Administração e Políticas Públicas (CAPP)

Prefácio de José Fragata

OPÇÕES POLÍTICAS EM SAÚDE
EFEITOS SOBRE A EFICIÊNCIA HOSPITALAR
AUTORA
Ana Paula de Jesus Harfouche
EDITOR
EDIÇÕES ALMEDINA, S.A.
Rua Fernandes Tomás, nºs 76, 78 e 79
3000-167 Coimbra
Tel.: 239 851 904 · Fax: 239 851 901
www.almedina.net · editora@almedina.net
DESIGN DE CAPA
FBA.
PRÉ-IMPRESSÃO, IMPRESSÃO E ACABAMENTO
G.C. – GRÁFICA DE COIMBRA, LDA.
Palheira Assafarge, 3001-453 Coimbra
producao@graficadecoimbra.pt
Abril, 2012
DEPÓSITO LEGAL
342791/12

Apesar do cuidado e rigor colocados na elaboração da presente obra, devem os diplomas legais dela constantes ser sempre objeto de confirmação com as publicações oficiais.
Toda a reprodução desta obra, por fotocópia ou outro qualquer processo, sem prévia autorização escrita do Editor, é ilícita e passível de procedimento judicial contra o infrator.

 GRUPOALMEDINA

BIBLIOTECA NACIONAL DE PORTUGAL – CATALOGAÇÃO NA PUBLICAÇÃO
HARFOUCHE, Ana Paula de Jesus
Opções políticas em saúde : efeitos sobre a eficiência
Hospitalar. – (Monografias)
ISBN 978-972-40-4773-7
CDU 614
     005
     338

Para os meus três amores

PREFÁCIO

O tema da eficiência hospitalar ganhou uma enorme actualidade e, por isso mesmo, este livro da Doutora Ana Harfouche vem no momento certo e contribui, inequivocamente, para a definição do modelo de gestão hospitalar que mais nos convirá.

O manuscrito, que serviu já de base a provas académicas de doutoramento, baseia-se num estudo de terreno comparando duas opções distintas de politica hospitalar utilizadas em Portugal, entre 2002 e 2008. A primeira a dos "hospitais empresa" e a segunda, mais recente, a dos "hospitais EPE", estes dominantemente agrupados em grandes centros hospitalares. A eficiência hospitalar para ambos os modelos seria avaliada pela ferramenta da "DEA", agora num contexto da "nova gestão pública".

A melhor eficiência dos hospitais transformados em empresa (SA), em relação aos que permaneceram no sector público administrativo, havia já sido concluída em estudo prévio. Com efeito, esta nova forma de gestão permitiria ganhos de eficiência de cerca de quinze por cento ao longo de seis anos, demonstrando um diferencial favorável de eficiência entre os hospitais empresa e os tradicionais "SPA". Este diferencial verificou-se mais no Norte e Centro do País do que a Sul. É notável o efeito, igualmente indutor de eficiência, da fusão de hospitais, em centros hospitalares de grande dimensão, que decorreu em simultâneo com a mudança para o modelo "EPE", ficando no entanto dificultada a tarefa de discriminar o impacte do efeito EPE em relação ao efeito da fusão propriamente dita. Curioso também que, mesmo os hospitais não remodelados pelo modelo da gestão empresarial tenham sofrido um benéfico "efeito de contaminação", melhorando eles também a sua performance.

O livro da Doutora Ana Harfouche conclui, assim, de forma clara, pelas vantagens do modelo dos hospitais – empresa, sobre o modelo tradicional, facto que, não causando surpresa, fica, agora, cientificamente, demonstrado. Importará, contudo, reflectir sobre as conclusões do estudo.

Comecemos pelo conceito de eficiência hospitalar, cuja análise será tudo menos simples. O estudo incidiu sobre a eficiência técnica – relação entre inputs e outputs produtivos – ou seja, visando a máxima produção para um dado volume de factores produtivos, face à tecnologia existente, o que quer dizer, produção sem desperdício. Esta óptica exclui a eficiência alocativa e também, directamente, a eficiência económica, facto que simplifica a análise mas prejudica a avaliação da eficiência total.

Para avaliar a eficiência técnica foi usada a ferramenta não paramétrica da "Data Envelopment Analysis – DEA", utilizando como input os consumos, o pessoal e os custos de produção e como output o número de doentes saídos, as consultas, as urgências, em suma, a produção clínica, de modo a obter "scores" de eficiência.

A eficiência hospitalar é uma das componentes da qualidade nos cuidados de saúde, a par com a obtenção de resultados (outcomes), com a segurança, com a adequação de cuidados e com a experiência vivida pelos doentes. Mas é só uma das componentes e o seu uso, limitado aqui à vertente técnica, não garante a abrangência total, pese embora, o facto de ser significativa para a análise que se propõe.

Um outro aspecto reside, na dificuldade em abordar temas de performance sem ponderar o nível de complexidade (clínica e de utilização de recursos), pois o nível de outputs estará sempre condicionado à dificuldade das tarefas. Do mesmo modo, a correcção para o volume de casos dirá muito sobre o nível da performance. Nesta análise, o desempenho de produção equivale a um output, mas em alternativa, poderia ter sido usado um qualquer resultado clínico efectivo (outcome). A opção por elementos de "processo" é comum, por mais fácil de objectivar e de medir, mas deveremos tender para o uso a outputs de resultado clínico. Com efeito, a gestão de processos e a governação clínica deveriam sobrepor--se cada vez mais, ao invés de se separarem, numa dicotomia que não será natural, nem é útil.

Uma forma de ultrapassar a complexidade intrínseca da definição de eficiência poderia ser o recurso a "score cards" integradores de parâmetros multifactoriais, pese embora a sua reconhecida dificuldade de obtenção. A solução escolhida, no estudo poderá não ser totalmente imune a factores contaminadores, mas será a mais fácil e, cremos, que terá traduzido fielmente o nível de performance de cada hospital. Claro que, tratando-se de hospitais com perfil diferente, parte da relação "input – output" em avaliação, poderá ter sofrido influências locais. Uma alternativa seria a de ponderar actos médicos tipo e compará-los, para assim reduzir o elemento dispersor da variação.

O facto dos hospitais empresa funcionarem de modo mais eficiente não surpreende, face a um modelo de gestão diferente, ao uso da contratualização e incentivação da produção. Sem dúvida que esta nova faceta do "new public management", disseminado hoje já por inúmeras regiões, tem impacte funcional favorável, pelo que deverá ser alargada na sua abrangência. Na realidade, as pessoas laborando num modelo de gestão inteiramente diferente, representam o único modo de levar a cabo a mudança pela qual todos ansiamos.

Por efeito de escala, poder-se-ia pensar que os grandes centros hospitalares fossem ainda mais eficientes. Talvez sim, mas as grandes fusões conduziram à perda de identidade de serviços e hospitais, perda que incluiu as suas culturas. Pena que no modelo de grandes centros os ambientes locais não tivessem sido substituídos por uma cultura nova, cultura que deveria ser liderada e desenvolvida localmente. Na prática, muitas destas grandes fusões não lograram adquirir o necessário nível de coesão institucional e ficaram muito longe da criação de uma nova cultura. Não raro por defeitos de liderança. Talvez, a figura da afiliação hospitalar tivesse, em alternativa, podido manter as culturas locais, a personalidade e o património de cada instituição que viria a ser fundida, com ganhos equivalentes, quiçá, superiores de eficiência. Com efeito, o impacte dos elementos sociais, nomeadamente as culturas locais deverá ser cada vez mais reconhecido e acautelado, já que é com as pessoas que se obtêm os resultados. Em todas estas modificações, os factores culturais e pessoais foram largamente secundarizados e, talvez por isso, o seu impacte na obtenção de melhorias globais da qualidade clínica e de processos, não tenha sido o mais satisfatório.

Um hospital verá a sua performance melhorada pelo esforço, bem liderado, dos seus profissionais – todos! – em equipa e num balanço adequado de incentivos materiais à produção e de projecto pessoal e profissional. Em meu entender, ambos têm faltado neste novo "public management", entre nós, e na gestão hospitalar. Os hospitais empresa abriram a porta a novos modelos de gestão, como vimos, com margem de vantagem técnica, mas ter-se-á descurado a componente humana e a satisfação do projecto de todos e cada um dos membros do seu staff, facto que, tememos, lhes venha a tirar sustentabilidade. Seria bom estender, também, a pergunta aos hospitais privados, onde a eficiência é tida como superior.

Existem, ainda, outros aspectos, além da complexidade e volume da casuística, constituindo a "estrutura", tais como o nível de incorporação tecnológica, nomeadamente em tecnologias da informação e de comunicação, as quais, em muito contribuem para o melhor desempenho dos hospitais. As diferenças locais na caracterização destes perfis poderiam ter, assim, condicionado alguma variação.

Em suma, o modelo dos hospitais empresa parece reunir vantagens de eficiência, talvez mais por si próprio do que por uma outra qualquer variação associada. A ponderação de ouros factores e um maior enfoque na vertente dos resultados poderia ter apurado ainda mais as conclusões, que, no entanto, são de uma enorme importância para quem queira, a nível macro e micro, entender os impactes da política hospitalar nos ganhos de eficiência.

O livro da Doutora Ana Harfouche dá passos muito sérios no sentido de nos facilitar esse entendimento. Foi um prazer ter tido a oportunidade de o ler e um privilégio muito especial ter podido prefaciá-lo. É o livro escrito por uma profissional competente e há muito no terreno da gestão hospitalar e, por isso mesmo, com uma enorme autoridade. Não duvido que será um marco de referencia para todos os estudiosos na matéria e, ainda, para quem queira conhecer melhor as vantagens e desvantagens dos modelos de gestão hospitalar em uso no nosso Pais. Um *must*!

Lisboa, Outubro de 2011
JOSÉ FRAGATA

Capítulo 1
Introdução

1.1. A importância de medir a eficiência e avaliar as políticas públicas

As opções políticas em saúde, mais recentemente, têm tido uma matriz comum – a obtenção de ganhos de eficiência para o sector. Este facto verificou-se essencialmente a partir da política de empresarialização dos hospitais do Serviço Nacional de Saúde (SNS), iniciada com a reforma estrutural da saúde a partir de Abril de 2002, e continuada no período de governação que lhe sucedeu.

A avaliação das políticas que vão sendo implementadas é um desígnio de qualquer governação moderna, mas estas avaliações são actualmente escassas e de cariz mais qualitativo, não tendo expressão na tomada de decisão política. Ainda recentemente e a propósito do sector da saúde, era referida a insuficiente avaliação das políticas públicas no país, o que esconde problemas e dificulta soluções.

Neste sentido, à medida que a sociedade tiver disponíveis avaliações das políticas que vão sendo aplicadas, o processo decisional será, por princípio, melhor suportado relativamente aos benefícios e aos constrangimentos que determinada política sofreu, quando foi implementada.

Nesta linha, foram estudadas as duas mais recentes Opções Políticas, no período 2002-2008, ambas com um pilar comum, o aumento da eficiência no sector hospitalar.

Temos, assim, duas Opções Políticas – a primeira relacionada com a empresarialização dos hospitais que importou as linhas de conduta da *New Public Management (NPM)* para o Sector da Saúde em Portugal e que ocorre no período 2002-2004, sob a acção Governativa do XV e XVI Governos Constitucionais – com o mesmo Ministro da Saúde Luís Filipe Pereira. A segunda ocorrida no XVII Governo, com o então Ministro da Saúde António Correia de Campos, no período 2005- -2007/8, em que a tónica foi na fusão dos hospitais em centros hospitalares, com o Estatuto EPE. Ambas as opções tiveram como grande objectivo o aumento de ganhos de eficiência para o sector.

De facto, a Organização de Cooperação e Desenvolvimento Económico (OCDE) já há muito que tem alertado os vários países para tomarem medidas no sentido de preservar os seus sistemas de saúde, uma vez que as despesas de saúde sobem a um ritmo superior ao do crescimento da própria economia. Nos últimos dados da OCDE (2009), o financiamento público, ou seja suportado pelo Estado, era de 71,5% da despesa total em saúde, conforme o Quadro 1:

QUADRO 1
Percentagem de financiamento público da Saúde nos países da OCDE

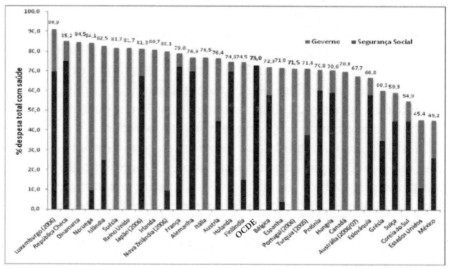

Fonte: OCDE (2009).

Em 2006, as despesas com a saúde, em Portugal representaram 9,9% do Produto Interno Bruto (PIB), acima da média da OCDE, conforme o Quadro 2:

QUADRO 2
Percentagem do PIB em despesas com a Saúde nos países da OCDE

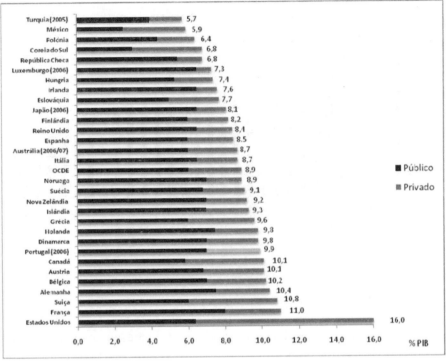

Fonte: OCDE (2009).

No entanto, este valor, % do PIB em despesas com saúde não reflecte um gasto directo por habitante, que em Portugal é de USD$ 2.150, abaixo da média da OCDE que é de USD$ 2.984, de acordo com o Quadro 3:

Quadro 3
Despesas com a Saúde *per capita* nos países da OCDE

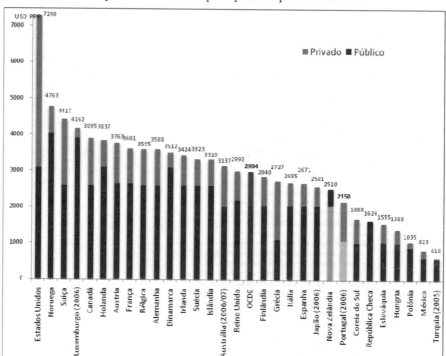

Fonte: OCDE (2009).

Por outro lado, as projecções relativas às despesas apontam para a existência de grandes desafios no que diz respeito às políticas a seguir, já que, tudo indica, os cuidados de saúde continuarão a permanecer assuntos de primeira ordem nas políticas internacionais do futuro.

Em termos de projecção dos gastos públicos com a saúde, a OCDE apresentou projecções de despesa pública para 2050, em % do PIB, conforme o Quadro 4:

INTRODUÇÃO

QUADRO 4
Despesa Pública com cuidados de Saúde

	Despesa pública com cuidados de saúde (%PIB)			Despesa pública com cuidados continuados (%PIB)			Total (%PIB)		
	2005	2050		2005	2050		2005	2050	
		Cost-pressure	Cost-containment		Cost-pressure	Cost-containment		Cost-pressure	Cost-containment
Portugal	6.7	10.9	9.1	0.2	2.2	1.3	6.9	13.1	10.4
Média da OCDE	5.7	9.6	7.7	1.1	3.3	2.4	6.7	12.8	10.1

Fonte: OCDE (2006).

Estas projecções consideram dois cenários para a projecção das despesas públicas. Um de *cost-pressure* (pressão sobre os custos), em que não são assumidas medidas de contenção dos gastos públicos e outro de *cost-containment* (contenção de custos), em que se considera que os Governos tomam medidas de contenção de custos (não especificadas).

Também, em 14 de Março de 2006, o Conselho da União Europeia examinou o Programa de Portugal, para o período compreendido entre 2005 e 2009 e convidou o país a adoptar e aplicar com rigor as medidas estruturais previstas no programa, a fim de assegurar a correcção da situação de défice excessivo até 2008, de um modo credível e sustentável, com o duplo esforço de criar uma margem de segurança para fazer face ao impacto orçamental decorrente da eventualidade de um crescimento económico inferior ao previsto. A análise efectuada pela Comissão reforça que Portugal deve tomar com determinação as medidas programadas destinadas a controlar as despesas, nomeadamente através da adopção de reformas adicionais ao sistema de saúde (Conselho da União Europeia, 2006).

Na verdade, um dos vectores políticos principais do Programa do Governo (2005-2009) foi o aperfeiçoamento da gestão do sector da saúde, que foi sendo concretizada com as sucessivas vagas de empresarialização dos Hospitais. Este vector político foi definido como prioritário desde o início pelo Governo, consciente da enorme pressão a que os sistemas de saúde estão actualmente sujeitos e também porque a restrição orçamental pública não permitia manter, com carácter tendencial, aumentos reais da despesa pública no sector. Neste contexto, uma das preocupações dominantes dos governos é a de como reformar os sistemas de saúde de forma a torná-los mais eficientes e a travar o acelerado crescimento das despesas.

Assinala-se, assim, em Portugal, o início de uma reforma estrutural do sector da saúde, em Abril de 2002. No sector hospitalar, em particular, esta reforma traduziu-se na 1ª vaga de empresarialização dos hospitais, em finais do ano de 2002, com a transformação de 35 Hospitais do Sector Público Administrativo (SPA) em 31 Hospitais Sociedades Anónimas de Capitais Exclusivamente Públicos (Hospitais SA).

Dois anos mais tarde, em Dezembro de 2005, correspondente ao primeiro ano de governação do XVII Governo, os Hospitais SA foram reorganizados em EPE e criaram-se novos centros hospitalares, os quais foram englobados no Sector Empresarial do Estado (SEE) permitindo uma dinamização em termos de flexibilização das regras de gestão e uma concentração de serviços e recursos (Diploma nº 233/2005 de 29 de Dezembro) – concretizava-se a 2ª vaga de empresarialização.

Seguiram-se a 3ª e 4ª vagas de empresarialização:

- No final de 2007 existiam 34 hospitais/centros hospitalares EPE;
- No final de 2008 existiam 37 hospitais/centros hospitalares EPE.

Ambas as Opções Políticas, a primeira ocorrida no período 2002--2004, com a empresarialização dos hospitais e a segunda no período 2005-2008, com a fusão dos hospitais em centros hospitalares EPE estiveram orientadas para a aplicação de instrumentos típicos da gestão privada na procura pela eficiência. Estas Opções Políticas reformadoras foram geradoras de um clima competitivo no sector público de saúde que se encontrava fortemente estagnado, pelas restrições burocrático-legais em todas as áreas de gestão hospitalar.

Naturalmente, a busca pela eficiência no sector dos cuidados de saúde foi o alvo principal das reformas.

Em 31 de Dezembro de 2005 o Estado detinha directamente, através da Direcção Geral do Tesouro (DGT), 139 participações sociais, das quais 113 participações em empresas enquadradas no SEE. O valor global destas participações ascendia, em 31 de Dezembro de 2005, a 12.182,4 M€ dos quais 1.239,9M€ pertenciam ao Sector da Saúde traduzindo um acréscimo de 29,8% relativamente a 2004, ano em que o valor do universo Hospitais SA ascendia a 954,9 M€ (Relatório do Sector Empresarial do Estado, 2006).

O Sector da Saúde assumia, no final de 2005, um peso de 10,3% na carteira das participações do Estado.

Segundo dados mais actualizados, em 31 de Dezembro de 2008, o Estado detinha directamente, através da DGT, 89 participações em empresas enquadradas no SEE. O valor global destas participações ascendia, em 31 de Dezembro de 2008, a 12.593 M€ dos quais 1.506,3M€ pertenciam ao Sector da Saúde, o que corresponde a 11,12% da estrutura de participações por sector de actividade (Relatório do Sector Empresarial do Estado, 2009).

O impacto das duas Opções Políticas na governação do sector e o estudo da eficiência ocorrida com estas transformações permitiu avaliar as políticas executadas sobre a gestão hospitalar, já que frequentemente é referido o enorme défice de investigação objectiva e independente na avaliação dos processos de transformação e respectivas formas de medição, para obtenção de evidência sobre o nível de sucesso das reformas introduzidas.

A opinião generalizada de que o sector público de saúde é economicamente ineficiente, aliada à espiral crescente dos custos hospitalares tem captado a atenção de todos para a questão da eficiência hospitalar. O que se pretende aqui demonstrar é que é possível medir e avaliar. No entanto, é de sublinhar que os *scores* obtidos de eficiência dos hospitais e os seus efeitos decorrentes dos processos de empresarialização, são independentes da situação económica, financeira e de tesouraria de cada hospital, já que não existe correlação entre financiamento obtido e eficiência.

1.2. Enquadramento político das reformas no contexto internacional

Nas duas últimas décadas, mudanças fundamentais têm vindo a transformar as sociedades em todo o mundo. Essas mudanças incluem o desenvolvimento de uma economia global, o fim da Guerra-fria e a evolução rápida e ampla adopção de tecnologias de informação.

Em vários países, o sector público também tem vindo a ser transformado levando ao surgimento do que tem sido chamado a NPM e que engloba, por si só, um conjunto de características comuns:

- Fornecer serviços de alta qualidade que os cidadãos valorizem;
- Exigir, medir e recompensar o melhor desempenho organizacional e individual;
- Defender a autonomia de gestão, nomeadamente pela redução dos órgãos de controlo central;
- Reconhecer a importância de fornecer os recursos humanos e tecnológicos que os gestores necessitam para cumprir as suas metas de desempenho;
- Manter a receptividade à concorrência e mente aberta sobre quais os fins públicos que devem ser realizados por funcionários públicos e não pelo sector privado ou organizações não-governamentais.

Definida desta forma, a NPM pode ser interpretada como um acordo entre o público e os seus representantes eleitos, por um lado e o serviço público, por outro. O público e os políticos querem alta qualidade dos serviços públicos e um melhor desempenho das organizações do sector público, a que o Vice-Presidente Al Gore chamou governo que funcione melhor e custe menos (Gore, 1993).

Para obtê-lo, estão dispostos a dar aos funcionários públicos mais autonomia de gestão, bem como os recursos humanos e tecnológicos, ou seja, formação e tecnologia de informação para atingir os seus objectivos.

Em todos os países, as reformas da NPM foram iniciadas como resposta aos desafios políticos existentes. Os objectivos que foram perseguidos com as reformas variaram significativamente entre os vários governos locais europeus. Às vezes a NPM foi introduzida para poupar dinheiro, outras vezes, para combater a perda de legitimidade da administração pública e noutras ocasiões para lidar com a insatisfação dos seus gestores públicos, políticos ou a opacidade da burocracia. A NPM foi um conceito de reforma único escolhido para enfrentar esse amplo leque de desafios.

INTRODUÇÃO

O núcleo da ideologia que pode ser discernido como influente no desenvolvimento da reforma do sector público em programas dos anos oitenta e noventa, é a de que o sector público era ineficiente e muitas vezes ineficaz, o que não levou à contenção dos custos, nem à melhoria da qualidade, mas levou a formas de influência indevida para empregados (se protegidos por força da sua pertença a associações profissionais ou sindicatos) e que, se não fosse controlada, seria inaceitável ver o crescimento de impostos, um eleitorado cada vez mais insatisfeito e o declínio das normas de serviço público.

Com base nestas convicções, um trio de metas surgiu como condutor central para a reforma – contenção dos custos, apoio ao público e melhoria do desempenho.

Com os problemas definidos, a política virou-se para o sector privado para aconselhamento sobre a forma de operacionalizar a mudança.

A ideologia alargou-se à crença de que os sectores público e privado não têm que ser organizados e geridos de maneiras fundamentalmente diferentes.

Na verdade, seria melhor para os serviços públicos se pudessem ser organizados e geridos como o sector privado, tanto quanto possível. Movimentos similares foram encontrados em diferentes cantos do globo, incluindo a Nova Zelândia, Austrália, Reino Unido e Suécia, que, como McKevitt (1998) observa, são todos os países que tinham uma forte tradição de um sector público de grande dimensão controlado pelo Estado.

A adopção de um modelo empresarial para os hospitais foi a tradução clara destas tendências. Numa visão jurídico-política, o Estado deixa de ser interveniente e planeador, convertendo-se em regulador do comportamento dos vários actores Majone (1997).

1.3. Enquadramento político das reformas hospitalares em Portugal

A desintervenção do Estado, nas suas diversas expressões e a corrente da NPM foram provocando alterações progressivas nos modelos dos hospitais do SNS fazendo sobressair os mecanismos do tipo mercado e a empresarialização, como substitutos da concepção tradicional de Administração Pública de Saúde, com o grande objectivo da procura pela eficiência do sector. A gestão empresarial é vista, assim, como o elemento facilitador e potenciador de maior eficiência nos hospitais públicos. Estes passaram, ao mesmo tempo, para um sistema de financiamento diferente, baseado na contraprestação dos cuidados de saúde efectivamente realizados.

Esta sempre crescente dicotomia entre a necessidade de obtenção de recursos financeiros para fazer face aos gastos com a saúde e o custo de oportunidade das opções financeiras, tem levado a iniciativas de reforma dos sistemas de saúde, com forte incidência em medidas alocadas à melhoria da eficiência.

Tem sido consensual reconhecer-se que um dos principais problemas do sector da saúde está na sua eficiência.

Em matéria de políticas de saúde, uma pergunta surge *ab initio*, já que em todos os documentos com vista à reforma do sector, se pretende aumentar ou promover os ganhos em eficiência. Então, a pergunta poderá ser simplesmente: *"Será que existem ganhos de eficiência, potencialmente induzidos pela empresarialização dos hospitais, nos períodos de governação: i) 2002-2004 e ii) 2005-2008?"*. O Quadro 5 identifica politicamente estes dois períodos.

QUADRO 5

III República: Governos Constitucionais 2002-2008

Governo	Mandato	Partido Político	Primeiro Ministro	Responsabilidade pelo Ministério da Saúde	Opções Políticas Sector Hospitalar
XV	6 Abril 02 17 Julho 04	PSD e CDS (Coligação pós-eleitoral)	José Manuel Durão Barroso	Luís Filipe Pereira	Empresarialização dos Hospitais "1ª vaga"
XVI	17 Julho 04 12 Mar 05	PSD e CDS	Pedro Santana Lopes		
XVII	12 Mar 05 26 Out 09	PS (Maioria Parlamentar)	José Sócrates	António Correia de Campos (12Mar05-31Jan08) Ana Maria Jorge (31Jan08-....)	Continuação da Empresarialização dos Hospitais "2ª e 3ª vagas", com ênfase na Fusão dos Hospitais em Centros Hospitalares

Fonte: Elaboração própria.

Para dar uma resposta apropriada a esta pergunta, foi necessário um périplo investigatório por estudos sobre medição da eficiência hospitalar a nível nacional e internacional. Impôs-se *prime facie* compreender os fenómenos e sucederam-se quatro hipóteses que se enumeram, para perceber alguns dos efeitos das opções políticas sobre a eficiência.

Hipótese 1 – A eficiência hospitalar aumenta em cada ano de forma *"cumulativa"*, após cada uma das vagas de empresarialização (1ª, 2ª e 3ª vaga);

Pretende-se perceber se houve ganhos de eficiência no ano de chegada, o ano de 2008, face a cada um dos pontos de partida.

Com a formulação desta hipótese pretende-se, sobretudo, analisar o **efeito *"imediato"* e/ou *"cumulativo"*** da reforma estrutural da saúde – empresarialização dos Hospitais, em cada uma das três vagas, mas também analisar o fenómeno como um todo, ou seja a evolução da trajectória da eficiência técnica hospitalar.

Hipótese 2 – Os Hospitais transformados em SA/EPE, nas sucessivas vagas de empresarialização (1ª, 2ª e 3ª) apresentam um "diferencial de eficiência" superior aos hospitais que permanecem no SPA;

Pretende-se conhecer o **efeito *"diferencial de eficiência"*** existente entre os hospitais submetidos à empresarialização, face aos outros hospitais que não o foram.

Este *"diferencial"* é fundamental para melhor perceber o efeito ao nível da eficiência, das consequências da empresarialização dos hospitais.

Hipótese 3 – Existem *"diferenças regionais"* dos *scores* de eficiência dos Hospitais;

Neste caso pretende-se perceber se há um **efeito *"diferenças regionais"*** nos *scores* de eficiência com a empresarialização dos hospitais, já que o papel das Administrações Regionais de Saúde (ARS) é fundamental nas dinâmicas de empresarialização dos hospitais, principalmente a partir da 2ª vaga, com a extinção da Unidade de Missão dos Hospitais SA, estrutura central criada pelo Governo tendo em vista

OPÇÕES POLÍTICAS EM SAÚDE

apoiar o lançamento e a implementação da empresarialização dos hospitais.

Hipótese 4 – A *"fusão"* dos hospitais em centros hospitalares aumenta a sua eficiência;

Esta hipótese é colocada por se ter verificado que a tónica do período de governação 2005-2007/8, no que se refere ao sector hospitalar, foi a *"fusão"* dos hospitais em centros hospitalares.

Ao verificar-se este fenómeno na política do XVII Governo, com o então Ministro da Saúde António Correia de Campos orientada para a fusão de unidades hospitalares parece-nos importante balizar os **efeitos da *"fusão"*** dos hospitais em centros hospitalares sobre a eficiência, já que eficiência é um conceito sempre referido nestes processos de reforma.

No que se refere à metodologia utilizada no decurso da investigação poder-se-á afirmar que permitiu a abertura de *"black boxes"*, uma vez que a introdução dos movimentos da NPM operacionalizados através da empresarialização dos hospitais, com vista a ganhos de eficiência no SNS, não está avaliada. Consideramos que o trabalho aqui desenvolvido, para além do alargamento material (mais hospitais) e temporal (mais anos) face ao primeiro estudo realizado sobre a 1ª vaga de empresarialização (Harfouche, 2008)[1] permite identificar alguns aspectos inovadores face aos quadros empíricos e teóricos já existentes, de que destacamos:

O primeiro aspecto prende-se com a avaliação dos **efeitos *"imediatos"*** e/ou ***"cumulativos"*** sobre a eficiência, potencialmente induzidos pelas vagas de empresarialização ao longo do período (2002-2008).

O segundo com a medição do **efeito *"diferencial de eficiência"*** nos dois grupos de hospitais (SA/EPE e SPA), no período temporal 2002--2008.

O terceiro com a avaliação do **efeito *"diferenciação regional"***, isto é, efeitos da empresarialização na eficiência, por regiões, de acordo

[1] "Hospitais Transformados em Empresas – Análise do Impacto na Eficiência: Estudo Comparativo" (Harfouche, 2008).

com a distribuição dos hospitais sob tutela de cada uma das Administrações Regionais de Saúde (ARS), as quais podem desempenhar um papel dinamizador, em termos de contexto no qual os hospitais de cada região operam.

O quarto com a avaliação do impacto na eficiência do **efeito "fusão"** de várias unidades hospitalares em centros hospitalares com estatuto EPE. Este fenómeno foi a pedra angular na 2ª e 3ª vagas de empresarialização ocorridas no XVII Governo Constitucional, com o então Ministro da Saúde António Correia de Campos.

Em suma, avaliar a implementação das políticas públicas no sector da saúde, nos períodos de governação: i) 2002-2004 e ii) 2005-2008, através do desenvolvimento de um modelo de avaliação da eficiência técnica hospitalar foi o principal desígnio deste trabalho.

1.4. Medição da eficiência hospitalar 2002/2008

Define-se o conceito de eficiência técnica hospitalar como o uso dos factores produtivos indispensáveis para se atingir um determinado nível de produção ou actividade. Estes podem ser combinados de diversas formas mantendo-se tecnicamente eficientes. Podemos definir o conceito, alternativamente, quando um hospital realiza a actividade máxima possível para um determinado volume de factores produtivos, dada a tecnologia existente, ou seja, evitar desperdícios.

É este primeiro conceito de eficiência que parece estar subjacente às discussões sobre a necessidade de aumentar a eficiência do SNS.

Encontramo-nos no cerne do tema em discussão, que pretende conhecer a evolução dos *scores* de eficiência dos Hospitais, com a empresarialização e com os processos de fusão dos hospitais em centros hospitalares, com estatuto EPE.

A medição da eficiência de forma mais moderna começou em 1957, com Farrell, segundo o qual a eficiência de uma empresa consistia em duas componentes: a eficiência técnica que reflecte a habilidade de uma empresa para obter o máximo *output* dado um conjunto de *inputs* e a eficiência alocativa que reflecte a habilidade de uma empresa utilizar os *inputs* em proporções óptimas, dados os seus preços respectivos. Estas duas medidas seriam combinadas para proporcionar a medida total de eficiência económica (Coelli, 1996).

OPÇÕES POLÍTICAS EM SAÚDE

O planeamento e execução deste estudo basearam-se na aquisição de fontes de conhecimento fulcrais recorrendo ao método *Data Envelopment Analysis* (DEA) para o desenvolvimento de um modelo de análise, metodologicamente sustentado, para avaliação da eficiência técnica dos hospitais tendo também como finalidade princípios de utilidade futura do modelo.

Utilizou-se uma óptica quantitativa que englobou a análise das várias áreas como um todo, para obter uma avaliação global da actividade hospitalar (Internamento, Consultas Externas e Urgências), mas também averiguar se a eficiência hospitalar está dependente de uma área específica e se é possível observar uma tendência evolutiva em qualquer uma dessas áreas, nos anos em análise 2002-2008.

Foram analisados os dados analíticos correspondentes a sete anos, de 2002 a 2008 inclusive, por se tratarem dos anos cujos dados já se encontram publicados e por incorporarem as sucessivas vagas de empresarialização ocorridas no sector hospitalar do serviço público da saúde em Portugal, nos períodos em que foram tomadas as Opções Políticas descritas.

Este estudo adoptou apenas, as medidas de eficiência técnica, as quais podem apresentar duas orientações: a orientação *input* e a orientação *output*.

A orientação *input* está relacionada com a questão de quanto se poderão reduzir os *inputs* mantendo os actuais *outputs* produzidos por uma dada organização.

Na orientação *output* pretende-se saber em quanto poderão ser aumentados os *outputs* produzidos por uma dada organização, sem alterar os *inputs* utilizados.

Em muitos estudos, a maioria dos analistas escolhe os modelos de orientação *input*, porque muitas *Decision Making Units* (DMU's) têm que cumprir encomendas específicas (como exemplo: a geração de electricidade), logo, as quantidades de *input* parecem ser as variantes primárias das decisões, embora esse raciocínio não seja de importância igual em todos os sectores de actividade.

Algumas actividades podem ser fornecidas com uma quantidade fixa de recursos e o que é pedido é produzir tanto *output* quanto possível. Nesse caso, uma orientação *output* seria mais adequada. Basica-

INTRODUÇÃO

mente, tem que se escolher uma orientação segundo as quantidades (*inputs* ou *outputs*) que os gestores mais controlam.

Um ponto que tem que ser realçado é que os modelos de orientação *output* e *input* vão propôr exactamente a mesma fronteira e, portanto, por definição vão identificar o mesmo conjunto de DMU's como eficientes. São só as medidas de eficiência associadas às DMU's ineficientes que podem diferir entre os dois métodos.

Apesar da larga maioria dos estudos DEA sobre cuidados de saúde utilizar o modelo orientado para o *input*, dado que o objectivo é reduzir custos, neste estudo optou-se pela orientação *output*, por ser a que mais se adequa à atitude empresarial dos gestores hospitalares no período analisado (2002-2008). Os gestores encontram-se fortemente orientados para a maximização da actividade tendo como principal objectivo o máximo de financiamento, ou seja, aumentar o volume de serviços de saúde prestados.

Para reforçar esta escolha temos a opinião de Pollitt (2002), que refere que uma característica distintiva nas reformas da NPM espalhadas por toda a gestão pública no mundo é a mudança de orientação dos gestores do *input* para o *output*.

Capítulo 2
Políticas Públicas

"O primeiro facto reconhecido pela ciência política, em comum com todas as ciências humanas, é que o homem apenas vive em sociedade. Isto significa que todo e cada homem é inevitavelmente sócio de outro homem, isto é, partilha com ele um interesse."

Adriano Moreira, 2006:15[21]

2.1. Políticas Públicas

O estudo das políticas públicas está baseado no estudo da política, que é talvez tão antiga quanto a própria humanidade (Birkland, 2001) e tende a ser olhada em termos gerais e teóricos.

Alguns textos religiosos antigos como a Bíblia ou o Corão estabelecem não apenas regras religiosas mas, ao mesmo tempo, sugestões políticas, porém não têm claramente um foco no estudo político de modo a perceber de que forma funciona.

Pode ser difícil acreditar que o estudo de algo "tão caótico" como a política pública possa ser visto como uma ciência e empregar métodos científicos. Mas embora o estudo da política seja diferente dos estudos

---

[2] Moreira, Adriano (2006). Ciência Política. 3ª edição. Almedina, 2006.

OPÇÕES POLÍTICAS EM SAÚDE

de outras ciências, pode ser demonstrado que é um campo científico e rigoroso que abrange importantes hipóteses e que as mesmas podem ser testadas e refinadas, nos termos de Adriano Moreira (2006), o que se pode dizer é que a hipótese se verifica quando a realidade observável se desenvolve de acordo com a presunção e o objectivo de formular hipóteses verificáveis corresponde a *"duas funções principais da ciência política: explicar os fenómenos e prognosticar sequências"* (Moreira, 2006:121[3]).

A era moderna da teoria política começou no século XV quando Machiavelli escreveu "O Príncipe". Machiavelli procurou mostrar que se percebermos e planearmos as acções políticas que temos que tomar na prossecução dos nossos objectivos estaremos melhor preparados para aproveitar as oportunidades que surgem no normal decurso da vida política. Embora o livro permaneça polémico marca o início da política moderna, dado que procura mostrar postulados que podem ser considerados no contexto do mundo real político.

Os seus pensamentos aceleraram durante um período histórico conhecido como Iluminismo, quando um conjunto de pensadores brilhantes, incluindo Hobbes, Locke, Rousseau, Hegel, Marx, Weber e Durkheim viraram a sua atenção para perceber o uso do poder, um elemento básico da política na actividade social.

Estes teóricos prepararam o terreno para a forma como entendemos a política e as interacções sociais. Focaram-se no exercício do poder entre indivíduos, famílias, grupos, comunidades e o exercício dos diversos níveis de governo ajudando a perceber as formas de pensar históricas e modernas sobre as relações entre os governos e os indivíduos continuando-se ainda hoje a explorar o funcionamento das políticas e o papel do governo nesta nossa sociedade sempre em evolução.

O estudo da política é uma tentativa para explicar as diversas formas nas quais o poder é exercido no dia a dia e como pode ser utilizado para alocar recursos e benefícios para alguns grupos e custos e dificuldades a outros grupos. O estudo das políticas públicas é um exame da criação, pelo governo, das regras, leis, objectivos e *standards* que deter-

---

[3] Moreira, Adriano (2006). Ciência Política. 3ª edição. Almedina, 2006.

POLÍTICAS PÚBLICAS

minam o que o governo faz ou deixa de fazer para criar recursos, benefícios, custos e encargos. Ao estudar as políticas públicas focamo-nos nas decisões tomadas, ou implicitamente aceites, pelos actores governamentais e não governamentais para visar um problema que um número significativo de pessoas e grupos consideram ser importante e a necessitar de uma solução. Por outras palavras, estudam-se as actividades individuais, de grupo, organizacionais ou governamentais que, para o bem e para o mal influenciam as nossas vidas através da criação e implementação de políticas públicas.

Na enunciação de Bessa e Pinto (2001:283[4]), *"as políticas públicas consistem em orientações dominantes emanadas dos órgãos de poder para aplicar no campo político, económico e social. São decididas pelas elites governantes, segundo as suas concepções do mundo e da vida, e também os seus interesses a curto prazo, nomeadamente a reeleição"*.

Consenso nas diferentes definições se existir reside na ideia de que a política pública é *"pública"* porque provém de uma autoridade legitimamente empossada de poder coercivo e porque, uma vez iniciada, irá potencialmente afectar um vasto número de indivíduos (Birkland, 2001:20[5]; Pasquino, 2002:254[6]).

De facto, abundam definições de políticas públicas. Para Dye (2002), política pública é tudo aquilo que constitui matéria de opção do governo, seja acto ou omissão, tudo aquilo que ele optou por fazer ou não fazer.

Moreira (2006) a este propósito, refere que o processo político se analisa em decisões que finalmente alguém toma e que tais decisões *"se traduzem sempre num juízo final sobre a maneira de conseguir certos resultados numa conjuntura concreta"* (Moreira, 2006:85[7]).

Um dos principais elementos do estudo e ensino das políticas públicas e um dos motivos pelo qual é tão fascinante é a confiança dos estudos políticos numa ampla gama de ciências sociais. Este *background* interdisciplinar é tanto uma força como uma fraqueza que ronda os

[4] Bessa, António e Pinto, Jaime (2001). Introdução à Política. Lisboa: Editorial Verbo.
[5] Birkland, Thomas A. (2001), *"An introduction to the policy process"*, Nova Iorque, M.E. Sharpe.
[6] Pasquino, Gianfranco (2002). Curso de Ciência Política. Cascais: Principia.
[7] Moreira, Adriano (2006). Ciência Política. 3ª edição. Almedina, 2006.

OPÇÕES POLÍTICAS EM SAÚDE

estudos políticos. É uma força porque se desenha a partir dos melhores conhecimentos das ciências naturais, sociais e humanas. Para alguns, no entanto, é uma fraqueza porque não tendo uma disciplina distintiva, os estudantes de política discutem muitas vezes o assunto com base na sua própria experiência e na sua ciência de origem e não necessariamente em termos da uma linguagem comum aos estudos políticos. Uma influência de economia, por exemplo, fará o foco em conceitos como eficiência, optimização, custo marginal e utilidade marginal.

O estudo das políticas públicas pode ser abordado de uma forma científica, apesar de todos os participantes no processo político poderem não adoptar universalmente as provas derivadas do método científico. Mas ainda não existe uma definição própria para política pública, existem sim muitas formas possíveis de a definir.

Estudos académicos sobre política oferecem definições da política pública para compreender a forma do campo que se procura estudar. Para muitos, a definição de políticas públicas ajuda a definir os seus próprios papéis na elaboração de políticas, bem como o da organização onde trabalham.

O valor dessas definições é decorrente de determinados atributos que definem políticas públicas, como por exemplo as definidas por Birkland (2001):

- A política é feita em nome do público;
- A política é geralmente feita ou iniciada pelo governo;
- A política é interpretada e aplicada pelos agentes públicos e privados;
- A política é o que o governo pretende fazer;
- A política é o que o governo opta por não fazer.

Embora chegar a um consenso sobre a definição precisa de política pública tenha vindo a ser impossível, todas as variantes da definição sugerem que a política pública afecta uma maior variedade de pessoas e interesses do que as decisões privadas e é por isso que o governo e as políticas feitas pelo governo são por vezes tão controversas, frustrantes e, ao mesmo tempo, muito importantes. Mas porque o público é a fonte da autoridade política que tem autoridade para agir em nome do público é claro que o governo está no centro dos esforços da política pública.

Finalmente, é importante definir o que é uma política, porque às vezes não é óbvio. Pode argumentar-se que a política é uma lei, um regulamento ou o conjunto de todas as leis e regulamentos que regem uma determinada área, questão ou problema. Esta seria uma boa resposta, mas incompleta. Uma definição mais ampla da política pode afirmar que as políticas são reveladas através de textos, práticas, símbolos e discursos que definem e entregam valores incluindo bens e serviços, bem como os regulamentos, proveitos, *status* e outros atributos positiva ou negativamente avaliados (Birkland, 2001).

Esta definição significa que as políticas não estão apenas contidas em leis e regulamentos, as políticas continuam a ser feitas à medida das pessoas que implementam a política, ou seja, aqueles que colocam em prática as políticas tomam decisões sobre quem beneficiará com as políticas e quem assumirá os encargos com o resultado. Ao estudar a política, então, olhamos para a abrangência mais ampla da política, não apenas para as leis escritas e regras próprias.

Debates e controvérsias muitas vezes envolvem o uso de informações numéricas para tentar evidenciar opiniões. Tais números incluem por exemplo o número de pessoas que vivem na pobreza, a quantidade média de pessoas que pagam impostos, os números de mortos ou feridos por determinadas causas e assim por diante. A utilização de números nos debates políticos é muito atraente, porque os números parecem ter uma precisão de que as evidências *"anedóticas"* carecem, especialmente quando os números fornecem uma descrição de dados agregados, ou seja, quando os dados reflectem um fenómeno mais amplo. Esses dados agregados incluem a taxa de desemprego, os resultados dos testes escolares, o rendimento médio familiar, entre outros.

A utilização de números é particularmente interessante, porque decidir contar um fenómeno é uma decisão política em si. Armazenamos dados sobre fenómenos porque queremos saber algo mais sobre eles, contamos o desemprego, a criminalidade, a saúde, a educação e outras estatísticas. Quando começamos a contar há uma pressão considerável para continuar e ver como os problemas se estão a comportar.

Queremos que os indicadores de coisas boas subam, o produto interno bruto (PIB), os salários, o rendimento escolar e as coisas más desçam, doenças, morte e crime. Para cada uma dessas coisas existe pressão política para melhorar o problema.

Mas os números não são inteiramente medições objectivas de um fenómeno. Na verdade, são indicadores de um problema, ou seja, medem o problema subjacente, mas não são o próprio problema.

Alguns destes indicadores são problemáticos, por diversas razões. Em primeiro lugar, os números são de precisão duvidosa (Birkland, 2001). Os números sobre o PIB, o desemprego, a inflação, os resultados dos testes foram muitas vezes contestados. Moreira (2006) refere--se às generalizações estatísticas, em ciência política, como frágeis, os juízos estatísticos um refúgio, assim como, a *"pregação"* e a *"apologética"* domínios onde os analistas parecem encontrar a segurança que os factos não lhes fornecem.

Segundo, mesmo que algumas medidas sejam razoavelmente precisas permanece uma importante pergunta, se o indicador em questão é a melhor medida de um fenómeno ou de progresso em direcção a um objectivo. Por exemplo, o PIB é uma medida de todos os bens e serviços produzidos no país, quando está a crescer a partir do trimestre ou do ano tal é visto como um bom indicador, a imprensa financeira concentra uma grande dose de atenção nesse número. No entanto, o PIB pode não ser a melhor medida de bem-estar global. Será que o PIB, por exemplo, deduz o valor de alguns bens da poluição e dos danos ambientais posteriores que causa? De facto, se houver um desastre ambiental, como um derramamento de petróleo, o dinheiro gasto para limpar o petróleo está incluído no PIB. Outras coisas onde talvez não se gostaria de gastar dinheiro, tais como honorários de advogados, tratamento de cancro e reparações do carro são contados no PIB. Assim, o crescimento económico não se pode equiparar com a boa vida, mas reflecte todas as coisas em que gastamos dinheiro incluindo as coisas que não queríamos realmente comprar.

Terceiro, a escolha da estatística que está a ser relatada tem uma grande influência sobre a forma como se interpreta a ideia subjacente a ser transmitida. Em termos estatísticos, os chamados *"outliers"*, estão fora do alcance da maior parte dos dados. Por vezes, falar em termos de valores médios, como o rendimento médio familiar ou a mediana dos preços das casas, se existirem *outliers*, como casas muito caras ou pessoas com elevados rendimentos distorcem a história que se está a tentar contar com os números. Este exemplo apenas demonstra a utilidade que alguns conhecimentos em estatística pode ter para a defesa da própria política. Segundo Birkland (2001) ser capaz de encontrar e explicar as falácias estatísticas é uma habilidade muito importante no nosso mundo gerido por números.

Existem duas coisas que se devem saber sobre os números e a sua representação nos debates políticos. Em primeiro lugar, os defensores de posições políticas escolhem sempre números que coloquem os seus argumentos numa melhor luz. Isto significa que o uso de números é susceptível de ser significativamente distorcido para proveito retórico. Essa distorção é frequentemente vista em tabelas e gráficos, que os cidadãos e os decisores políticos devem usar com extremo cuidado. Com o advento da edição electrónica e da facilidade de criação de gráficos para a *internet*, praticamente qualquer pessoa com um computador pessoal pode criar tabelas e gráficos que podem ser de difícil leitura ou propositadamente enganosas.

Em segundo lugar há uma diferença entre um número ou um conjunto de dados e a interpretação desses dados. Há um velho ditado na gestão da informação sobre a grande diferença entre dados e informação: *"os dados são apenas os números brutos, enquanto a informação é o que se obtém quando se interpretam os números"* (Birkland, 2001:131[8]). Essa informação é sujeita à interpretação das pessoas com uma participação na acepção da referida informação. Acresce a este fenómeno a dificuldade do estudo da ciência política estar baseado em fontes documentais, quer indirectas (caso da imprensa), quer directas (todos os documentos emitidos por intervenientes no processo de decisão do poder político abrangendo portanto os actos de inteligência e os actos de vontade)[9].

---

[8] Birkland, Thomas A. (2001), "An introduction to the policy process", Nova Iorque, M.E. Sharpe.
[9] Definição de Adriano Moreira, "Ciência Política", 2006:126.

OPÇÕES POLÍTICAS EM SAÚDE

Ainda e segundo opinião de Moreira (2006:126[9]), a utilização da fonte directa, não é também fácil tendo em vista o princípio geralmente praticado da *"mentira razoável"*, que frequentemente faz com que exista uma divergência sensível entre o que o "Poder" diz e aquilo que o "Poder" faz c escreve.

Desta forma, o estudo dos modelos políticos e a análise das decisões políticas, quer no que se refere à sua formação, quer no que respeita aos seus reais objectivos e efeitos é forçado a basear-se numa *"evidência factual de confiança limitada. Mesmo quando o órgão que toma as decisões é conhecido e produz documentos directos, a credibilidade do analista tem de ser 'extremamente cautelosa'"* (Moreira, 2006:127[9]).

Adriano Moreira (2006) avança ainda, que órgãos colectivos, como os governos evitam escrever actas das suas reuniões, os procedimentos legislativos, como acontece hoje em Portugal, *"tendem a esconder a responsabilidade individual dos participantes na feitura dos diplomas legais, assinados apenas por duas ou três pessoas e sem indício de divergências, conflitos de orientação e compromissos que tenham permitido a decisão final"* (Moreira, 2006:127[9]). Toda a base factual fica assim dependente de oportunismos dos detentores do *"Poder, que escondem ou divulgam o que lhes parece conveniente"* (Moreira, 2006:128[9]). Todavia e apesar de se estudar o que é acessível, o fenómeno político, porque é um processo em curso e em movimento tem de ser estudado e compreendido.

O estudo da definição da agenda é uma forma particularmente fértil para começar a entender como os grupos, poder e a agenda interagem para definir os limites do debate de orientação política. Mas a definição de objectivos, como todas as outras fases do processo político, não ocorrem num vácuo. A probabilidade de que um problema suba na ordem do dia é uma função do tema em si, dos actores que se envolvem, das relações institucionais e, muitas vezes, dos factores sociais e políticos aleatórios que podem ser explicados, mas não podem ser reproduzidos ou previstos.

Tendo em conta o que atrás foi dito, Política Pública é, em geral, o que o governo agindo em nosso nome, escolha fazer ou não fazer, o que sugere uma definição de política que parece óbvia, mas é na verdade um pouco mais complexa.

POLÍTICAS PÚBLICAS

Um importante elemento no processo de política pública é um entendimento sobre como os diferentes interesses estão organizados e como reagem a diferentes tipos de políticas. Para Bilhim (2004), as políticas e programas que estruturam e conduzem a vida política e social actual são o resultado de interacções de muitos grupos e organizações e a mistura de diferentes opiniões e interesses. Há, portanto uma pluralidade de centros de decisão, uma vasta *"constelação"* de pequenos poderes de contornos e articulações complexas. Por isso, deixou de fazer sentido pensar as políticas públicas como o resultado de um processo de decisão do governo, às vezes um actor de muito peso, *"mas as políticas públicas que guiam a sociedade, são o resultado de um conjunto de interacções complexas envolvendo múltiplos grupos de interesses, acabando por se combinar de uma maneira normalmente muito imprevisível e não menos fascinante"* (Bilhim, 2004:4[10]).

Um dos maiores esforços dos teóricos da ciência política tem estado no desenvolvimento de categorias de políticas públicas ou tipologias. Ripley e Franklin (1991) actualizaram as tipologias e dividiram as políticas em três tipos, distributivas, reguladoras e redistributivas.

Políticas distributivas envolvem a concessão de algum tipo de benefício a um grupo particular de interesses ou a um grupo relativamente pequeno de beneficiários. Exemplos de política de distribuição incluem subsídios agrícolas e gastos em projectos de infra-estruturas locais, como barragens, sistemas de controlo de inundações, aviação, estradas e escolas.

Esta política permite uma capacidade de negociação para a distribuição de benefícios a que os cientistas políticos chamam troca de favores.

Políticas reguladoras são, em termos gerais, as políticas que são destinadas a regular o exercício da actividade. Existem dois grandes tipos de políticas de regulação, a política de regulação competitiva que envolve políticas destinadas a limitar o fornecimento de bens e serviços para um ou poucos distribuidores designados, que são escolhidos a partir de um maior número de concorrentes potenciais distribuidores e as políticas destinadas a regular ofícios ou profissões, tais como

[10] Bilhim, João (2004), Políticas públicas e agenda política. CAPP-ISCSP, 2004.

direito, medicina, engenharia, entre outras. Os estados geralmente atribuem o poder de conceder licenças aos membros de determinada profissão, através de associações ou ordens, os quais são regulamentados pelos seus pares. Este sistema garante a fiscalização profissional sobre as actividades dos profissionais, que devem ser formados e regulamentados para garantir serviços competentes para os seus clientes. Estas políticas criam barreiras para ingressar numa profissão limitando assim o número de profissionais que prestam um serviço.

Para a maior parte, a política de regulação competitiva é feita sem muito escrutínio público. Uma política de regulação, por outro lado, visa proteger o público em geral contra os efeitos negativos da actividade privada, como alimentos contaminados, poluição do ar, produtos de consumo perigosos ou transacções comerciais fraudulentas. As empresas muitas vezes resistem às regulamentações argumentando que reduzem ou eliminam margens de lucro para fabricar produtos competitivos no mercado. Enquanto as empresas resistem, ao mesmo tempo as agências reguladoras insistem que estão a agir em nome do interesse público, pelo que a política de regulação tende a ser altamente controversa.

A política redistributiva é caracterizada por acções destinadas à repartição das riquezas e direitos pessoais ou civis. Com base nesta definição, exemplos óbvios incluem o bem-estar, os direitos civis das minorias sociais, ajuda a cidades pobres ou escolas e assim por diante. Durante a administração Reagan, os destinatários dos benefícios federais redistributivos, os pobres, as áreas urbanas, áreas economicamente deprimidas foram retratados como destinatários indignos e as políticas destinadas a ajudá-los foram duramente criticadas. O desânimo crescente relativamente ao gasto federal com programas sociais, juntamente com o desdém sentido por muitas pessoas pelos beneficiários dos programas criaram uma atmosfera política em que se tornou mais fácil e até mesmo politicamente aceitável propôr políticas, tais como cortes de impostos, em que os benefícios se deslocaram dos pobres para os ricos (Birkland, 2001).

Porém, a alternativa mais bem acolhida e bastante veiculada no discurso político é a de diminuir a despesa pública através do combate ao desperdício *"leia-se, à burocracia"* (Carvalho, 2006:184[11]).

Birkland (2001) desenvolveu uma tipologia política que rejeita o uso de tipos de política ambígua e considera que, em vez de arranjar uma maneira de arrumar as políticas em termos do grau em que os seus custos e benefícios estão concentrados sobre um determinado partido ou difundidos, as reparte por várias pessoas ou interesses. Esta tipologia é descrita no Quadro 6:

QUADRO 6
Tipologia de Custo-Benefício

		Benefícios	
		Concentrados em poucas pessoas	Distribuídos entre muitas pessoas
Custos	Concentrados em poucas pessoas	Grupos de Interesses políticos: conflitos entre grupos que beneficiam e os que suportam os custos	Políticas empreendedoras: os grupos e os seus líderes procuram persuadir os políticos a regular no interesse público, dada a oposição dos grupos que suportariam os custos
	Distribuídos entre muitas pessoas	Política orientada para a clientela: relações próximas de "clientela" entre políticos, reguladores e os interesses regulados	Políticos maioritários: grupos relativamente livres, ou que agem em seu nome, e que procuram uma afirmação substantiva ou simbólica de política. Leva muitas vezes a políticas fracas e ambíguas

Fonte: Adaptado de Birkland (2001).

Quais podem ser as políticas mais fáceis para defender e promulgar? Nesta tipologia, uma política que proporciona uma vantagem óbvia para um grupo poderia motivar esse grupo para pressionar a aprovação da política, a sua tarefa seria ainda mais fácil se os custos da política fossem difíceis de atribuir a um determinado grupo, ou seja, se os custos estão amplamente distribuídos por um grande grupo. Sobre esta questão, são dados como exemplo a *Aeronautic Civil Board* (CAB) e a *Federal Communications Commission* (FCC) como duas agências nos Estados Unidos, que administram esse tipo de clientela política orientada. No exemplo da aviação, antes de as grandes companhias aéreas

[11] Carvalho, Elizabete (2006). Gerir a burocracia em tempo de reforma administrativa. ISCSP, 2006.

serem liberalizadas em 1978, o CAB regulamentou as rotas aéreas e preços e as companhias aéreas tiveram de se aplicar e obter a aprovação do CAB para fazer uma nova rota ou alterar os preços. Este sistema fez com que as companhias aéreas beneficiassem de uma vantagem substancial (protecção contra a concorrência), enquanto os encargos com esta política, na forma de preços mais elevados recaiu sobre os clientes.

Por outro lado, se os custos são facilmente atribuíveis a um determinado grupo ou interesse é provável que esse grupo tome medidas para se opor à política.

O valor da tipologia apresentada no Quadro 6, não está nos nomes dos tipos de políticas, mas na concentração dos custos e benefícios como tendências ou como extremidades de dois contínuos, em vez de duas dicotomias formando uma matriz de quatro células. Por exemplo, o clientelismo está intimamente associado com o tipo de política distributiva, na qual grupos de interesse têm beneficios que são *"pagos"*, financeiramente ou não, pela maioria da sociedade, o que está associado com a sub governamentação ou modelo *"triângulo de ferro"* de relações de interesse, em que grupos, burocratas e o Parlamento trabalham juntos num relacionamento mutuamente reforçado. Por outro lado, as políticas que buscam redistribuir os custos e benefícios, são altamente controversas, porque são muitas vezes vistas como situações de soma zero, em que qualquer ganho para um, é acompanhado por uma perda igual pelo outro.

Mas é importante compreender, que esta distribuição dos custos e benefícios tanto pode ser uma construção social como o resultado de um cálculo real dos custos e benefícios. Se um grupo acredita ou está convencido de que arcará com os custos de uma política é provável que actue contra a política. Assim, uma política que visa reduzir a criminalidade juvenil oferecendo serviços pós-escola pode obter resistência por parte de um grande número de cidadãos, por acreditarem que estão a pagar um alto custo para um reduzido benefício para si próprios. Esta situação mostra a dificuldade em articular as políticas de benefícios reais, mas também ilustra como os benefícios e custos parecem ser, aos olhos de quem vê, um exercício de contabilidade cuidadosamente calculado.

Anderson (1984) recorda a diferença muito importante entre as políticas que definem as regras para a elaboração de políticas e as políticas mais familiares que realmente fornecem os produtos e serviços que esperamos do governo. Define a diferença entre as políticas de fundo e as políticas processuais como sendo o que o governo faz, contra a forma como o faz.

Uma das principais formas para distinguir entre o que deve ser fornecido pelo governo e o que é melhor assegurado pelo sector privado é analisar se um bem é um bem público ou um bem privado (Birkland, 2001). Os bens públicos são bens que, uma vez previstos para um utilizador, estão disponíveis para todos numa sociedade e não podem ser consumidos exclusivamente por uma única pessoa ou grupo de pessoas. Os bens privados são bens que podem ser usados apenas por consumidores sendo a sua utilização, então, negada a outros.

As leis que prevêem o ar puro e água potável são exemplos clássicos de bens públicos: a decisão de limpar o ar ou a água para uma pessoa exige que todos sejam fornecidos com um ambiente melhor. Da mesma forma, seria difícil estabelecer um sistema de protecção policial, em que apenas aqueles que subscrevessem os serviços recebessem protecção contra a criminalidade.

Por último, a distinção entre políticas liberais e conservadoras, na tipologia dos Estados Unidos ou políticas de direita e de esquerda, numa tipologia europeia. Esta é talvez a tipologia mais comumente empregue nas discussões quotidianas da política (Giddens, 1999). Para muitas pessoas, os próprios termos são motivo de orgulho ou de escárnio. Durante a década de oitenta, o termo "liberal" foi usado pelo presidente Reagan e os seus aliados, como um termo de desprezo para com as políticas sociais fracassadas dos anos trinta e sessenta, enquanto os auto-intitulados liberais usam o termo para identificar-se como acreditando no poder do governo para melhorar a vida de todos, ricos ou pobres. Actualmente, um conservador ou político de direita é aquele que acredita na primazia da iniciativa individual e que o esforço do governo tende a ser tanto ou mais um instrumento de prejuízo do que de progresso. Os liberais, ou políticos de esquerda, por outro lado acreditam que o governo pode e deve trabalhar para equalizar as diferenças entre os ricos e poderosos e os pobres e menos poderosos. Esta

OPÇÕES POLÍTICAS EM SAÚDE

descrição em traços gerais, não implica que todos os conservadores acham que o governo é prejudicial, assim como, os liberais não acreditam que o governo é sempre uma força para o bem. Quando se analisam os tipos de políticas e o que propõem os conservadores ou os que se auto intitulam como liberais percebe-se como estas distinções são muito desfocadas (Birkland, 2001). Os conservadores prezam a liberdade individual, mas muitas vezes propõem medidas mais rigorosas anti-crime do que os liberais. Os liberais prosseguem a iniciativa do governo para resolver os problemas, mas muitas vezes são os mais preocupados com as incursões do governo sobre a privacidade e liberdade é, por isso, muito difícil caracterizar uma política meramente como liberal ou conservadora.

Há muitas maneiras de pensar sobre como são tomadas as decisões e sobre o que fazer com um problema de política. As teorias de como as decisões são tomadas levam explicitamente a teorias de como as decisões devem ser feitas. Ao estudar as políticas públicas vale a pena perguntar se as decisões que estão a ser tomadas podem ser feitas bem melhor devendo, no entanto, pensar cuidadosamente sobre o que se entende por *"melhor"*.

2.2. Mudanças Recentes no Contexto das Políticas Públicas

A despesa pública em quase todo o mundo aumentou rapidamente após 1945, à medida que o *Welfare State*, nas suas diversas formas, se tornou generalizado.

No entanto, no início dos anos oitenta, os défices orçamentais providenciaram um motivo importante para a reforma do sector público, em muitas partes do mundo – reformas que abrangeram tanto o conteúdo das políticas públicas como a forma como a política pública era executada. Desde então, muitos governos, pelo menos nos países da OCDE alcançaram posições orçamentais mais favoráveis, embora nos encontremos, actualmente, num forte contexto de crise económica.

Enquanto isso, outros desafios surgiram desde a década de oitenta para estimular reformas nas políticas públicas, como é o caso das novas pressões sobre os governos constituídos por uma mistura de factores externos (como o envelhecimento da sociedade e a sociedade da informação) e factores internos. Estas novas pressões têm enfatizado a qua-

POLÍTICAS PÚBLICAS

lidade das implicações das políticas e os aspectos da governação das instituições do sector público.

A maioria das políticas tem implicações nos gastos. Se o dinheiro se torna escasso, os decisores políticos têm menos espaço de manobra. No entanto, as crises financeiras também têm um lado positivo – puseram pressão sobre as organizações públicas para que se tornem mais eficientes. Em particular, a crise fiscal, na maioria dos países da OCDE em 1980 (e em alguns países até a década de noventa) foi uma alavanca essencial para as reformas do sector público. Em meados da década de noventa, com a diminuição das crises, em muitos países da OCDE, o imperativo financeiro para as reformas do sector público tornou-se então mais fraco, embora fosse claramente importante que os serviços públicos devessem ser geridos de uma maneira económica e eficiente.

No entanto, outras pressões sobre os governos foram ocorrendo e apresentaram também, uma mistura de factores externos e factores internos. Muitos dos factores externos têm permanecido, mas alguns tornaram-se significativamente mais importantes nos últimos anos.

Há um grupo particularmente poderoso de factores externos que pressionam para as reformas, desde o início de 1990 e que tem sido associado a questões de qualidade de vida.

O primeiro factor a ter um impacto importante foi a crise ambiental global, desde a Cimeira do Rio em 1992. Desde então, o interesse tem crescido em muitos países com a qualidade de saúde (não apenas de cuidados de saúde), com a qualidade de vida das crianças, nomeadamente a prevalência da pobreza infantil (não apenas a qualidade dos serviços públicos para crianças), e com a qualidade de vida dos idosos (e não apenas a qualidade do seu atendimento social).

Bovaird e Loffler (2009) enumeram um conjunto de factores externos, que conduzem as reformas das políticas públicas:

1) Factores políticos:

- Novas políticas e movimentos sociais nacionais e internacionais, que contestam a visão do mundo neo-liberal, especialmente em relação ao comércio mundial, ao ambiente global e às atitudes perante as liberdades civis;

- Expectativas impulsionadas pela globalização (nomeadamente através do turismo e dos meios de comunicação) sobre a qualidade dos serviços que os governos devem ser capazes de fornecer tendo em conta o que está disponível noutros países;
- Mudança das expectativas na medida em que os serviços públicos devem ser *"personalizados"* às necessidades dos cidadãos;
- Aumento da insistência pelos principais interessados, em particular os meios de comunicação, que são necessários novos níveis de responsabilização pública com transparência do processo de decisão e abertura dos sistemas de informação;
- Ampla e intensa participação de todos os interessados durante a formulação de políticas e processos de implementação de políticas;
- Perda de legitimidade popular de algumas elites de dirigentes públicos de longa data, tais como líderes de partidos políticos, políticos locais, entre outros.

2) Factores económico / financeiros:

- Diminuição das proporções da população no âmbito da categoria *"economicamente activa"*, tal como convencionalmente definida, com repercussões para os níveis de rendimento familiar e as receitas fiscais do governo;
- *Boom* económico, durante dez anos a partir de meados dos anos noventa na maioria dos países da OCDE e em muitas outras partes do mundo produzindo aumento das receitas fiscais para os governos;
- Aumento da resistência por parte dos cidadãos em pagar taxas mais elevadas de imposto para financiar os serviços públicos;
- Enfraquecimento dos papéis dos sindicatos com os mercados de trabalho mais flexíveis.

3) Factores sociais:

- As instituições tradicionais como a família têm mudado as suas formas e os seus comportamentos de maneira significativa, de modo que as velhas suposições sobre o comportamento e as atitudes da família já não podem ser tidas como certas na elaboração de políticas;

- As fontes tradicionais de autoridade e controlo social – a polícia, o clero, os professores, entre outros, já não são tão respeitados e influentes, como anteriormente;
- As mudanças das expectativas sobre os valores fundamentais da sociedade. A década de oitenta viu os valores tradicionais como direito público e responsabilidade individual a serem substituídos por valores de auto-realização pessoal. A década de noventa assistiu a um retorno lento à compreensão de que *"cuidar"* e *"compaixão"* são características essenciais de uma sociedade *"boa"* e que *"capital social"* é essencial para um sector público bem sucedido;
- O envelhecimento da sociedade, o que significa que uma parte muito maior da população tem grande necessidade de cuidados de saúde e assistência social;
- A alteração da percepção sobre a qualidade mínima de vida para grupos vulneráveis e a certeza de que é aceitável numa sociedade bem ordenada – especialmente em relação aos salários mínimos pagos por lei, bem como a qualidade de vida dos idosos (especialmente aqueles que vivem sozinhos);
- A mudança da percepção sobre quais os comportamentos em relação às pessoas mais vulneráveis que são socialmente aceitáveis numa sociedade bem-ordenada – particularmente em relação à pobreza infantil, abuso infantil, violência doméstica e níveis de comportamento anti-social;
- A crescente percepção de que os serviços públicos não alteram apenas as condições materiais experimentadas pelos utilizadores e demais cidadãos, mas também a vida emocional dos utilizadores, cidadãos e funcionários afectando a sua capacidade de formar relacionamentos sociais dentro de uma sociedade mais coesa;
- O desejo crescente por parte de muitos cidadãos de realinhar o equilíbrio entre trabalho remunerado, trabalho doméstico e lazer, sobretudo para combater algumas das desigualdades de género embutidos no actual desequilíbrio dessas actividades;

- O novo nível de escrutínio que os *media* tem sobre as decisões tomadas por políticos e por funcionários públicos (e também da sua vida privada), muitas vezes concentrando-se mais sobre o lado *"popular"* dessas decisões e não sobre a lógica dos argumentos.

4) Factores tecnológicos:

- As mudanças tecnológicas, particularmente no domínio das tecnologias de informação e comunicação (TIC), que fizeram com que as políticas públicas pudessem agora tirar partido das grandes inovações, quer nas formas de prestação de serviços, como também no processo de decisão política que passou a ser muito mais interactivo do que antes;
- A sociedade da informação, em que uma proporção maior da população pode fazer uso de novas TIC;
- O aumento da preocupação com a eficácia das soluções de alta tecnologia, por exemplo, o renovado interesse em *"saúde alternativa"* e *"tecnologias alternativas"*.

5) Factores ambientais:

- Aumento da preocupação com o aquecimento global;
- Vontade de tomar algumas medidas sérias para reduzir o nível de utilização de fontes de energia não-renováveis e reciclar materiais usados;
- Aumento da pressão sobre os governos para demonstrar o impacto ambiental de toda a nova legislação das políticas e dos grandes projectos.

6) Factores legais/legislativos:

- Aumento da influência de organismos supra-nacionais – por exemplo, Nações Unidas, Banco Mundial (BM), Fundo Monetário Internacional (FMI), Organização Mundial do Comércio (OMC), União Europeia (UE), entre outros, na condução legislativa ou mudança de política a nível nacional;

- Aumento da contestação jurídica junto dos tribunais às decisões tomadas pelo governo, pelos cidadãos, empresas e por outros níveis de governo.

Muitos desses factores externos tendem a empurrar a maioria dos governos em direcções bastante semelhantes, por exemplo, em relação ao envelhecimento da população significa que as políticas de pensões da maioria dos países da OCDE estão agora sob ameaça, a sociedade da informação significa que o *e-government* é um tema importante em todos os lugares e a sociedade *"tablóide"* tem conduzido os governos, na maioria dos países, a levar as relações públicas muito mais a sério do que anteriormente.

No entanto, os factores internos que estão a provocar alterações nas políticas públicas tendem a ser mais específicos. Por exemplo, em muitos países os governos estão a sub-contratar uma elevada percentagem de serviços públicos e também a olhar para o sector privado para o aconselhamento e consultoria em muitas questões políticas relevantes.

Tal acontece, por vezes, por causa do acesso superior ao capital financeiro beneficiado pelo sector privado e, outras vezes, devido à percepção de que o sector privado tem maior experiência em determinadas funções.

Isto teve uma série de implicações políticas importantes: por exemplo, uma nova geração de trabalhadores do sector público já não espera desfrutar de um *"emprego para a vida"*, o que aumenta a flexibilidade da política, mas provavelmente também leva ao aumento dos salários e, onde ocorre uma maior mobilidade, pode levar a uma perda da *"memória institucional"*. Além disso, nos países onde os governos têm ido longe no caminho da contratação de serviços públicos ao sector privado surgiram novas e sérias preocupações sobre fraude e corrupção na gestão privada de serviços públicos (Bovaird e Loffler, 2009).

Novamente, as preocupações sobre políticas públicas e estruturas governamentais fragmentadas e desarticuladas têm encorajado os governos a encontrar maiores mecanismos de coordenação e integração, mas de diferentes maneiras.

Os diversos países responderam a estes desafios de várias maneiras dependendo de uma variedade de factores. No entanto, um factor que percorreu a maioria dessas respostas foi a preocupação com a dimensão da governação das políticas públicas e da governação das organizações do sector público. Segundo Bovaird e Loffler (2009), esta resposta orientada para a governação tende a enfatizar os seguintes aspectos:

- A melhoria da "qualidade de vida" é mais importantes que as melhorias na "qualidade do serviço";
- A necessidade de uma abordagem de forma cooperativa para a resolução de problemas, não por parte de um só organismo, mas por uma rede multi-*stakeholder*;
- O acordo sobre as "regras do jogo", para gerir as interacções entre as partes interessadas, *stakeholders*, de forma a que possam confiar uns nos outros na construção de novas abordagens comuns para os problemas que estão a enfrentar;
- A importância crítica de certos princípios que devem ser incorporados em todas as interacções das partes interessadas incluindo a transparência, integridade, honestidade, justiça e respeito pela diversidade.

O conjunto de respostas descritas acima tem tido, segundo os mesmos autores, um desenvolvimento gradual e não *"da noite para o dia"*. *"Na verdade, muitos dos problemas de hoje são os problemas emergentes e não resolvidos de ontem"* (Bovaird e Loffler, 2009).

Estes desafios colocam os órgãos públicos sob pressão para se adaptarem. Enquanto alguns agentes respondem rapidamente ao novo ambiente ou até mesmo de forma proactiva, outros mudam mais lentamente ou não mudam de todo.

Não é apenas necessário diagnosticar o que está a ocorrer no sistema de políticas públicas é também necessário decidir o que fazer. Pollitt e Bouckaert (2000) sugerem que existem quatro opções para as reformas do sector público:

- Manutenção das relações existentes entre o sistema político, o sistema de administração pública, o sistema legislativo e a economia de mercado, o que envolve, geralmente, apertar os sistemas tradicionais de controlo (por exemplo, restrição de gastos, redução do número de funcionários, campanhas de promoção da eficiência e prevenção da corrupção);

- Modernização do sistema introduzindo métodos mais rápidos e flexíveis em todos os aspectos do sistema administrativo (orçamentação, contabilidade, gestão de recursos humanos, entre outros) com efeitos significativos no sistema político. Esta opção tem uma variante com ênfase na necessidade de desregulamentação e descentralização aos níveis mais baixos de gestão, enquanto que outras variantes colocam o ênfase na participação dos cidadãos ou no envolvimento dos *stakeholders*;
- Empresarialização do sistema, ao introduzir tantos mecanismos de mercado quanto possível, por exemplo, através da competição mantendo ao mesmo tempo o desenho geral dos sistemas de administração e legislativo;
- Minimização do sistema administrativo, com a transferência do maior número de tarefas para o mercado, através de privatizações e subcontratações.

Esta última opção tem sido referida, também, por Bovaird e Loffler (2009) como diminuição dos poderes do Estado, a que se lhe juntam outros mecanismos como, por exemplo, a perda de poderes dos governos nacionais para organizações internacionais como sejam a OMC ou a UE.

Então a questão mais importante não está em saber se o Estado se manterá tão ou mais poderoso do que os outros actores, mas sim no conjunto de regras formais ou informais e nas estruturas e processos que serão necessários, de forma a que o Estado, o sector privado, os cidadãos e outros actores possam cada qual acreditar que exercem poder sobre as decisões uns dos outros, para protegerem os seus interesses e permitir a criação de situações de ganhos para todos os lados envolvidos.

Em suma, as pressões fiscais têm persistido ao longo das últimas décadas e foram misturadas com novas exigências sobre os governos desafiando as políticas públicas tradicionais. Que pressões são dominantes e quais são menos relevantes depende essencialmente do contexto. À medida que os contextos das políticas públicas se tornam mais diferenciados, no futuro, a variedade de reformas tende a ser maior.

Actualmente o debate está mais centrado em quais devem ser os papéis do Estado, quais os modelos de reforma que devem ser adoptados e em que contexto.

Capítulo 3
New Public Management

> *"Depois do crepúsculo dos deuses germânicos, a democracia ao estilo americano, pragmática, sem metafísica, em busca do rigor semântico, já não encontrou senão uma versão abastardada da tradição hegeliano-marxista. A tecnicização do planeta ganha um novo alento. Os mitos marxistas dissiparam-se finalmente quase por si sós, à luz dos factos. Nem a mudança do clima económico, a partir de 1973, renova a perspectiva sobre o futuro da humanidade,"*
>
> *"Dizer que os Estados agem em função do seu interesse nacional, é nada dizer enquanto não se definir o conteúdo desse interesse."*
>
> Raymond Aron, 1983:643,391[12]

Embora num nível muito abstracto, os governos utilizam uma linguagem similar para descrever as suas reformas, na prática, existem diferentes prioridades e objectivos. O contexto em que as mudanças de gestão, no sector público têm lugar explicam em parte as diferenças nas propostas e na sua implementação.

[12] Aron, Raymond (1983). "Mémoires". Editions Julliard. Paris, França.

OPÇÕES POLÍTICAS EM SAÚDE

De facto, a reforma do sector público tem captado a atenção dos políticos, académicos e investigadores em todas as democracias ocidentais desde os anos setenta. Embora houvesse células de actividade a mudar em muitos países, não parecia haver qualquer ligação entre teorias, até que a literatura começou a concentrar-se em torno da noção de um novo estilo de governação que se tornou conhecido como a *New Public Management*.

Nos últimos anos temos assistido a debates e a tendências interessantes. Países com um sistema de saúde e financiamento predominantemente público a adoptarem crescentes iniciativas típicas de sistemas privados de saúde e sistemas onde o investimento privado predomina desejosos por um maior investimento do sector público e consequente universalização do sistema de saúde. No primeiro grupo incluem-se alguns países europeus e no segundo grupo o exemplo emblemático é o dos Estados Unidos.

3.1. Modelo Social Europeu

Sapir (2005) argumenta que a noção de *"modelo social europeu"* é enganosa e que existem, na realidade, diferentes modelos sociais europeus com diferentes características e desempenhos em termos de eficiência e equidade. Os modelos que não são eficientes devem ser reformados.

Durante os últimos 30 anos a economia mundial sofreu uma mudança tecnológica rápida, a que se juntou uma mudança política que conduziu à adopção do capitalismo de mercado pela China, Índia e ex-bloco soviético, o que levou ao surgimento do *"One World"* caracterizado por uma forte concorrência global. O resultado é uma transformação económica a uma velocidade e um alcance sem precedentes na história.

A rápida mudança na economia global cria oportunidades e ameaças. Oferece oportunidades para aqueles capazes de responder rapidamente e com a tecnologia e habilidades certas, mas ameaça aqueles que se adaptam lentamente e possuem tecnologia e habilidades obsoletas.

Além disso, os benefícios associados levam tempo a concretizar, uma vez que requerem novos investimentos, enquanto os custos associados com as ameaças são efectivados mais rapidamente, já que resultam de investimentos existentes. Mas adiar mudanças inevitáveis não é uma opção desejável, pois seria apenas atrasar os benefícios e aumentar os custos. O desafio para a política é, portanto, conceber e implementar, o mais rapidamente possível, as reformas económicas e sociais que visam uma maior flexibilidade da economia e uma melhor protecção social (Sapir, 2005). Para Giddens (1999), a protecção social não deveria ser vista como um benefício do Estado, mas antes o resultado da maximização do progresso económico e da geração de riqueza global.

Em vez de promover a necessária adaptação e respostas flexíveis a mudanças cada vez mais rápidas, os modernos Estados Sociais europeus, que ajudaram a alimentar o progresso económico e social durante os *"trinta gloriosos"* (os 30 anos entre 1945 e 1975, quando a Europa assistiu a um período de crescimento sem precedentes, estabilidade e coesão social), agora *"protegem"* o *status quo*.

Hoje, os decisores políticos europeus enfrentam uma escolha simples, mas difícil. Podem reformar os mercados de trabalho nacionais e as políticas sociais e nesse caso a globalização transforma-se numa oportunidade, até porque o mercado interno se torna mais dinâmico, os gastos públicos em Investigação e Desenvolvimento (I&D) geram mais inovação e a união monetária torna-se mais flexível. Ou, por outro lado, podem os mercados de trabalho nacionais e as políticas sociais continuar a impedir a mudança, caso em que não só a globalização se torna uma grande ameaça, mas também o mercado único e a união monetária são percebidos como ameaças.

Há tantas diferenças entre os sistemas nacionais dos Estados Sociais que as próprias noções de *"modelo europeu"* ou *"Europa Social"* são bastante duvidosas. Sapir (2005) prefere usar o agrupamento dos sistemas nacionais em quatro diferentes modelos de política social, a fim de analisar o desempenho relativo de cada modelo em várias dimensões:

1º Modelo – Países Nórdicos (Dinamarca, Finlândia, Suécia e Holanda)

Este conjunto de países apresenta os mais altos níveis de despesas com protecção social universal. Não há uma ampla intervenção fiscal no mercado de trabalho. Sindicatos fortes garantem estruturas salariais altamente comprimidas.

2º Modelo – Países Anglo-Saxónicos (Irlanda e Reino Unido)

Neste conjunto, os países apresentam recursos relativamente vastos de assistência social. As transferências de dinheiro são essencialmente orientadas para as pessoas em idade activa. No lado do mercado de trabalho, este modelo é caracterizado por uma mistura de sindicatos fracos, dispersão salarial e aumento da incidência relativamente ao emprego de baixa remuneração.

3º Modelo – Países do Continente (Áustria, Bélgica, França, Alemanha e Luxemburgo)

Os países incluídos neste conjunto dependem amplamente de benefícios com base em seguros. Embora estejam em declínio, os sindicatos continuam fortes, dado que os regulamentos estendem a cobertura da negociação colectiva a situações de não-sindicalizados.

4º Modelo – Países do Mediterrâneo (Grécia, Itália, Portugal e Espanha)

Este conjunto composto pelos quatro países do Mediterrâneo concentram os seus gastos sociais em matéria de pensões de velhice e permitem uma elevada segmentação dos direitos e *status*. Os seus sistemas de bem-estar social assentam tipicamente na protecção do emprego e das pensões de reforma antecipada, para isentar segmentos da população em idade activa da participação no mercado de trabalho. A estrutura salarial é, pelo menos no sector público, abrangida pela negociação colectiva e fortemente comprimida.

Os quatro modelos de política social europeia comportam-se de forma muito diferente. O modelo mediterrâneo é caracterizado por regras muito rigorosas de protecção do emprego e uma cobertura muito baixa das prestações de desemprego. No lado oposto, o modelo nórdico fornece subsídios de desemprego que são generosos e abrangentes, mas o rigor da sua legislação de protecção do emprego é bastante baixo. O modelo continental também fornece subsídios de desemprego generosos, mas a sua legislação é mais rigorosa. Finalmente, o modelo anglo-saxão fornece protecção comparativamente menor que os outros, com muito menor rigor legislativo, mas com um seguro de desemprego igual ou superior aos modelos continentais e nórdicos. No entanto, o modelo anglo-saxão europeu ainda é muito diferente do modelo americano (Sapir, 2005). Ambos possuem legislações de protecção ao desemprego consideravelmente baixas, mas o modelo americano é o único que também fornece muito pouco seguro de desemprego. É, portanto, adequado contrastar o *"modelo americano"* que oferece pouca segurança contra o risco do mercado de trabalho e o *"modelo europeu"* que oferece muito mais segurança.

Deve-se, no entanto, ter cuidado ao tentar classificar os diferentes modelos em termos do valor de segurança que fornecem. Em particular, a suposta superioridade do *"modelo europeu"* vis-à-vis *"modelo americano"* reflecte, em parte, uma mistura diferente entre protecção social e de mercado nos dois lados do Atlântico ou entre os dois lados do Canal da Mancha, se compararmos os anglo-saxões e os modelos de outros países europeus.

O *"modelo europeu"*, com a sua legislação mais rigorosa e subsídios de desemprego mais generosos, geralmente fornece mais segurança social do que suas contrapartes americanas. Por outro lado, o modelo europeu anglo-saxão e o modelo americano proporcionam um mercado de trabalho mais seguro do que outros modelos europeus, como é testemunhado pela menor incidência de desemprego de longa duração.

Segundo Sapir (2005), esta análise comparativa dos quatro modelos pode ser resumida com uma tipologia baseada em dois critérios: eficiência e equidade. O modelo será considerado eficiente se fornece um incentivo suficiente para o trabalho e, portanto, se gera taxas de emprego relativamente elevadas. Será considerado justo se mantém o risco de pobreza relativamente baixo.

A Figura 1 apresenta a tipologia em termos de eficiência e equidade para os quatro grupos de países.

Figura 1
Tipologia dos Quatro Modelos Europeus

		EFFICIENCY	
		Low	*High*
EQUITY	*High*	Continentals	Nordics
	Low	Mediterraneans	Anglo-Saxons

Fonte: Sapir (2005).

A Figura 1, pode ser lida em termos do familiar *trade-off* entre eficiência e equidade. Os países nórdicos e mediterrânicos, aparentemente, não enfrentam esse *trade-off*. Os nórdicos desfrutam de uma posição invejosa, com um modelo social que proporciona eficiência e equidade, enquanto os mediterrânicos vivem num sistema social que não produz nem eficiência nem equidade. Por outro lado, ambos os países anglo-saxónicos e continentais parecem enfrentar um *trade-off* entre eficiência e equidade.

Os anglo-saxões têm um modelo social eficaz, mas desigual, enquanto os continentais desfrutam de muito mais equidade, mas muito menos eficiência.

Outra leitura da Figura 1 enfatiza a sustentabilidade dos modelos sociais. Os modelos que não são eficientes simplesmente não são sustentáveis em face de estirpes de crescimento sobre as finanças públicas provenientes da globalização, mudança tecnológica e envelhecimento da população. Há vários sinais de que os menos eficientes, modelos Continental e Mediterrâneo enfrentam limitações de sustentabilidade grave.

Um deles é o nível de dívida pública em proporção do PIB, que tende a ser muito superior no Continente (73%) e no Mediterrâneo

(81%) do que nos países anglo-saxónicos (36%) e nos países nórdicos (49%). Outro sinal é a percepção pública da globalização. Um inquérito recente do Eurobarómetro mostrou que a percentagem daqueles que consideram que a globalização representa uma ameaça para o emprego ou tem um efeito bastante negativo sobre o mesmo é muito superior no Continente (52%) e no Mediterrâneo (45%) do que nos países anglo-saxónicos (36%) e nos países nórdicos (37%).

É perfeitamente possível que o modelo continental se torne mais parecido com o nórdico por um lado e que o modelo do Mediterrâneo se torne mais parecido com o modelo anglo-saxão, por outro. No entanto, não se pode rejeitar a possibilidade de uma reforma no sentido de uma maior eficiência também poder desencadear uma mudança no sentido de menor equidade.

Em conclusão, há um forte argumento para a reforma do mercado de trabalho europeu e das políticas sociais, especialmente no continente e nos países mediterrânicos. Há duas razões imperiosas para focar nestes dois grupos de países (Sapir, 2005). Primeiro, em muitos deles o sistema do Estado Social tornou-se altamente ineficiente. Ao confiar em leis de protecção estrita de emprego numa época de mudanças rápidas, quando os antigos empregos e práticas não são justificadas desencorajam a adaptação à mudança e preservam o *status quo*, o que reduz o emprego total e gera desemprego.

Durante muito tempo o desemprego atingiu, principalmente, sobre os jovens e os imigrantes, enquanto os trabalhadores mais velhos saíram do mercado de trabalho através de generosos regimes de reforma antecipada. Hoje, porém, o equilíbrio político mudou. Os *"eleitores médios"* não estão isolados da pressão crescente da globalização e também percebem que a combinação do envelhecimento da população e baixas taxas de emprego compromete a sua pensão futura.

A segunda razão para a focagem nos países continentais e nos países mediterrânicos é a aritmética simples. O PIB combinado dos nove países continentais e mediterrânicos representa dois terços de toda a UE-25 e 90 por cento da Zona Euro, com 12 membros. A saúde económica e social desses países é de suma importância para o bom funcionamento de toda a União Europeia e da zona euro.

Em suma, a Europa necessita de responder melhor aos desafios económicos que enfrenta e isso requer reformas do mercado de trabalho e das políticas sociais que se tornaram obsoletas. As políticas laborais e sociais estão longe de ser uniformes em todos os países da UE e os vários modelos de políticas sociais têm diferentes *performances* em termos de eficiência e equidade.

O facto é que as reformas do mercado de trabalho e das políticas sociais necessitam de ser concebidas e construídas por cada Estado-Membro de acordo com a sua própria realidade económica, social e política.

A coordenação do mercado de trabalho e das políticas sociais pela UE é, provavelmente, um obstáculo ao invés de um catalisador para a reforma, porque ela tende a diluir a responsabilidade entre as autoridades nacionais e a UE. O perigo pode não ser importante para as próprias autoridades, mas certamente é para o público que se tornou absolutamente confuso sobre quem é responsável por aquilo que diz respeito ao mercado de trabalho e políticas sociais.

A Europa não pode e não deve ter uma estratégia para a reforma do mercado de trabalho nacional e para as políticas sociais. Cabe a cada governo nacional conceber e implementar a sua própria estratégia.

3.2. Modelo Americano

Se a determinação é fundamental, a soberania externa continua a ser o principal trunfo político para um Estado (Kehoane, 2002). O Estado necessita de ter a capacidade de agir rapidamente, sem aviso e de forma coordenada – nenhum dos quais é fácil com aliados. A guerra contra o terrorismo proclamada pelos Estados Unidos após 11 de Setembro de 2001, naturalmente reforça no compromisso dos Estados Unidos, a concepção clássica de soberania externa, tradicionalmente ligada ao poder militar. Este efeito, porém, pode ser apenas uma parte da história. O compromisso da América com uma visão moderna de soberania não é certamente um produto do 11 de Setembro, uma vez que antecede os ataques terroristas. Na verdade, este conceito de soberania pode ter ajudado em parte a moldar a resposta dos Estados Unidos a esses eventos.

O compromisso americano com a soberania externa modernista, coloca acento tónico sobre a independência e eficácia: a soberania do Estado numa sociedade burguesa é legitimada, sobretudo, pelas manifestações em que o Estado é capaz de proteger os seus cidadãos.

A Europa, pelo contrário, adoptou uma concepção de soberania como um *pool* de recursos para cooperação. Os líderes políticos habituados a tais práticas, dificilmente adoptarão modos radicalmente opostos de acção quando tratarem de outras partes do mundo.

As concepções de soberania estão estreitamente ligadas às estruturas internas e é difícil separar o papel das ideias, do papel da organização e prática política (Kehoane, 2002).

Diferentes concepções de soberania têm implicações para as visões de legitimidade. Na teoria política normativa, o conceito de legitimidade refere-se a *"uma crença normativa por parte de um actor, que deve obeceder a regras e instituições"* (Hurd, 1999;381[13]).

As instituições que têm ampla legitimidade são autoritárias. Autoridade implica poder. Com efeito, a autoridade pode legitimar socialmente o poder.

As concepções de soberania colectiva, pelo contrário, enfatizam a legitimidade das suas práticas com os próprios parceiros. Os líderes e as burocracias têm a necessidade de actuar de forma adequada à luz das expectativas prevalecentes na comunidade da qual fazem parte.

Actuar de forma contrária, pode criar graves responsabilidades diplomáticas, dado que os burocratas e os diplomatas procuram constantemente consensos em milhares de pequenos problemas, não necessariamente de princípio, mas importantes para determinados sectores domésticos.

Essas diferentes concepções de soberania ressoam nos públicos americano e europeu. O público dos Estados Unidos muitas vezes tem sentimentos sensíveis sobre a cooperação internacional, mas é insular e mal informado sobre a política externa (Nye, 2002).

Essas bases encontram-se mais profundamente, na natureza das suas sociedades nacionais, nas suas estruturas de Estado e nas suas

---

[13] Hurd, I. (1999). *"Legitimacy and Authority in International Politics"*. International Organization, Vol. 53, nº 2, pp 379-408.

concepções muito diferentes de soberania. A concepção modernista da América de soberania externa reforça as tendências dos seus líderes em assumir poses heróicas, apenas para satisfazer os seus cidadãos e procurar agir com força militar.

A concepção de soberania da Europa reunida combina com a sua estrutura e as práticas políticas de acomodação burocrática, para definir a sua identidade no mundo da política como a de negociador criativo e um modelo de coexistência pacífica.

No melhor dos mundos, essas diferentes orientações seriam complementares, como foram de alguma maneira durante a Guerra Fria. Os Estados Unidos assumiram a liderança na preparação militar e estavam mais dispostos do que a Europa para enfrentar a União Soviética. Os políticos europeus foram, por vezes, mais subtis em trabalhar com os países socialistas a fim de aliviar a tensão e em moderar o moralismo norte-americano. Por analogia, na guerra contra o terrorismo, podemos esperar uma divisão do trabalho, em que o papel dos Estados Unidos será agir com ousadia e o papel dos europeus será o coro – às vezes aplaudindo, outras reclamando – do herói americano (Kehoane, 2002).

Os Estados Unidos, que rejeitaram a soberania unitária e têm dificuldade em implementar a soberania externa, já abraçaram este último conceito, embora com algumas concessões à interdependência e à globalização. Os Estados Unidos e a Europa reverteram as suas posições sobre a questão da soberania.

As diferenças nos papéis geopolíticos, interesses, valores sociais e o papel das instituições de segurança do Estado tornam os Estados Unidos e a Europa mais distantes. A linguagem da soberania tem sido a da diplomacia mas, neste caso, os Estados Unidos e a Europa falam línguas diferentes.

3.3. *New Public Management* no Contexto Internacional

A OCDE referiu-se ao surgimento de um novo paradigma de gestão pública para fomentar uma cultura orientada para o desempenho e um sector público menos centralizado. O relatório observou que a aplicação do novo paradigma estava longe de ser completo e o mesmo variou de país para país (OCDE, 1995). Na mesma época, a Associação da *Commonwealth* para a Administração Pública e Gestão, uma organização para os profissionais e académicos dos cinquenta e quatro países da Comunidade Britânica realizou a sua conferência inaugural com Borins que resumiu um conjunto de temas em comum na experiência de reforma do sector público, nesse grupo diversificado de países e delineou as principais características da NPM:

- Fornecer serviços de alta qualidade que os cidadãos valorizem;
- Exigir, medir e recompensar o melhor desempenho organizacional e individual;
- Defender a autonomia de gestão, nomeadamente pela redução dos órgãos de controlo central;
- Reconhecer a importância de fornecer os recursos humanos e tecnológicos que os gestores necessitam para cumprir as suas metas de desempenho;
- Manter a receptividade à concorrência e mente aberta sobre quais os fins públicos que devem ser realizados por funcionários públicos.

Além disso, o público e os políticos estão dispostos a recompensar o bom desempenho, por exemplo através de remuneração. O último componente do paradigma NPM é uma forma de fazer cumprir esse acordo. Se os funcionários públicos não melhoram o desempenho, os políticos e o público estão dispostos a introduzir a concorrência no sector público ou mover actividades para o sector privado ou para as Organizações Não Governamentais (ONG).

Este novo acordo marca uma mudança significativa das práticas tradicionais. No modelo antigo, dos funcionários públicos era apenas esperado que implementassem as decisões tomadas pelos políticos. Em troca, podiam esperar trabalhar no anonimato e era tacitamente entendido como emprego vitalício. Com a empresarialização, o novo acordo é omisso quanto ao emprego vitalício. Na verdade, o impacto combinado dos cortes no orçamento necessários para restaurar o equilíbrio fiscal e da aplicação crescente das TIC é esperado que reduza o tamanho do serviço público, até que um novo equilíbrio seja alcançado.

Em todo o mundo, a gestão pública sofreu enormes mudanças ao longo das últimas duas décadas. A dupla tradição da administração pública incrementar e administrar tem sido contestada pelos modelos da NPM.

No início foram desafios discretos em certos domínios, como a *"gestão por objectivos"* no campo pessoal e *"orçamentos de base zero"* no domínio financeiro. Desde meados dos anos oitenta, estes discretos desafios foram substituídos por um modelo mais holístico de gestão que tem permeado todos os aspectos das organizações públicas.

Este termo agora desfruta do reconhecimento internacional para significar um padrão ou a reforma da gestão pública, por si só, bem como o respectivo crescimento do *"Estado Plural"* (Pollitt e Bouckaert, 2000).

É importante referir também, que este modelo holístico de gestão foi objecto de aperfeiçoamento e mudança gradual à luz da experiência adquirida com a sua exequibilidade. Nos EUA, por exemplo, desde cedo as reformas da NPM estiveram preocupadas com a substituição de serviços públicos por entidades privadas e com a criação de uma cultura de gestão orientada para a empresarialiação e para o utilizador nas organizações públicas.

Ultimamente, o foco mudou para reinventar o governo dentro do contexto de um *"Estado Plural"*, tal como previsto por Osborne e Gaebler (1992). Do mesmo modo, no Continente Europeu o objectivo evoluiu do controlo de *outputs* para a gestão de redes complexas em governação pública (Klijn e Teisman 2000). A NPM é, portanto, não um fenómeno estático, mas um fenómeno em evolução.

Os seus defensores argumentam que a NPM trouxe benefícios de eficiência de custos e de eficácia ao serviço público, o que tem ajudado a resolver lacunas na gestão dessas organizações e nos sistemas de responsabilização e controlo nos serviços públicos.

Têm, no entanto, existido algumas críticas sobre a superioridade normativa da NPM como um modelo de serviço público, sobre os modelos de gestão mais *"antigos"* da administração pública.

De entre as várias críticas que têm surgido à NPM, encontram-se a de que foi simplesmente uma passagem de moda, que tem prejudicado a responsabilização dos serviços públicos perante a sua comunidade e que não conseguiu cumprir com a prometida eficiência e eficácia dos serviços públicos (Lynn 1998; Pollitt 2000).

Surgiu ainda o debate sobre se a NPM é globalmente convergente ou um fenómeno mais específico a nível nacional, sobretudo anglo--americano (Kickert 1997) e se a sua aparente prevalência é devida à sua aplicabilidade universal ou se a sua aprovação e promulgação por organismos internacionais como o Banco Mundial ou o FMI é apenas uma panaceia para as falhas, quer dos serviços públicos, quer da sociedade civil à escala mundial (McCourt, 2001).

Em síntese, os críticos têm questionado em que medida existe um modelo único da NPM que possa ser utilizado como uma ferramenta para análises comparativas e que sirva de prescrição para uma reforma global.

Não obstante os debates descritos, a NPM ainda é, na pior das hipóteses, um dos dois paradigmas dominantes da gestão pública em todo o mundo, neste início do novo milénio.

Quer a NPM seja um concorrente directo à administração pública, como um novo e convergente paradigma de gestão pública (Gow e Dufour, 2000), quer seja apenas um desenvolvimento dentro do contínuo paradigma da administração pública (Lynn 1998) é um debate que vai continuar.

Para avaliar o impacto da NPM sobre a gestão pública existem diversos pontos que segundo Orborne e McLaughlin (2002) devem ser tidos em conta:

- Em que medida é a gestão pública um fenómeno específico de um país ou um fenómeno verdadeiramente global e convergente;
- A forma pela qual a investigação da gestão pública articula com os problemas metodológicos, que são derivados das suas raízes ecléticas (sobretudo em ciência política e económica);
- Em que medida providencia um paradigma coerente para a pesquisa académica e desafia o anterior paradigma da administração pública;
- Se a NPM e administração pública são compatíveis ou incompatíveis modelos de gestão pública e se as críticas sustentadas à NPM implicam um recuo para o modelo tradicional e, por conseguinte, o reconhecimento da superioridade da burocracia;

- Se o desenvolvimento emergente em todo o mundo – tal como a *"governação para a comunidade"* e *"modernização"* no Reino Unido, a *"governance"* pública no Continente Europeu, simplesmente oferecem variantes sobre a NPM ou um desafio aos seus valores fundamentais.

Em países, como os Estados Unidos da América, onde havia muito menos prestação de bens públicos, um movimento liderado por Osborne e Gaebler (1992) defendeu que seria necessário reinventar o governo, no sentido de ser mais empreendedor, a fim de garantir mais, melhor e por menos. Houve alguma imitação entre os países, mas muito do pensamento emergiu contemporaneamente.

O foco do movimento NPM foi na criação de contextos institucionais e organizacionais que, tanto quanto possível, espelhassem o que era visto como os aspectos críticos do sector privado, modos de organização e gestão. Isto resultou em várias perguntas: Poderão tais aspectos críticos ser identificados? Poderiam ser definidos? Será que eles poderão ser transplantados e quando transplantados, com que efeito?

Um dos aspectos mais críticos foi a construção de mecanismos de mercado, de modo a que os contratos e não as hierarquias, se tornassem o meio dominante de controlo.

Um mecanismo chave foi a construção de *"quase-mercados"*, com a criação de novas organizações e uma divisão entre as instituições públicas que adquiriam os serviços públicos e as instituições públicas ou privadas contratadas para prestar os serviços.

Seguiram-se outros aspectos incluindo a introdução de práticas de gestão do sector privado na gestão de recursos humanos e a obrigatoriedade de remuneração do capital investido.

A expressão *"quase-mercado"* é importante, dado que embora se tenham introduzido mecanismos de mercado, de forma a controlar a provisão de serviços, em muitos casos o mercado criado só conseguia operar tendo em conta duas grandes condicionantes.

Primeira, os fundos disponíveis no mercado eram anualmente determinados por decreto governamental e consequentemente nem mesmo o serviço com maior sucesso teria capacidade de aumentar o

NEW PUBLIC MANAGEMENT

tamanho do mercado. O aumento de fluxos num segmento de mercado era efectuado à custa da redução de fluxos noutro segmento de mercado.

Segunda, as actividades desenvolvidas por cada uma das organizações criadas estavam circunscritas às que eram estatuídas. Por exemplo, os NHS *Trusts* eram criados como prestadores de cuidados de saúde, mas não podiam vender os seus serviços a particulares.

Como consequência, à tentativa de criar um mercado entre as organizações seguiram-se fortes movimentos no sentido de tornar os cidadãos conscientes dos seus direitos a um serviço de alta qualidade. Embora não pagassem directamente pelos serviços pagavam-nos indirectamente através dos seus impostos e eram eles os consumidores.

Foram enfatizados os direitos dos cidadãos para contrabalançar os dos prestadores de serviços que, tradicionalmente, eram os únicos árbitros sobre quais os bons e aceitáveis níveis *standard* dos serviços.

Dentro destas várias correntes, Dawson e Dargie (2002) discerniram na NPM algumas relações entre ideologias, acções e consequências:

- Os serviços públicos organizados e geridos de forma tradicional não controlam eficientemente os seus custos, levando à criação dos *"quase-mercados"* introduzindo a competição entre organizações. Os prestadores com maiores gastos, sem controlo de desperdícios assegurariam menos contratos;
- Os serviços públicos organizados e geridos de forma tradicional não aumentam a qualidade de forma eficiente, os que sejam capazes de aumentar a qualidade e os que sejam melhores a inovar para assegurar as melhores práticas assegurariam mais contratos;
- Os serviços públicos organizados e geridos de forma tradicional não asseguram os níveis de serviço esperados pelos cidadãos passando a ser divulgados dados sobre que níveis mínimos de serviço devem ser esperados. As organizações que assegurassem melhores níveis de serviço iriam florescer à custa das que não o fizessem;
- Nos serviços públicos organizados e geridos de forma tradicional, os grupos especiais de interesses, tais como organizações sindicais ou representativas de classes tinham demasiado poder

e influência, pelo que se tentou reduzir o seu poder e influência com restrições legislativas, o apelo a códigos de ética e até mesmo a ameaça de privatizações em larga escala.

Desta forma, a ideologia e a legislação da NPM recheou as novas organizações públicas com novos órgãos de gestão e novos gestores públicos, os quais eram incentivados a agir como os seus colegas do sector privado.

3.4. Origens da *New Public Management*

A NPM começou como um dispositivo conceptual inventado para fins de estruturação do debate académico contemporâneo sobre as mudanças nas organizações e a gestão do governo executivo.

O verdadeiro termo foi cunhado por cientistas políticos que trabalhavam no domínio da administração pública no Reino Unido, Nova Zelândia e Estados Unidos que conceberam a NPM como o *design* organizacional no sector público. Uma década após entrar na literatura, a NPM adquiriu uma vasta gama de significados.

Muitos autores afirmam que é a aplicação da nova economia para a gestão pública.

Esta variação no uso, significa que a NPM é mais um termo reconhecível do que um conceito totalmente estabelecido.

Um trabalho igualmente importante é o de Hood e Jackson (1991), que conceberam a NPM, quer como um argumento administrativo, quer como uma filosofia administrativa aceite.

Estes dois conceitos foram fraternais, em vez de gémeos idênticos, tendo um herdado a sua personalidade a partir da teoria da argumentação prática, enquanto os genes do outro provinham da ciência política empiricamente orientada (Barzelay 2001).

Pressionando ainda a metáfora biológica, as noções de argumento administrativo e filosofia administrativa eram siameses incorporando os mesmos conceitos, doutrinas e *design* de organização.

Existem três factores que operam em conjunto para impulsionar a adopção da NPM e providenciar um ímpeto para a mudança.

Esses factores são as pressões económicas, o compromisso político de alto nível para a mudança e um conjunto de ideias para moldar a mudança. As experiências do Reino Unido e Nova Zelândia são mais semelhantes. Ambas enfrentaram forte pressão económica para a mudança e ambas tinham políticos de alto nível profundamente comprometidos com a mudança e com ideias claras. No Reino Unido, Margaret Thatcher assumiu o cargo em 1979, com uma firme determinação de reformar uma economia britânica lenta e um serviço público *"letárgico"* (Thatcher, 2002). Para a Nova Zelândia, o ponto de viragem ocorreu em 1984, com a eleição do Partido Trabalhista. Embora o Partido Trabalhista tenha sido tradicionalmente fortemente intervencionista, todos os dirigentes chegaram à conclusão de que as políticas económicas intervencionistas tinham falhado. Funcionários do Tesouro da Nova Zelândia propuseram uma solução radical consistindo na desregulamentação económica, privatização de muitas empresas públicas e reforma da gestão pública (Osborne e Plastrik, 1997).

3.5. A *New Public Management* no Reino Unido

A investigação e a teoria sobre a natureza dos serviços públicos mudou drasticamente ao longo dos últimos 100 anos. A partir de finais do século XIX e com base na experiência do Reino Unido é possível distinguir quatro fases distintas de desenvolvimento. O final do século XIX foi um período de vigência do *"Estado Mínimo"*. Esta é considerada por muitos autores a primeira fase do desenvolvimento da gestão pública. O Estado prestador foi visto, na melhor das hipóteses, como um mal necessário.

A maioria dos serviços públicos estavam localizados no sector da segurança social ou através da prestação dos privados. Com efeito, nos Estados Unidos da América, esse modelo foi elevado ao estatuto de quase princípio social, como Tocqueville (1971) observou à altura. No entanto, o *"Estado Mínimo"* ou o *"Estado como um mal necessário"*, não é a mesma coisa do que *"Nenhum Estado"* e foram estes os primeiros passos de prestação pública que definiram os princípios básicos da administração pública.

A segunda fase da gestão pública, que começou no inicio do século XX, pode ser caracterizada como uma *"parceria desigual"* entre o governo e os sectores da segurança social e privado, em parte como resultado de uma grande mudança ideológica, do conservadorismo tradicional do século XIX para o reformismo social e o Fabianismo[14] do novo século. Segundo Osborne e McLaughlin (2002), esta mudança ideológica continha três elementos:

- Alteração do foco dos problemas sociais e económicos como problemas individuais, para o seu reconhecimento como problemas comuns a toda a sociedade;
- Reconhecimento do papel legítimo do Estado em providenciar pelo menos alguns serviços públicos mínimos como, por exemplo, o saneamento;
- Reconhecimento da necessidade do Estado em estabelecer parcerias com entidades privadas, nas áreas onde não prestasse serviços, embora estas parcerias viessem a tornar-se desiguais porque o Estado era o sócio maioritário.

A terceira fase foi a do *Welfare State*, que no Reino Unido se estendeu de 1945 até aos anos oitenta. A sustentar esta fase estava o acreditar que o "*falhanço*" da iniciativa privada e da segurança social se

---

[14] A *Fabian Society*, esboçada em Londres em 1882-1883, é organizada em 1884 e dura até 1930. Tem como objectivo inicial *contribuir para a reconstrução da sociedade de acordo com as mais altas possibilidades morais*. O termo apenas se consagra em 1889 com a publicação dos *Fabian Essays in Socialism*, organizados e prefaciados por Shaw. Cimentam-se em 1895 quando promovem a fundação da *London School of Economics* com o objectivo de *dar uma instrução nas ciências políticas e económicas* e de constituirem *um centro de pesquisa sistemática nas ciências sociais*. Distanciando-se de Marx e influenciados por Proudhon e John Stuart Mill reinventam um socialismo democrático que esteve na origem do trabalhismo britânico influenciando o programa de 1918, *Labour and Social Order*, esboçado por Sidney Webb, que se manteve até aos anos cinquenta, quando foram publicados os *New Fabian Essays*, de 1952. Baseiam-se nos anteriores radicais utilitaristas, mas, ao contrário da perspectiva de Bentham, que punha acento tónico nas reformas legislativas vão, sobretudo, defender reformas de carácter económico e social, a *inevitabilidade do gradualismo*. Defendem a *meritocracia* e o recurso a peritos competentes para a gestão dos negócios públicos. Preferem o reformismo ao radicalismo. Assumem-se como defensores da *eficácia da gestão*. Utilizam como título o nome do general romano Quintus Fabius Maximus Verrucosus (morto em 203 A.C.), o *cuntactor*, que venceu Aníbal, apenas o atacando quando chegou o momento propício, através de uma táctica que tanto foi subtil como eficaz (Maltez, 2009).

devia à fragmentação e duplicação da prestação de serviços, mas também devido à sua gestão ineficiente e ineficaz (Beveridge, 1948). Consequentemente, o Estado deveria satisfazer todas as necessidades dos seus cidadãos, desde o nascimento até à sua morte (Beveridge, 1942).

Estes serviços seriam geridos pelos serviços públicos de um modo profissional e objectivo. No Reino Unido, este foi o ponto alto da hegemonia da administração pública.

A quarta fase é a do *"Estado Plural"*. A partir de finais dos anos setenta, o Partido Conservador no Reino Unido começou a criticar o *Welfare State*, o que levou ao emergir de uma crescente insatisfação.

O *Welfare State* teve sempre o seu foco na satisfação das necessidades básicas de todos os cidadãos, como resultado da mentalidade subjacente ao período pós Segunda Guerra Mundial. No entanto, a partir de finais do século XX, as necessidades evoluíram, da preocupação de serviços básicos destinados a servir todos, para a preocupação com serviços desenhados para servir necessidades individuais.

Os utilizadores dos serviços passaram a exigir um maior papel no desenho dos serviços públicos sendo crescente o desejo de ter um maior campo de escolha.

Em meados da década de oitenta, a resposta do governo Thatcher foi a privatização dos serviços públicos. No sector económico, o papel do Estado foi quase completamente erradicado. No sector social foi promovida a visão do Estado prestador, onde o Estado a nível central e local planeia e financia, pelo menos parcialmente, serviços públicos, mas a operacionalização fica a cargo do sector independente – o qual inclui o voluntariado, o sector social e o sector privado.

Neste modelo, o *marketing* foi utilizado para promover a eficiência e eficácia na provisão de serviços públicos, ao mesmo tempo que se promovia a responsabilização dos cidadãos pelas suas necessidades individuais e escolha dos serviços.

Nos anos noventa, esta fase foi caracterizada como a *New Public Management*, a qual foi fundada na crescente crítica da burocracia como o princípio organizativo da administração pública, na preocupação em assegurar serviços públicos com eficiência e eficácia e na preocupação com o excesso de poder dos serviços públicos como contrapartida da redução de poder dos seus utilizadores.

OPÇÕES POLÍTICAS EM SAÚDE

Segundo a formulação clássica da NPM apontada por Hood (1991), esta compreende sete doutrinas:

- Focalizar na gestão empresarial, por oposição ao tradicional foco burocrático do administrador público (Clarke e Newman 1993);
- Explicitar normas e medidas do desempenho (Osborne *et al.* 1995);
- Ênfase na produção e controlo (Boyne 1999);
- Importância da desagregação e descentralização dos serviços públicos (Pollitt *et al.* 1998);
- Mudança para a promoção da concorrência na prestação de serviços públicos (Walsh 1995);
- Ênfase nos estilos de gestão do sector privado considerados como superiores (Wilcox e Harrow 1992);
- Promoção da disciplina e poupança na afectação dos recursos (Metcalfe e Richards 1990).

A esta formulação pode ser acrescentada uma oitava doutrina – a da separação de tomada da decisão política, da gestão directa dos serviços públicos (Stewart 1966).

Para esta tipologia de fases da gestão pública no Reino Unido, a NPM faz sobretudo parte da quarta etapa, do *"Estado Plural"*. Contudo, este não acabou com o modelo baseado no mercado de Thatcher. A partir de 1997, o governo *"New Labour"* levou o desenvolvimento do *"Estado Plural"* para uma fase posterior.

Gestão e prestação de serviços públicos são vistos como algo a ser negociado entre vários actores incluindo o governo, os voluntários, os sectores da comunidade e do sector privado. Neste modelo, a principal tarefa do governo é fazer a gestão destas complexas redes de prestação de serviços públicos (Rhodes 1996; Kickert *et al.* 1997).

Um dos motores para a implementação de novas práticas de gestão foi acreditar que assimilar as práticas do sector privado poderia levar ao aumento da eficiência no sector público. Segundo dados publicados em 1998 no Reino Unido expressavam-se, à altura, preocupações sobre a quebra de competitividade face aos Estados Unidos e face às maiores economias europeias, nomeadamente a Alemanha e a França, pelo que não bastava seguir as práticas do sector privado para assegurar alta *performance*.

A afirmação de que um serviço de saúde público tem sempre uma *performance* inferior a um serviço privado, é uma questão que permanece em aberto.

Um estudo sobre o estado de saúde na Comunidade Europeia concluiu que embora todos os serviços de saúde procurem formas de controlar custos, melhorar a qualidade e reduzir as ineficiências existem diferentes configurações institucionais, que reflectem as diferentes evoluções históricas e políticas (Comissão Europeia, 1996).

Foram identificados dois padrões básicos. O primeiro formado pela Bélgica, França, Alemanha, Luxemburgo e Holanda que têm sistemas pluralistas com serviços públicos e privados, com as organizações públicas financiadas sobretudo por seguros de saúde obrigatórios. O segundo formado pela Dinamarca, Grécia, Irlanda, Itália, Portugal, Espanha e o Reino Unido, que têm um serviço nacional de saúde no qual a prestação e financiamento são públicos.

Dentro de cada grupo há uma grande diversidade em termos de estruturas, gestão, financiamento e ideologia. Mesmo assim e alargando o campo de visão é difícil relacionar a *performance* dos indicadores de saúde da população com as estruturas macro-institucionais ou com os sistemas de gestão operacional.

"O que pode ser dito sobre a medida em que as crenças que deram origem à NPM parecem ser hoje actuais? Podemos supor que a sua actualidade é traduzida na medida em que tenham desenvolvido a desejada contenção de custos, a melhoria de qualidade e ter recebido o apoio do público. Além disso, qual é o grau em que as mudanças no nível macro da estrutura política e institucional resultaram numa abordagem diferente para a gestão operacional de organizações do sector público?" (Dawnson e Dargie, 2002:52[15]).

Olhando para o sector da saúde do Reino Unido houve muita discussão sobre o fim do mercado interno na área da saúde na campanha eleitoral de 1997.

---

[15] Dawson, S., Dargie, C. (2002). "New Public Management: a discussion with special reference to UK health". New Public Management – Current trends and future prospects, p. 34-56. Routledge, Londres.

A mudança de governo trouxe uma mudança de linguagem. As palavras colaboração e parceria substituíram o discurso de mercados ou de contratos. No entanto, a estrutura institucional criada na década de noventa foi melhorada em vez de erradicada.

Há ainda organizações quase autónomas que determinam a natureza dos cuidados de saúde locais e que organizam outras instituições semi-reguladas a fornecer serviços de saúde com determinadas especificações.

Existe agora uma focalização na importância do estabelecimento de normas, em medir a *performance* de acordo com os parâmetros de referência e em agir para erradicar as persistentes ineficiências.

Isto pode ser visto como o governo a actuar para corrigir as deficiências do mercado, não por abandoná-lo, mas através da criação de novas organizações e papéis para proteger o *"interesse público"* em circunstâncias em que isso não é garantido por consumidores bem informados.

O papel do governo em garantir, mas não gerir directamente, quadros regulatórios e castigando maus executores tornou-se mais pronunciado. Isto em nada equivale a um regresso à *"velha gestão pública"*, mas talvez não indique que há uma *"nova abordagem do novo"* (Dawnson e Dargie, 2002).

Nos últimos trinta anos, no Reino Unido, a evolução da gestão pública, passou de grandes burocracias estatais sob controlo hierárquico para a quase independência das unidades operacionais ligadas através de contratos e diferentes graus de controlo, em redes de organizações que funcionam com um razoável grau de autonomia, desde que cumpram as metas do desempenho especificadas.

Casos de incumprimento reiterado convidam à intervenção do Estado. No início de 1990, a concorrência dos prestadores públicos ou privados contratados era vista como um mecanismo para assegurar o desempenho. No final dos anos noventa, as organizações ainda são controladas por contratos e é a incapacidade de cumprir metas do desempenho, no âmbito desses acordos, que traz de volta as organizações ao controlo central.

3.6. A *New Public Management* na Nova Zelândia

Quando a NPM percorreu o mundo na década de oitenta, o sector público da Nova Zelândia abraçou as suas teorias e iniciou um rigoroso processo de reforma, o qual trouxe elogios, mas também algum cepticismo. A Nova Zelândia foi considerada na época, por alguns observadores, um *"líder mundial"*. No entanto, nos anos seguintes, o impacto inicial da NPM deu lugar a uma análise mais rigorosa do desempenho do sector público e a um re-exame das funções e responsabilidades do serviço público (Whitcombe, 2008).

Na Nova Zelândia, a NPM foi usada para codificar o relacionamento entre executivos e ministros de Estado no âmbito do *"Sector Act"* de 1988. O outro componente da NPM foi o movimento de gestão, que importou práticas genéricas de gestão do sector privado para o sector público, a fim de melhorar o desempenho e aumentar a eficiência e a responsabilidade.

A primeira onda de mudanças, na Nova Zelândia, teve lugar em 1984 com a chegada ao poder do quarto governo trabalhista. A situação económica da Nova Zelândia estava num estado *"lastimável"*, com défice orçamental e elevados níveis de endividamento no exterior. A dimensão global e a percepção da ineficiência do sector público foi também uma preocupação para o governo, que estava preparado para tomar medidas imediatas e para enfrentar a multiplicidade dos principais problemas identificados.

Os defensores da reforma não aceitaram uma total separação entre a política e as operações. Houve um cuidado muito rigoroso contra essa separação que poderia resultar no desenvolvimento de uma política inadequada. Cada situação deveria ser avaliada separadamente, mas pelo contrário, a separação foi aplicada independentemente das circunstâncias e com uma abordagem de *"tamanho único"*, em vez de uma discussão sobre os pontos fortes e fracos de cada caso (Whitcombe, 2008).

A chegada de um governo trabalhista no final de 1999 trouxe grandes mudanças que foram assinaladas no manifesto do partido emitido antes da eleição. Nesse documento foram revistos os últimos 15 anos no sector da administração central e foram feitas observações sobre os sinais de *stress* da constante reestruturação. Uma das consequências foi a fragmentação do sector, o isolamento dos departamentos e ministérios tendo resultado em ineficiências, duplicação e falta de coordenação política (Whitcombe, 2008).

Uma vez no poder, os sucessivos governos trabalhistas, a partir de 1999, propuseram-se a resolver os problemas identificados. Em vários relatórios, grupos consultivos criados pelo governo foram identificando problemas de coordenação e sugerindo soluções para os combater e atingir a meta, no sentido dos departamentos trabalharem em conjunto de forma construtiva, com melhor prestação de serviços e ênfase contínua na gestão por resultados.

A partir dos trabalhos realizados, tornou-se evidente que a legislação de base necessitava de uma revisão. Foi aprovada a revisão da legislação, em 2004, que trouxe aumento de competências e responsabilidades para as instituições governamentais com estruturas mais flexíveis.

Algumas das mudanças foram fruto da criação de novas instituições e ministérios pelo governo sempre que existia necessidade de uma organização diferente. As mudanças estruturais resultaram de uma revisão ministerial, da qual resultaram tanto fusões, através de uma reestruturação, como a manutenção do *status quo*, com as restantes agências independentes.

Ao rever a NPM e o seu impacto sobre a gestão pública da Nova Zelândia é necessário ter uma visão mais objectiva do que foi aprovado até agora (Whitcombe, 2008). Grande parte da literatura sobre a reforma do sector público passou de uma defesa forte das reformas da NPM, para o cepticismo e alguma condenação. Esta direcção geral poderia ser traduzida para um *continuum* do tempo onde as opiniões mudaram ao longo do período, desde a introdução das reformas.

Para a Nova Zelândia, a contribuição da NPM não pode ser ignorada. O sector público precisava de se concentrar nas suas funções essenciais e permitir que as actividades comerciais fossem desenvolvidas pelo sector privado. Numa altura em que o país estava em dificuldades financeiras, a gestão financeira empresarial foi essencial. O ênfase nas práticas de gestão era necessária, tal como foi na eficiência e eficácia do sector para o fazer seguir em frente.

Todavia, com a constante reestruturação houve uma perda de memória institucional e custos humanos. A orientação para imitar as práticas de gestão do sector privado significou que as responsabilidades e comportamentos éticos exigidos aos funcionários públicos tinham sido muitas vezes esquecidos.

Na Nova Zelândia, a NPM foi vista como o caminho a seguir nos anos oitenta e noventa e teve uma contribuição significativa na mudança da gestão do sector público. No entanto, a introdução da NPM não teve em conta o facto de que o funcionamento do sector público tem imperativos diferentes do sector privado. Estas diferenças começaram a tornar-se aparentes e em 1999 um novo governo procurou resolver os problemas que tinha identificado enquanto estava na oposição.

O que também se tornou evidente, ao analisar as reformas dos últimos 25 anos foram as modas ou tendências na reforma do sector público (Whitcombe, 2008). O foco mudou do ênfase sobre a gestão e o desempenho, para olhar para o funcionamento do sector como um todo. Como o estudo de 2005 da OCDE mostrou, o caminho a seguir envolve todo o governo e as abordagens para enfrentar a fragmentação que tinha ocorrido com a separação política dos ministérios, dos departamentos e dos serviços operacionais de forma independente.

O debate em curso sobre o funcionamento do sector público está agora na qualidade do governo. Rothstein e Teorell (2008) argumentaram que a qualidade do governo é baseada no princípio da "*imparcialidade*" no exercício da autoridade pública. Esta "*imparcialidade*" está ligada à administração de funcionários públicos, que se comportam de forma coerente com uma ética de serviço público que é incutida durante a sua formação e desenvolvimento profissional. Para o sector público da Nova Zelândia, a promoção de normas sectoriais, com os departamentos públicos a trabalharem em conjunto é um caminho que tem sido seguido desde 2008.

3.7. A *New Public Management* nos Estados Unidos da América
Ao falar sobre os Estados Unidos da América (EUA) é importante lembrar que, ao contrário dos governos do Reino Unido e Nova Zelândia são um estado federal. No nível federal dos Estados Unidos, o desempenho do sector público não se situava no topo das agendas dos Pre-

sidentes Ronald Reagan e George Bush, ambos concentrados em questões de política externa. Ambas as administrações não confiavam no serviço público e, ocasionalmente, entregaram-se à retórica da burocracia, mas também não tiveram qualquer programa global de reforma do serviço público. Esta questão foi apenas levantada com a eleição de Bill Clinton e Al Gore.

A centralização da reforma do serviço público e a fonte de novas ideias sobre administração pública estava, até essa altura, nos governos estaduais e locais. As práticas inovadoras foram sendo reconhecidas e foram sendo divulgadas informações através de redes de profissionais e prémios de inovação. Bill Clinton que tinha uma reputação como um governador inovador e progressista fez de *"reinventar o governo"* um dos principais temas da sua campanha de 1992 prometendo introduzir a nível federal, o tipo de reformas que Osborne e Gaebler tinham documentado ao nível estatal e local.

Pouco depois de assumir o cargo em 1993, Clinton atribuiu ao Vice-Presidente Al Gore a responsabilidade de produzir um projecto de reforma administrativa no governo federal. Gore montou uma grande equipa de consultores incluindo David Osborne e produziu o seu relatório em Setembro de 1993. O título do relatório *"A criação de um Governo que funcione melhor e custe menos"* resumiu claramente as suas conclusões. Gore e estes conselheiros acreditavam que poderiam ser alcançados ganhos substanciais de eficiência e um melhor atendimento ao cliente reduzindo a burocracia. O relatório prometeu produzir uma poupança de US$ 108 biliões, em cinco anos e reduzir o tamanho da força de trabalho do sector público em doze por cento, 252.000 postos de trabalho, ao longo de cinco anos. A equipa de Gore conhecida como *National Performance Review* foi instalada no Gabinete do Vice-Presidente e começou a implementar a reforma administrativa.

Considerando os três catalisadores da mudança, a pressão económica, ideias e compromissos de alto nível num contexto americano e o envolvimento do Vice-Presidente Gore representaram claramente este compromisso no papel de um jogador-chave. Ainda assim, o compromisso de alto nível não foi tão forte como poderia ter sido (Borins, 2002).

Aplicar o Relatório Gore exigia ordens executivas e alterações legislativas, que são da competência do Presidente. Clinton introduziu os despachos necessários e poderia ter apresentado legislação abrangente de reforma do governo no início do seu mandato. Em vez disso, colocou uma maior prioridade legislativa sobre a reforma dos cuidados de saúde.

O contexto intelectual de uma reforma administrativa nos Estados Unidos abrangeu uma variedade de ideias e modelos muitos inovadores aproveitando para aplicar as ideias do mundo dos negócios. Estes incluíam a qualidade dos serviços, a gestão da qualidade total e a re--engenharia de processos.

Ao contrário dos modelos reformadores no Reino Unido e Nova Zelândia derivados da teoria económica, estas ideias não estavam inspiradas na premissa de desconfiança no sector público. O Vice-Presidente Gore empregou uma retórica muito diferente quando falou sobre o serviço público, sempre observando que o governo federal tinha funcionários públicos inteligentes, dedicados e inovadores. Infelizmente, tinham sido capturados por um sistema imperfeito que sofria, entre outras coisas, de excessiva gestão centralizada.

Assim, a resposta foi a mudança do sistema para permitir que a criatividade inata dos funcionários públicos surgisse. A abordagem de Gore, também pode ser vista como uma maneira de interpretar a reforma do sector público na perspectiva de um democrata, ao invés de um republicano.

O terceiro catalisador para a mudança, a pressão económica, esteve certamente presente nos EUA. O governo federal teve um défice considerável de US$ 300 biliões quando Clinton assumiu o cargo. O governo comprometeu-se a reduzir o défice e, assim, as reformas de gestão pública que iriam reduzir os custos eram vistas favoravelmente.

Tanto no Reino Unido, como na Nova Zelândia, todos os factores estavam alinhados para a mudança *"dramática"* no serviço público: pressão económica forte, políticos comprometidos e um conjunto de ideias que implicavam soluções radicais.

A iniciativa da reinvenção do governo federal nos EUA foi muito menos *"dramática"* do que as reformas no Reino Unido e Nova Zelândia. Não houve um impulso para a privatização, porque os EUA tiveram relativamente pouco serviço público desde a Segunda Guerra Mundial. Além disso, a responsabilidade pela fiscalização da burocracia é partilhada entre o governo e o Congresso, este último tem sido geralmente pouco disposto a renunciar ao seu poder.

A iniciativa organizacional mais interessante no governo federal dos EUA foi a criação de laboratórios de reinvenção. Em 1993, o Vice-presidente Gore incentivou os departamentos a estabelecer laboratórios de reinvenção ou projectos-piloto para novas formas de execução do serviço. Se os projectos fossem bem sucedidos, o departamento mãe, então, adoptaria a nova abordagem de forma mais ampla. As ideias de muitos dos laboratórios vieram de trabalhadores de *front-office* ou de gestores de nível médio. A investigação sobre as várias centenas de laboratórios de reinvenção que foram estabelecidos mostrou que existem êxitos e fracassos (Thompson, 2000).

Alguns dos principais factores de sucesso identificados incluem o compromisso de nível superior para a reforma, um claro conjunto de metas e planos de acção, todos compreendidos por toda a organização, a persistência na superação de obstáculos à mudança, as medidas de desempenho, uma vontade de aprender com os erros, o reconhecimento dos êxitos e a institucionalização da melhoria contínua.

Assim, a reinvenção nos EUA não envolveram uma profunda reforma do ramo organizacional. Pelo contrário, concentraram-se em melhorar o serviço, medir e melhorar o desempenho, reduzir a burocracia e os custos e introduzir tecnologias de informação.

Embora a autonomia de gestão não tenha sido reforçada por amplas reformas organizacionais, algumas mais limitadas foram projectadas para atingir esse fim. Foi promulgada legislação sobre a reforma das aquisições reduzindo o custo das compras a granel e o tempo de aquisição, especialmente para material informático. Dado que os EUA são a nação mais avançada do mundo na produção e difusão das TIC, não é de estranhar que as tecnologias de informação se tenham tornado uma parte importante da reinvenção. Os serviços públicos comunicam cada vez mais com o público através da *Internet* e um número crescente de transacções do sector público são tratadas por via electrónica.

3.7.1. O Sector da Saúde e a Reforma Obama

Em 2010 assistiu-se a uma crescente discussão em torno da ineficiência do sistema de saúde americano e a respectiva exclusão de quase 50 milhões de americanos que não possuem um seguro de saúde, os chamados *"não assistidos"*.

O presidente Barack Obama reconhecendo tais deficiências definiu como uma das suas prioridades a *"reforma"* do sistema de saúde.

Embora não seja um sistema universal, o modelo de saúde americano está estruturado e tem regras claras de inclusão e protecção social. O foco está no respeito e valorização da responsabilidade da decisão e escolha individual, embora algumas destas acções aconteçam em detrimento do colectivo.

Há décadas que o sistema de saúde americano iniciou um processo de melhoria, de forma incremental, com pequenas acções e mudanças alinhado com o limite económico e com a tolerância do cidadão americano fundamentada no princípio *"PAYGO – pay as you go"*.

Com a tomada de posse, o presidente Obama enfrentou um novo desafio: continuar este processo de melhorias incrementais ou propôr uma reforma completa do sistema de saúde tendo como objectivo prioritário a universalização do sistema.

O Congresso norte-americano aprovou a 21 de Março de 2010 a maior reforma social dos EUA desde a criação da Segurança Social (1935) e do *Medicare* (1965).

Para melhor se perceber o impacto desta reforma podemos analisar alguns indicadores, nomeadamente a cobertura.

Antes da Reforma, a cobertura era de 83% da população – quase um em cada cinco norte-americanos não tinha acesso a seguro de saúde, o que equivale a cerca de 54 milhões de pessoas. Apenas os muito pobres e os idosos estão cobertos por sistemas públicos de seguro (*Medicaid e Medicare*, respectivamente). Os restantes dependem de planos privados, normalmente associados ao posto de trabalho. A classe média é fortemente penalizada, cerca de 60% dos casos de bancarrota de particulares são justificados com custos de saúde.

Os EUA gastam por ano perto de 2,26 biliões de dólares em saúde, ou seja, cerca de 16% do PIB. Isso significa que, por habitante gastam mais que qualquer outra economia desenvolvida. São de entre as economias ricas, o país com maior taxa de mortalidade infantil e menor esperança média de vida.

OPÇÕES POLÍTICAS EM SAÚDE

O actual sistema está claramente sub-financiado. Preços demasiado altos quando comparados com a Europa, como por exemplo os medicamentos e os serviços médicos prestados aliados a impostos relativamente baixos, o que cria um desequilíbrio orçamental considerado insustentável pela generalidade dos analistas.

Até à Reforma, as seguradoras podiam restringir o acesso a pessoas doentes com um histórico clínico complicado ou exigir prémios muito elevados, nomeadamente às mulheres por causa da gravidez. As empresas também não tinham qualquer incentivo ou penalização por oferecerem seguros de saúde.

As inovações da Reforma Obama prendem-se, principalmente, com o alargamento do acesso aos mais pobres a seguros de saúde (através do sistema *Medicaid*) pagos pelo orçamento público, o que explica o alargamento do acesso a protecção na saúde a mais 32 milhões de norte americanos. Ainda ficam de fora cerca de 23 milhões, mas a cobertura subirá para 95% da população.

Segundo as estimativas do *Congressional Budget Office (CBO)*, esta proposta de reforma aumentará o custo do sistema de saúde em 940 mil milhões de dólares até 2020, que será pago através de poupanças com cortes, reajustes em programas federais (baixando os custos com o *Medicare*) e com a recolha de novas receitas fiscais. Durante a próxima década, novas taxas (num total de 108 mil milhões de dólares) vão incidir sobre seguradoras, fabricantes de medicamentos e dispositivos médicos. Já os cidadãos que ganhem mais de 250 mil dólares por ano vão pagar mais taxas para o *Medicare* e verão os impostos subirem.

Um aumento dos impostos sobre o rendimento, um imposto sobre os seguros de saúde mais caros (incentivando os mais baratos) e sobre as empresas que não oferecem seguros de saúde, são três das medidas centrais de financiamento adicional do sistema de saúde.

As seguradoras deixam de poder recusar a concessão de um seguro a pessoas com um mau historial médico e ficam limitadas nos preços que podem cobrar. As empresas que não ofereçam seguros de saúde aos seus funcionários serão penalizadas com uma taxa para financiar o sistema, que pode chegar aos três mil dólares por trabalhador. O mesmo se aplicará às pessoas que optarem por ficar de fora. Em contraponto serão atribuídos benefícios às empresas que garantam assistência aos seus trabalhadores.

Resumindo, o debate sobre a reforma dos cuidados de saúde dos EUA tem sido centrado, nomeadamente, em questões sobre:

- Se existe um direito fundamental à saúde;
- Quem deve ter acesso a cuidados de saúde e em que circunstâncias;
- Quem deve ser obrigado a contribuir para os custos da prestação de cuidados de saúde numa sociedade;
- Se o governo deve apoiar o comércio de cuidados de saúde obrigando os cidadãos a comprar o seguro ou pagar um imposto;
- A qualidade alcançada para os montantes despendidos;
- A sustentabilidade das despesas que têm vindo a aumentar mais rapidamente do que o nível de inflação e do crescimento geral da economia.

Em 60% das falências pessoais nos EUA, a dívida médica é citada como o maior factor, o que raramente ocorre noutros países do mundo. Os EUA gastam uma parcela maior do PIB total do país em cuidados de saúde do que qualquer outro Estado membro das Nações Unidas, embora o uso de serviços de cuidados de saúde esteja abaixo da média dos países desenvolvidos.

Segundo o Instituto de Medicina dos EUA (2007) são o único país rico e industrializado, que não garante a cobertura a todos os cidadãos. Os americanos estão divididos nos seus pontos de vista sobre o papel do governo na economia da saúde, principalmente se um novo plano de saúde pública deve ser criado e administrado pelo governo federal.

Os que estão a favor dos cuidados de saúde universais argumentam que o grande número de americanos não segurados gera custos directos e ocultos partilhados por todos e que a cobertura extensiva a todos reduziria os custos e melhoraria a qualidade.

Os opositores das leis que exigem que as pessoas tenham seguro de saúde argumentam que esta afecta a sua liberdade pessoal e que existem outras formas de reduzir os custos de cuidados de saúde que devem ser consideradas. Ambos os lados do espectro político têm

OPÇÕES POLÍTICAS EM SAÚDE

olhado com cada vez mais argumentos filosóficos debatendo se as pessoas têm o direito fundamental de ter cuidados de saúde protegidos pelo seu governo.

Os custos com saúde estão a subir mais rapidamente do que os salários ou a inflação e o peso da saúde no PIB deverá continuar a sua tendência ascendente atingindo 19,5% do PIB em 2017 (*Centers for Medicare and Medicaid Services*, 2008). Os gastos de saúde em % de PIB apresentam-se sempre maiores do que no Canadá, Itália, Reino Unido e Japão (países que têm cuidados de saúde predominantemente públicos) e uma parcela ainda maior é paga por seguros privados e pelos próprios cidadãos.

Embora a cobertura da *Medicare* com a prescrição de medicamentos tenha começado em 2006, a maioria dos medicamentos patenteados são mais caros nos EUA do que na maioria dos outros países. Os factores envolvidos são a ausência de controlo de preços por parte do governo, dos direitos de propriedade intelectual e a limitação da disponibilidade de medicamentos genéricos até a expiração da patente. Alguns cidadãos dos EUA obtêm os seus medicamentos, directa ou indirectamente, de fontes estrangeiras, para tirar proveito dos preços mais baixos.

Capítulo 4
A *New Public Management* como Conjunto de Práticas nas Reformas Públicas

Ferlie *et al.* (1996) fazem uma classificação de quatro abordagens à NPM, com base em quatro diagnósticos.

Os seus modelos foram a unidade de eficiência; *downsizing* e descentralização; *"em busca da excelência"* e *"orientação para o serviço público"*.

Normalmente *"reformas"* ou alterações significativas no regime de gestão são a *"variável dependente"*. Neste caso, o que deve ser explicado é o diagnóstico dos problemas expressa pelos governos e outras agências, as decisões tomadas sobre o que fazer com eles e o grau de dificuldade na implementação das mudanças.

A um nível macro, as acções incluem a mudança da carteira de actividades realizadas pelo governo e, portanto, o tamanho do sector público medido tanto pelo dinheiro gasto ou o número de pessoas empregadas. O mais evidente deles é a privatização de empresas estatais em manufactura, serviços públicos, transportes e telecomunicações. Estas alterações foram mais evidentes na Europa, embora a experiência tenha sido bastante desigual: as telecomunicações têm sido largamente privatizadas e os caminhos-de-ferro podem ser estatais, propriedade privada ou propriedade mista.

Outros estados privatizaram os caminhos-de-ferro, por exemplo, o Japão e muitos estados desfizeram-se das empresas estatais, especialmente através de "programas de ajustamento estrutural" impostas pelos credores.

A um nível micro, as mudanças que estão em causa são a maneira como as demais actividades no sector público são geridas incluindo a reestruturação para criar entidades mais responsáveis e governáveis, o uso da terceirização, a gestão financeira e contabilidade, a gestão do desempenho incluindo atendimento ao cliente e a gestão de pessoal.

Segundo Flynn (2002), nestas áreas há uma grande variedade de experiências, o que faz com que os académicos duvidem da noção de um único rótulo de *"novo"*. O argumento é que dentro das categorias gerais de *"reforma"* ou mesmo "NPM" há diferenças entre os países, nas três áreas do discurso sobre os problemas e suas soluções, das decisões sobre o que fazer e na sua execução.

Diferenças no discurso podem ser menos acentuadas do que as diferenças nas outras duas áreas, porque parece haver uma comum "meta-linguagem" (Lynn 1998) que é usada para descrever e diagnosticar os problemas de gestão e prescrever soluções. As diferenças incluem:

- O grau em que sectores ou serviços são, na prática, transferidos do sector público para o privado;
- O grau em que os mercados são, efectivamente, estabelecidos e as estruturas são descentralizadas;
- Se o planeamento e controlo financeiro realmente mudam do controlo sobre *inputs* para controlo através de *outputs*;
- Se níveis de gestão são removidos ou simplesmente re-rotulados;
- Se o recrutamento e promoção de pessoal é organizado através de um mercado de trabalho;
- Se a orientação para o cliente está baseada na responsabilização dos utilizadores dos serviços, sobre o desenvolvimento da democracia directa;
- Se a gestão do desempenho é realizada através de tomada de decisão descentralizada e ênfase nos resultados ou através do controlo centralizado;
- Diferentes graus de dependência de ONGs na prestação de serviços.

O argumento tem sido, em primeiro lugar, que existem diferenças entre os países e sectores na gestão da mudança. Embora num nível muito abstracto, os governos utilizem uma linguagem similar para descrever as suas reformas, na prática existem diferentes prioridades e objectivos. Como argumenta Sapir (2005) acerca das políticas sociais caberá a cada governo nacional conceber e implementar a sua própria estratégia.

O contexto em que as mudanças de gestão têm lugar explicam em parte as diferenças nas propostas e no sucesso da sua implementação. Os elementos do contexto estão resumidos na Figura 2.

FIGURA 2
Contexto das mudanças de Gestão

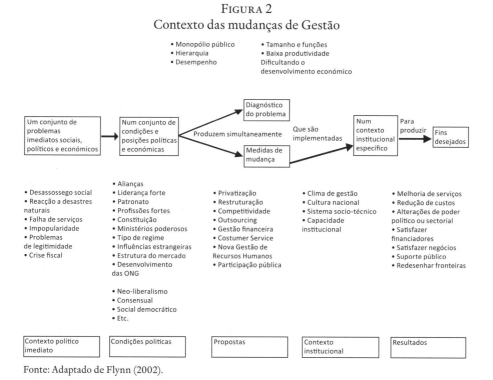

Fonte: Adaptado de Flynn (2002).

A importância dos elementos varia entre os países e cada país terá o seu próprio conjunto específico de elementos contextuais. A explicação de um processo específico de reforma e a sua implementação requerem a identificação do contexto relevante.

A implementação das soluções também ocorre num contexto institucional específico definido aqui como tendo quatro partes:

1. O clima de gestão;
2. A cultura nacional sobre estes impactos na cultura organizacional;
3. Os sistemas sócio-técnicos nos sectores a reformar;
4. A capacidade institucional para a mudança.

Os elementos positivos e negativos do contexto precisam de ser bem identificados, para aumentar a hipótese de sucesso nas mudanças de gestão.

Alguns elementos negativos serão mais fáceis de mudar, por exemplo, se há uma forte cultura nacional que reforça a hierarquia e se sente confortável com grandes diferenças de poder existindo relutância para individualizar as competências, então uma reorganização que remove camadas de gestão e delega será difícil de implementar.

Outras abordagens para melhoria do desempenho, tais como um sistema hierárquico e uma responsabilidade colectiva seriam mais fáceis de implementar.

A gestão descentralizada tem maior probabilidade de ser bem sucedida num clima cultural que enfatize o individualismo, a competição e a aceitação da responsabilidade individual.

O contexto não é apenas importante para a probabilidade de sucesso, mas também para os tipos de soluções que são propostas.

As posições políticas sobre o papel do Estado e do mercado influenciam fortemente a atitude para as grandes questões sobre as fronteiras estado-privado. As posições sobre a motivação e as atitudes da força de trabalho também influenciam os tipos de mecanismos de gestão que são colocados em prática.

Além destas estão subjacentes atributos estruturais das condições políticas, como o grau de clientelismo, a força relativa dos ministérios e profissões que afectam o processo de gestão das mudanças.

Tudo isso pode parecer um pesado fardo para as pessoas que tentam trazer mudanças. A inércia parece ter melhor hipótese de sucesso.

Se se quiser entender o processo envolvido na mudança de gestão no sector público é preciso ter em conta todos os contextos.

Os contextos ajudam a explicar não só as diferentes modalidades de gestão em curso, mas também os diferentes objectivos e problemas na sua consecução.

De acordo com Newman (2002) existem limites na nova agenda da NPM, um deles é técnico: até que ponto as organizações podem desenvolver e implementar técnicas eficazes de trabalho de parceria e participação do público? A evidência é que algumas são bem capazes de o fazer, mas a inovação nessas áreas permanece em grande parte à margem, ao invés de pertencer à corrente dominante da prática do sector público.

Isso leva directamente ao segundo factor limitativo: o desafio que as novas formas de prática representam para as instituições tradicionais e as relações de poder em que se baseiam. A questão aqui não é se as técnicas estão disponíveis para prosseguir a nova agenda, mas se existe uma vontade de inscrevê-las na forma como as organizações são governadas. Os temas da inovação, integração e participação desafiam as bases do poder estabelecido e são susceptíveis de ser o foco de resistência organizacional.

O terceiro factor limitativo refere-se à interacção de tensões no seio da nova agenda. A agenda de modernização é susceptível de reproduzir algumas das tensões internas da NPM, especialmente aquelas entre descentralização e flexibilidade necessárias para permitir que as organizações sejam inovadoras e empreendedoras com as exigências de controlo central para assegurar padrões e metas do desempenho.

Também pode abrir novas linhas de tensão. O foco no governo partilhado e colaboração inter-organizacional requer novos estilos de liderança que não estão bem representadas no sector público.

A capacidade dos gestores, tanto para proporcionar o sucesso do negócio para a sua organização em particular, como para colaborar em torno dos objectivos mais difusos e resultados envolvidos na luta contra "temas transversais" pode ser limitada. A meta para atingir os resultados exigidos a longo prazo vai contra a natureza de fornecer eficiência no curto prazo.

A nova agenda oferece muitos pontos de motivação para os gestores que se sentiam constrangidos pelos objectivos dos paradigmas anteriores. Mas está claro que, na reorganização dos serviços para fazer face à agenda mais ampla de saúde, exclusão social, apoio familiar e assim por diante, a *"velha"* ordem do dia das metas de curto prazo, de poupança e de eficiência não podem ser ignoradas.

É também claro que o empreendedorismo e a inovação têm de ser avaliados com um objectivo renovado sobre ética e probidade.

A retórica de mudança pressupõe que as finalidades anteriores da NPM foram realizadas: a de que o sector público tem sido transformado em torno das metas de eficiência e que a concorrência e mecanismos de mercado têm quebrado o poder do sector público como prestador de serviços de monopólio.

Mas esta não é a visão do governo. Os seus objectivos sociais – evidentes nas políticas de saúde, meio ambiente, educação, exclusão social – podem nem sempre ser compatíveis com os seus objectivos económicos que exigem uma extensão da agenda tradicional da NPM combinado com o foco do trabalho na padronização e melhoria do desempenho.

Uma gestão mais eficaz, por si só, não é suficiente para resolver as tensões entre os objectivos económicos e sociais. Poucas organizações podem comandar os recursos para enfrentar as causas reais dos problemas de saúde ou de exclusão social.

O discurso da modernização ainda é emergente e instável: é o alvo da acção política e social contínua na luta para reformular um novo paradigma. A forma actual de modernização é susceptível de ser forjada com relativo sucesso ou fracasso de diferentes níveis e esferas de governo, quando se esforçam para ganhar legitimidade institucional (Cooper, 1998). Por exemplo, *"performance"* é susceptível de ser a causa de conflito institucional entre os diferentes níveis de governo, como o forte impulso de centralização em confronto com a retórica de controlo local, flexibilidade e inovação.

Os resultados do programa de reformas vão depender do trabalho no meio de tais contradições e na formação de novas alianças estabelecidas entre formações políticas com aqueles que pretendem formar uma nova agenda política.

Podem ser articulados quatro pontos de vista, se se alegar que o primado dos valores de eficiência na NPM nega as preocupações de justiça social ou que a preocupação com a eficiência da NPM se opõe a um objectivo de equidade, de acordo com o pensamento de Harrow (2002):

1. A NPM nunca teve a intenção de incorporar a equidade e as preocupações de justiça social;

Williamson (1985), por exemplo, dissertou sobre os estragos causados pela promoção do NHS.

Versões menos agressivas deste argumento sugerem que "satisfazer o cliente" não se dirige à equidade, a não ser que, num cenário de pesadelo para a gestão, todos os clientes cheguem ao mesmo tempo. *"Agradar ao cliente"* pode criar distorções, dado que as escolhas de outros clientes (ausentes ou menos reivindicativos) não são atendidas.

2. Embora a NPM não tenha sido criada para excluir as questões de equidade, a sua prática tem sido a de criar um catálogo de desigualdades;

3. A ideologia e práticas da NPM são demasiado *"ousadas"* com a sua orientação para o negócio criando um sentimento de desconforto em que a justiça social não pode ser incluída;

4. Não se pode esperar que a NPM incorpore valores de equidade e justiça social, uma vez que estes estão a deixar de ser o *core* principal dos valores públicos.

No entanto e segundo Harrow (2002) a NPM e as preocupações de justiça social não estão, necessariamente, em campos opostos.

Eficiência pode ser vista como o pré-requisito fundamental para a prestação equitativa. A crítica principal a um *"ineficiente"* serviço público está relacionada com um serviço que não consegue ser prestado.

Harrow (2002) sugere que podem ser feitas as seguintes proposições:

1. Que, embora a NPM tenha relegado questões de justiça social nas agendas governamentais é agora, por força de ganhos de eficiência e eficácia, capaz de incorporar ainda melhor os objectivos de equidade;

OPÇÕES POLÍTICAS EM SAÚDE

2. Que a NPM, sendo precedida por extensas injustiças (muitas vezes resultantes de decisões profissionais de favorecer determinados utilizadores), não pode ser responsabilizada pelas desigualdades *per se* e oferece oportunidades para melhorar esta situação, com tentativas de controlar as decisões desses profissionais;
3. Que a NPM incorpora os valores da justiça social, com ênfase na abertura de serviços e responsabilização, dando um renovado destaque sobre *"o que está a acontecer e porquê"*;
4. Que a característica da NPM, de usar a concorrência para financiamento de iniciativas ajuda a garantir uma distribuição social mais justa e encoraja as organizações beneficiárias a rever a sua própria eficiência e eficácia;

Em suma, torna-se claro que as noções de equidade e eficiência não são necessariamente os pólos opostos, mas estão intimamente ligados.

Criticamente para os proponentes da *"eficiência primeiro"*, por exemplo, se alegados resultados injustos para os utilizadores e funcionários estão a afectar a moral tão negativamente nos serviços públicos, como alguns comentadores insistem, então o principal (ou único) objectivo de eficiência também pode estar em perigo.

Uma relação simbiótica, em vez de parasita, entre eficiência e equidade nas organizações em todos os sectores, também é demonstrada como, por exemplo, nalguns sectores da comunidade empresarial que adoptam metas de equidade para fins económicos e sociais.

Tal entrelaçamento sugere que as oportunidades de equidade podem aumentar a eficiência em alguns serviços.

Actualmente, a NPM é utilizada como um termo genérico para o movimento semelhante de reformas da gestão pública espalhado por todo o mundo. A característica distintiva de todas as reformas é a mudança de orientação do *input* para o *output*. Embora várias regiões da Europa continental reclamem para si o mérito de ter iniciado as reformas NPM, elas começaram nos países anglo-saxões, como o Reino Unido, EUA e Nova Zelândia. Entretanto, o nome, bem como as ideias básicas da NPM estão em discussão na maioria das nações ocidentais industrializadas.

A preocupação actual é: *"Que conclusões gerais podem ser retiradas relativamente aos "resultados" da NPM?"* (Pollitt, 2002:289[16]). Segundo este autor, em primeiro lugar é difícil vê-los claramente: há uma série de problemas conceptuais, nomeadamente sobre o que é que estamos a procurar e também alguns quebra-cabeças metodológicos e interpretativos sobre o que os dados disponíveis podem mostrar.

Em segundo lugar, na medida em que tal possa ser avaliado, se existe definitivamente matéria para análise. De facto, a reforma da gestão não tem sido apenas retórica tem sido realizado *downsizing* num grande número de países (embora em alguns casos, os números contenham as transferências para outras partes do sector estatal).

Em muitos casos a eficiência aumentou. A influência da publicação de objectivos em causar melhorias tem sido demonstrada uma e outra vez *"mesmo que esta medição possa também causar perversões"* (Pollitt, 2002:289[16]).

Também, serviços específicos têm-se tornado mais *user-friendly* e flexíveis. Para Pollitt, estes resultados podem ser declarados com orgulho, no entanto, deve admitir-se que o seu custo total – incluindo *"efeitos colaterais"* – é frequentemente obscuro e outras características dos serviços que não são medidos ou divulgados podem ter piorado, assim como, outros grupos – de pessoas ou cidadãos – podem ter sofrido uma degeneração de condições em consequência do esforço para melhorar os aspectos mais salientes de um determinado serviço. Muito raramente está visível o balanço completo.

De sublinhar que, segundo Pollitt, até agora não estão provadas algumas das maiores reivindicações ouvidas ao longo do tempo sobre a NPM.

O magnífico casaco de muitas cores projectado por alguns reformadores – magro, rápido, eficaz, descentralizado, aberto e de confiança do governo – ainda está mais no reino da esperança e imaginação do que na realidade demonstrada e justificada (Pollitt, 2002).

---

[16] Pollitt, Christopher (2002). "The New Public Management in International Perspective: an analysis of impacts and effects". New Public Management – Current trends and future prospects, p. 274-292. Routledge, Londres.

Pollitt lembra, ainda, que a competência do paradigma da NPM é limitada. A sua base nunca se estendeu realmente para além da Austrália, da América do Norte e do Reino Unido. Apesar de alguns métodos e técnicas poderem ter sido selectivamente emprestadas a outros países – especialmente aos holandeses e aos Países Nórdicos – nestes países nunca foi aceite incondicionalmente a perspectiva empresarialista.

Schedler e Proeller (2002) argumentam que as estratégias de modernização da NPM foram moldadas como reacção aos desafios percebidos. Esse entendimento leva à abordagem ilustrada na Figura 3. Por um lado, a NPM proporciona uma oferta orientada por um conceito de teorias que levaram a uma *"caixa de ferramentas"* NPM, por outro lado, os governos locais procuram remédios contra problemas particulares que têm vindo a enfrentar.

FIGURA 3
Estratégias de Modernização da NPM

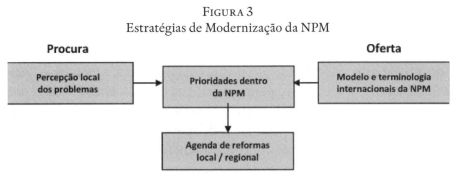

Fonte: Adaptado de Schedler e Proeller (2002).

O fornecimento de instrumentos através da NPM e a procura para resolver problemas específicos são combinados através da variação de prioridades, de certos elementos da NPM, dentro da agenda de reformas locais. Será dado maior ênfase aos elementos da NPM que são adequados para combater os problemas actuais.

Em muitos países a NPM começou por aprender com exemplos da Nova Zelândia ou até do Reino Unido. Embora cada país tenha desenvolvido o seu próprio conceito de reforma administrativa, em conformidade com as peculiaridades nacionais, a terminologia utilizada no exemplo pioneiro foi exportado internacionalmente. A terminologia homogénea sugere erradamente uma aplicação comparável do modelo.

A NEW PUBLIC MANAGEMENT COMO CONJUNTO DE PRÁTICAS NAS REFORMAS PÚBLICAS

Uma vez que têm de ser encontrados alguns pontos em comum, em que se baseiam as diferentes práticas de reformas locais, Proeller e Schedler (2002) identificaram uma lista de categorias da NPM.

As categorias identificadas foram abertas o suficiente para cobrir as diferenças nacionais com o objectivo de encontrar categorias genéricas, em que os elementos particulares possam estar agrupados. As categorias genéricas são identificadas no Quadro 7.

Em todos os países as reformas da NPM foram iniciadas como resposta aos desafios políticos existentes. Os objectivos que foram perseguidos com as reformas variaram significativamente entre os diferentes governos locais europeus. Às vezes a NPM foi introduzida para poupar dinheiro, outras vezes, para combater a perda de legitimidade da administração pública e noutras ocasiões para lidar com a insatisfação dos seus gestores públicos, políticos ou a opacidade da burocracia. A NPM foi um conceito de reforma único escolhido para enfrentar esse amplo leque de desafios.

Quadro 7
Corpo comum de categorias da NPM

Categoria	Características / objectivos	Exemplos
Reestruturação organizacional	Delegação de responsabilidade Redução de hierarquias Papéis políticos e de gestão	Administradores municipais Estruturas Holding
Instrumentos de gestão	Orientação para os *outputs* Empreendorismo Eficiência	Acordos de desempenho Produtos Pagamentos por desempenho
Reformas orçamentais	Aproximação aos instrumentos do sector privado	Contabilidade analítica Balanços Demonstrações de Resultados
Participação	Envolvimento do cidadão	Conselhos de bairro E-democracia
Orientação para o cliente	Ganhar legitimidade no Serviço	Lojas do cidadão
Gestão da qualidade	Re-engenharia	E-governação
Orientação para o mercado	Redução do sector público	Subcontratação
Privatização	Ganhos de eficiência através da competição	Parcerias Público Privadas

Fonte: Adaptado de Schedler e Proeller (2002).

A hipótese colocada por Schedler e Proeller foi a de que o conjunto particular de ferramentas que um governo escolhe para o seu modelo de reforma é definido pelas circunstâncias políticas que este enfrenta (*vide* Figura 4).

Figura 4
Circunstâncias políticas enfrentadas pela NPM

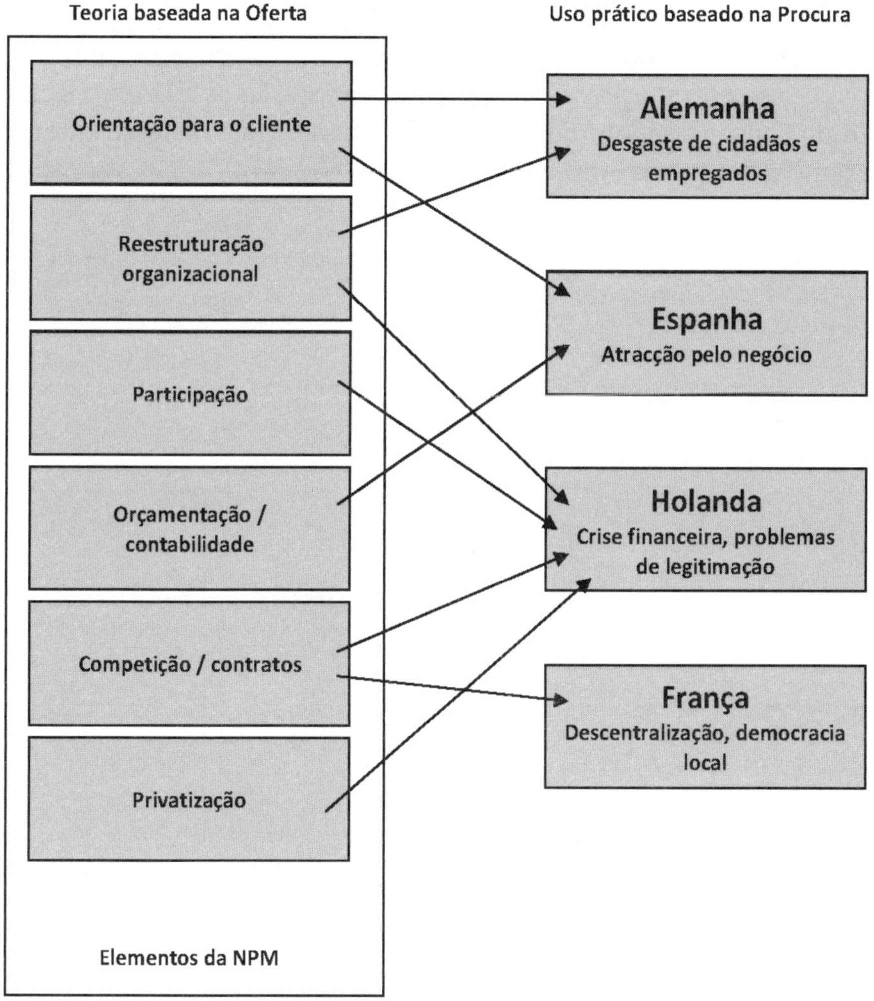

Teoria baseada na Oferta

Uso prático baseado na Procura

Elementos da NPM:
- Orientação para o cliente
- Reestruturação organizacional
- Participação
- Orçamentação / contabilidade
- Competição / contratos
- Privatização

Alemanha — Desgaste de cidadãos e empregados

Espanha — Atracção pelo negócio

Holanda — Crise financeira, problemas de legitimação

França — Descentralização, democracia local

Fonte: Adaptado de Schedler e Proeller (2002).

A NPM oferece uma variedade de instrumentos, dos quais alguns são implementados e utilizados nos diferentes conceitos locais de modernização administrativa. Com efeito é muito comum que afirmações de implementação da NPM não garantam que os seus princípios básicos são postos em prática.

Tal não leva automaticamente a um arranjo semelhante de ferramentas no conceito local da NPM. Por exemplo, uma crise financeira é por vezes respondida com estratégias tradicionais de cortes.

A insatisfação com a administração pública pode ser respondida com a subcontratação radical (exemplo disso são os EUA e o Reino Unido) ou puramente com reestruturação organizacional interna (exemplo dos países europeus).

Capítulo 5
A *New Public Management* no Modelo Europeu

Em muitos países, os exemplos das reformas NPM mostram que existe uma ampla gama de "motivadores" ou variáveis de procura para a reforma.

Na Figura 5 foram agregados os diferentes factores de condução das reformas às variáveis de procura.

As categorias de procura utilizadas na figura podem ser definidas como:

- Dificuldades financeiras – reformas iniciadas porque o sector público estava a enfrentar défices orçamentais. O lema em tempo de crise financeira é poupar dinheiro e ganhar novamente controlo sobre o orçamento;
- Insatisfação dentro da administração pública – as reformas também são iniciadas porque os administradores públicos ou políticos estão cansados das deficiências no sistema tradicional. O ímpeto para a reforma vem de dentro do sistema, por exemplo, pessoas que trabalham e têm conhecimentos sobre a administração pública;
- Excesso de burocratização – a burocracia descrita por Weber é um modelo idealista. Se os mecanismos e os instrumentos deste sistema são utilizados em absurdo falamos de excesso de burocratização;

Figura 5
Elementos da teoria NPM nas reformas locais

Reforma / Procura	Reestruturação organizacional	Instrumento de Gestão	Reformas orçamentais	Participação	Orientação para o cliente	Empresarialização
Dificuldades financeiras	Holanda Suiça	Suiça	Holanda Espanha			Holanda
Insatisfação dentro da administração pública	Suiça Alemanha	Suiça Alemanha				
Sobre-burocratização	Alemanha	Alemanha			Alemanha	
Descontentamento dos cidadãos					Espanha	
Maior participação democrática				Holanda		
Competitividade para atrair negócios			Espanha		Espanha	

Fonte: Adaptado de Schedler e Proeller (2002).

- Descontentamento dos cidadãos – cidadãos como clientes, utilizadores, contribuintes e legitimadores da administração pública estão insatisfeitos. A atitude negativa em relação à administração pública poderá visar normas de qualidade ou de crítica institucional, em geral, tais como a ineficiência da burocracia, dos funcionários públicos, etc.;
- Participação mais democrática – a necessidade de reforma baseia-se no sentimento de que falta aos cidadãos influência democrática individual. Os cidadãos querem envolver-se mais, o sentimento de participação na vida pública é um ideal;
- Competitividade para atrair negócios – a globalização, o mercado europeu e outros desenvolvimentos reforçam a importância da competitividade para atrair negócios.

Em geral, pode afirmar-se que as reformas da NPM na Europa são inúmeras e muito diversas, tanto entre os diferentes países como entre comunidades de um mesmo país, como por exemplo as *Comunidades Autónomas* em Espanha. As principais características das reformas locais NPM na Europa podem ser resumidas da seguinte forma:

- A distinção tem de ser feita entre estados centralistas e federais. Nos estados federais, a reforma começou de baixo, por exemplo a nível local ou estadual, o que corresponde a uma ampla variedade de modelos de reforma no mesmo país. Nos estados centralistas, a reforma local tem que ser iniciada a partir do Estado central;
- A empresarialização desempenha um papel pouco importante nas reformas locais da NPM na Europa. Mesmo nos países como a Holanda que tenham implementado instrumentos de empresarialização, não foi tão popular como nas reformas dos países anglo-saxónicos. Uma explicação pode ser que, com excepção da Holanda, as reformas dos governos locais na Europa não foram iniciadas até ao início de 1990. Até então, o debate ideológico sobre privatização já tinha perdido algum interesse, em consequência da queda do bloco comunista. Embora na década de oitenta os debates sobre a reforma tenham sido principalmente centrados na argumentação neo-liberal, não foi esse o caso quando a maioria dos países do continente europeu começaram os seus esforços. A Holanda, porém, lançou os seus programas de modernização muito mais cedo, em 1980;
- Desafios para a administração pública mudam ao longo do tempo. Considerando que a eficiência, gestão e transparência foram as principais preocupações das reformas no início de 1990, a orientação para o cliente, o envolvimento dos cidadãos e da administração pública serão os desafios dos anos subsequentes. Como mostrou o exemplo da Holanda, os desafios enfrentados pelos programas de reforma são determinados politicamente, em eleições. A agenda política precisa de novos temas, embora os antigos podem ainda estar presentes no dia a dia. Por exemplo, a maioria dos países enfrentam mais dívidas e gastos públicos do que há muitos anos, mas o eleitorado está cansado deste assunto.

Portanto, os temas políticos e os programas de modernização vão continuar em desenvolvimento para enfrentar os novos desafios. Por sua vez, isto leva a um aumento constante dos elementos e instrumentos da NPM.

A reforma NPM na Europa foi inspirada inicialmente pela evolução e pelas primeiras reformas do mundo anglo-saxão. Entretanto, os países do Continente Europeu desenvolveram os seus próprios modelos da NPM e adaptaram-nos para o seu ambiente específico. Os próximos anos vão mostrar a consolidação nos que já encetaram estas reformas. A NPM passará de um programa de reformas para se tornar o sistema administrativo normal (Schedler e Proeller, 2002).

Outra questão é saber se os Estados que ainda não aprovaram a NPM irão fazê-lo num futuro próximo. Certamente haverá países que irão iniciar projectos NPM.

Nos países onde a NPM não tem sido ainda um tema de discussão suspeita-se que as reformas locais incidirão principalmente sobre o governo electrónico. A utilização sistemática de TIC para a prestação do serviço público possibilita novas perspectivas na orientação para o cliente e reorganização interna. As medidas de reforma provavelmente não serão rotuladas como NPM, mas muitos dos seus elementos e ideias serão transferidas para os novos conceitos. Os primeiros indicadores para este desenvolvimento podem ser encontrados nas regiões de língua alemã.

Os conceitos e aplicação da NPM irão desenvolver-se em matéria de *interfaces*. Os políticos, os cidadãos e os funcionários estão cada vez mais envolvidos no processo de evolução e consolidação. A participação dos diferentes interessados pode promover a mudança cultural que é necessária para fazer da NPM a "nova filosofia de governo" e da administração pública (Schedler e Proeller, 2002).

Os próximos anos também vão destacar a influência dos diferentes sistemas jurídicos da Europa. Quase todos os países têm um sistema muito complexo e abrangente de direito público. O desafio será encontrar um nível razoável de normas. Na perspectiva internacional, a distinção entre direito público e privado vai mostrar diferenças claras no manuseio e uso de contratos, normas de trabalho e instrumentos de empresarialização.

5.1. *New Public Management* nos Países Nórdicos

Finlândia

O Ministério dos Assuntos Sociais e da Saúde é o grande responsável pela política de saúde a nível nacional, na Finlândia. Este Ministério, juntamente com várias agências e instituições define e prepara todas as reformas dos cuidados de saúde, apresenta propostas de legislação, avalia a sua execução e auxilia o governo na tomada de decisões. Nos municípios, o conselho municipal, o conselho executivo e comissões são os principais órgãos de decisão no sector dos cuidados de saúde. Estes órgãos são politicamente responsáveis perante todos os membros do seu município. O processo de tomada de decisão real varia entre os municípios. No entanto, nos últimos anos tem havido uma tendência significativa para a descentralização. Isto significa que os conselhos municipais têm atribuído o poder a diferentes comissões e dirigentes.

Os municípios têm a responsabilidade principal de fornecer os serviços de saúde, o que significa que os serviços de saúde são financiados principalmente com recursos públicos. Em 2001, cerca de 43 por cento dos custos totais dos cuidados de saúde foram financiados pelos municípios, aproximadamente 17 por cento pelo Estado, 16 por cento pelo Seguro Nacional de Saúde e os restantes 24 por cento de fontes privadas (Vartiainen, 2008).

Entre os níveis de decisão nacional e municipal existem cinco províncias que têm um papel oficial no sistema de saúde finlandês. São órgãos administrativos que promovem os objectivos das administrações nacionais e regionais na sua área. Todos os escritórios provinciais estão repartidos em departamentos, um dos quais é o departamento de saúde.

A prestação de serviços de saúde é efectuada em cada distrito, que tem vários hospitais. Cada distrito oferece cuidados médicos e coordena a assistência pública especializada na sua área. Os cuidados pri-

OPÇÕES POLÍTICAS EM SAÚDE

mários são implementados através de centros de saúde. Este sistema de centro de saúde foi estabelecido em 1972 existindo em 2008 cerca de 270 centros de saúde.

Há certas tendências de reforma geral na gestão do sector público finlandês que têm afectado todo o sistema de cuidados de saúde (Vartiainen, 2008). Essas reformas têm sido alvo de discussão e promoveram o desenvolvimento do sector público. Portanto, as principais reformas aplicadas em organizações de saúde são as tendências predominantes que têm sido desenvolvidas num contexto mais amplo de gestão.

A NPM tem representado a principal premissa por detrás das reformas dos cuidados de saúde finlandesa desde os anos oitenta. As suas ideias têm sido implementadas principalmente através da eficiência e responsabilização.

As discussões sobre eficiência e responsabilização centraram-se sobre questões que enfatizam altos custos e baixa produtividade nas organizações de saúde. As razões para o reforço da eficiência e responsabilização são os dois paradigmas políticos e práticos. Politicamente, os conceitos de gestão também são interessantes no domínio da gestão dos cuidados de saúde. Em muitos círculos políticos, o sector dos cuidados de saúde é visto como um sistema muito caro e ineficaz. Uma das razões práticas para a implementação das reformas, que podem ser colocados sob a égide da nova gama de doutrina NPM foi a forte depressão económica no início da década de noventa. Além disso, a discussão sobre a cooperação entre diferentes organizações de cuidados de saúde foi fortemente criticada. A falta de cooperação levou a problemas de coordenação (Vartiainen, 2008).

Um exemplo das reformas da NPM aplicadas na saúde são as alterações feitas no sistema de alocação de recursos. As organizações de cuidados de saúde finlandês são tradicionalmente financiadas pelo Estado e municípios. Até ao início da década de noventa, o financiamento da saúde pública foi baseado nos recursos e nas despesas totais. Em 1993, os sistemas de alocação de recursos foram alterados e as reformas incidiram sobre a divisão fornecedor/comprador. Nessas reformas, a prestação de serviços de saúde e o financiamento dos cuidados foram separados.

Na prática, a reforma estatal finlandesa, em 1993, reduziu a regulação estatal da prestação de cuidados de saúde. As principais alterações da reforma estavam centradas no financiamento dos cuidados de saúde. De 1993 a 1997, os subsídios estatais foram calculados com base na estrutura etária da população, a morbilidade, a densidade populacional e área territorial. Em 1997, o sistema de subsídios foi alterado e neste momento são utilizados os seguintes critérios: número de habitantes, estrutura etária e morbilidade. As mudanças foram notáveis porque o antigo sistema de subsídios do Estado era baseado em custos reais e também no princípio de que os municípios mais ricos tinham menos subsídios do que os municípios mais pobres. Depois das reformas de 1993 e 1997, o Estado não pode especificar o nível de gastos em saúde, mas a parcela a ser financiada para cada um dos municípios. Os efeitos da reforma dos subsídios estatais foram fortes, a quota de financiamento do Estado diminuiu de 40 por cento para 20 por cento no espaço de dez anos. (Vartiainen, 2008).

Relativamente às características de perversidade vistas nas reformas da NPM implementadas nos sistemas de saúde finlandês, a circularidade foi a mais importante. A falta de competências e ferramentas de gestão imperfeitas impediram, pelo menos em parte, a implementação das ideias da NPM.

Um exemplo são as reformas de Gestão por Resultados, que foram lançadas nas organizações de cuidados de saúde. Nesta reforma, maiores responsabilidades económicas foram dadas a centros clínicos e os gestores ficaram com poderes e responsabilidades económicas e médicas nas suas organizações. No entanto, as dificuldades na aplicação de Gestão por Resultados foram um problema.

Um dos problemas mais graves foi o facto de grandes unidades de saúde, com orçamentos de 20 milhões de euros serem geridos principalmente por médicos, sem competências de gestão. Além disso, o facto da maioria dos médicos trabalhar como gestor em *part-time* enfraqueceu as suas possibilidades de enfrentar as questões económicas como parte da sua posição de gestão. Muitos dos médicos em cargos de gestão, também ocuparam o seu tempo e esforço em questões administrativas. Tal levou ao fenómeno de circularidade, o que significa que novas reformas que visam a responsabilização e a eficiência se seguiram e só alguns deles tiveram a capacidade de realmente mudar os sistemas de saúde.

A descentralização das actividades na área da saúde da Finlândia está em curso desde a década de oitenta. Administrativamente os objectivos das reformas de descentralização têm sido claros: o alvo principal tem sido realizar mudanças estruturais e funcionais no sector dos cuidados de saúde. No entanto, as reformas tiveram destinos diferentes nos níveis macro e micro. No nível macro, essas reformas centraram-se na redução da legislação de execução e controlo e simplificação dos processos de planeamento dos sistemas de cuidados de saúde. Todavia, o Estado manteve ainda a possibilidade de redefinir os objectivos dos municípios, quer quantitativos, quer qualitativos relativos aos serviços de saúde. No nível micro, as reformas visaram a descentralização, dando mais poder de decisão às autoridades locais visando uma melhor coordenação das funções de cuidados primários e secundários e, desta forma, dando atenção a uma produção mais eficaz de cuidados de saúde.

Um exemplo de descentralização a nível macro é a reforma de 1993 que reduziu a regulação estatal das organizações de cuidados de saúde municipal. Anteriormente esta era muito dominante. Após a reforma de 1993 aumentou a autoridade dos municípios e a sua responsabilidade de reorganizar e financiar serviços de saúde. Os municípios ficaram ainda responsáveis pela produção de serviços de saúde, mas o Estado não especificou como é que a produção de serviços tinha de ser organizada. O município pode produzir os serviços através de estruturas próprias ou em conjunto com outros municípios. Pode também adquirir serviços de saúde a outros municípios ou produtores de serviços privados.

Muitas das reformas da gestão de cuidados de saúde trataram os problemas como problemas de pouca importância. Assim, os resultados das reformas nem sempre foram os esperados. A razão para tal, pode ser o facto de que tanto os decisores nacionais e locais, bem como investigadores e agentes de saúde não levarem a complexidade da gestão dos cuidados de saúde tão a sério quanto deveriam. Isso leva à simplificação dos problemas, bem como das reformas criadas para resolvê-los.

Holanda

A Holanda está dividida em cerca de 650 municípios variando em tamanho, dos cerca de 750,000 habitantes em Amesterdão, para algumas centenas de habitantes em pequenos municípios (OCDE, 1997).

Devido a essa diferença de tamanho, o conjunto de atribuições e serviços fornecidos pelas autoridades locais varia entre os vários municípios, que são relativamente livres para moldar a organização de sua administração pública. Consequentemente, as estruturas organizacionais e as reformas não são idênticas em todo o país. As particularidades locais são a regra.

No entanto, pode ser identificada uma tendência geral de reforma baseada na NPM e nos seus elementos principais, na maioria das reformas locais. Apesar da liberdade de organização, os elementos predominantes das reformas foram os mesmos na maioria dos municípios. Por esta razão, pode dizer-se que os exemplos proeminentes, tais como a da cidade de Delft, são exemplares e não uma excepção.

Os próprios municípios foram terrenos férteis para as reformas administrativas locais. Mesmo que não tenha dado início às reformas, o governo central promoveu-as. A atitude de apoio do governo central teve provavelmente um impacto importante sobre a difusão das reformas e explica por que o modelo de reforma não varia significativamente em todo o país.

Em relação às reformas NPM na Europa, os governos locais holandeses são considerados como os mais dinâmicos. No início da década de oitenta, a Holanda teve de enfrentar uma recessão económica, o que levou a um rigor fiscal nos orçamentos públicos.

Tornou-se mais evidente que a organização administrativa sofreu com a opacidade, a falta de produtividade e com a hierarquia. A política provou ter controlo suficiente sobre o processo burocrático, quando teve de efectuar boas escolhas para cortar gastos.

As reformas de 1980 – que se tornaram internacionalmente conhecidas como o "Modelo de Tilburg" – focaram-se principalmente na reorganização das responsabilidades e descentralização e com a introdução de uma estrutura "*holding*". As principais características foram o modelo de divisão de interesses e de gestão de contratos.

OPÇÕES POLÍTICAS EM SAÚDE

O modelo de divisão de interesses ou de estrutura *"holding"* significa que as autoridades locais foram organizadas em divisões relativamente independentes, com a sua própria responsabilidade de gestão e com limites estabelecidos politicamente.

Com esta estrutura organizacional, os contratos entre a administração e as agências de execução tornaram-se os instrumentos da nova direcção, o que levou à introdução da orçamentação por *outputs*, indicadores de desempenho, entre outros. As referências pelos reformadores suíços e alemães a este "Modelo de Tilburg" destacam essas inovações.

Em comparação com outros países da Europa Ocidental – a maior parte dos quais utilizam a gestão por contratos – a Holanda mostrou forte compromisso com a mudança e já conseguiu introduzir a contabilidade de custos e orçamentos de quantia fixa em todos os níveis de governo.

As reformas a todos os níveis de governo foram destinadas a ganhos de eficiência e à reconsideração dos gastos públicos. Esse objectivo era compatível com o desafio de rigor fiscal. As grandes questões da reforma foram evoluindo para a profissionalização do serviço público, o fortalecimento da orientação para o cliente e a produtividade das organizações públicas.

5.2. *New Public Management* na Europa Continental

Suiça

A Suiça é percebida na Europa como um país independente, mas diverso. De facto, tem aproximadamente sete milhões de habitantes, que vivem em quatro regiões de diferentes linguísticas. Apesar do seu reduzido tamanho está dividida em vinte e seis cantões (estados mais ou menos soberanos) e 2.903 municípios. A Suiça tem um sistema de três camadas, que inclui níveis nacional, cantonal e local. Mais de metade dos municípios locais têm menos de mil habitantes. Uma outra indicação destas culturas de pequena dimensão está no facto de considerarem como cidade uma localidade com mais de dez mil habitantes (como comparativo, no Reino Unido uma cidade tem que ter pelo menos cem mil habitantes, ou uma catedral).

A característica distintiva do sistema político-administrativo suíço é a democracia directa. A democracia suíça permite o direito de proceder a referendo contra uma lei que tenha sido aprovada pelo Parlamento e o direito de iniciativa para propôr uma nova lei ou artigo jurídico.

A nível local, não é incomum a realização de assembleias, onde são tomadas decisões sobre o orçamento anual, o nível de tributação, bem como uma rotunda nova ou uma novo limpa-neves.

Assim, somos levados à mais importante condição para as reformas na Suíça: compatibilidade democrática abrangente. Não só é incontestável que o conceito visionário a ser implementado tem que ser compatível com a democracia existente, mas também o processo de experimentação e implementação precisa de seguir os princípios democráticos.

As empresas pioneiras, entre as autoridades locais da Suíça têm seguido uma tendência geral para implementar as reformas de gestão pública do tipo NPM desde 1993. Como na Alemanha, o exemplo para as cidades suíças foi a cidade holandesa de Tilburg, cujo modelo atraiu a atenção por causa da sua separação clara de funções políticas e administrativas. Por outras palavras, os reformadores suíços ficaram fascinados com a impressão causada pelo "Modelo de Tilburg", em que era possível a formulação de um contrato de *performance* arbitrário entre um órgão político (Câmara Municipal) e a Administração.

Na Suíça, a NPM é vista como uma reacção a três grandes áreas de deficiências: 1 – controlo de *inputs* e opacidade nos *outputs* e nos seus impactos, 2 – inflexibilidade causada por falta de pressão do mercado e 3 – burocracia e sobre-controlo político sobre as decisões operacionais (Schedler e Proeller, 2002).

O movimento NPM suíço começou a nível cantonal e espalhou-se aos municípios. O nível federal comprometeu-se apenas parcialmente nas reformas NPM, mas não tem praticamente nenhuma influência sobre as reformas a nível local. Tal como na Alemanha, os actores das reformas encontram-se normalmente dentro das administrações

OPÇÕES POLÍTICAS EM SAÚDE

públicas, onde grupos, pequenos mas fortes, de pessoal administrativo com apoios políticos lideram os projectos de reforma.

A principal razão para a ocorrência da reforma NPM foi a insatisfação com o modelo antigo. A pressão financeira também pode ter sido uma das causas, mas não explica o motivo pelo qual a NPM foi escolhida para a reforma.

No entanto, há alguns municípios que prosseguiram reformas NPM abrangentes, nomeadamente, os municípios na área de Berna, assim como a própria cidade de Berna lançaram vários projectos NPM. Contrariamente à afirmação anterior, nesta região, a pressão financeira foi provavelmente um dos principais factores determinantes. Em geral, os projectos de reforma locais NPM centraram-se principalmente sobre a reestruturação organizacional através da qual são delegadas competências aos administradores públicos e os papéis estratégicos e operacionais tornam-se mais distinguíveis. A empresarialização desempenhou um papel pouco importante nas reformas dos governos locais da Suíça.

A característica distintiva da reforma NPM suíça, especialmente ao nível local e cantonal é a interacção das esferas política e administrativa. Os parlamentos ou assembleias locais estão envolvidos no processo de execução e participam activamente na discussão e desenvolvimento do modelo. Como resultado, as reformas da NPM na Suíça transformam-se realmente em reformas do sistema político-administrativo. Instrumentos de decisão para os parlamentos ou conselhos são adaptados à nova filosofia de governo. Assim, nos municípios que aprovaram a NPM, os políticos aprenderam a "pilotar" a administração pública de forma mais expressiva do que antes.

França

A França tem uma tradição histórica de centralismo e de uma carreira forte elitista do serviço público. A administração é construída sobre um complexo sistema de direito administrativo. Entre 1982-86, foram quatro os níveis da administração na França: o Estado central, as regiões, os departamentos e municípios. Existem cerca de 36,000 municípios e o seu tamanho varia desde poucos habitantes para mais de dois milhões em Paris.

A França costumava ser um Estado unitário, em que os governos sub-nacionais não tinham poder de regulação independente do Estado central ou poder legislativo. No entanto, a autonomia local tem crescido rapidamente nos últimos vinte anos, essencialmente por causa das leis de descentralização de 1982-86.

As reformas de gestão induzidas são consideradas como tendo alterado consideravelmente a gestão pública local. Dada a tradição centralista profundamente ancorada na França, o movimento de descentralização já foi bloqueado e parece que houve um centralismo espalhado a nível local, especialmente em torno dos actores locais que inicialmente beneficiaram da mudança de poder.

Os conceitos tradicionais de gestão pública têm recebido muitas vezes menos atenção na França do que em outros países ocidentais, nomeadamente nos países anglo-saxónicos. O mesmo é verdadeiro para a NPM, em comparação com os seus vizinhos europeus, a modernização no sentido da reforma da NPM quase não aconteceu em França (Rouban 1998).

Não obstante a modernização, a França desenvolveu o seu próprio pensamento distintivo e a sua retórica sobre a reforma administrativa, com base numa série de iniciativas avulsas levadas a cabo por diferentes Governos. Com efeito, uma área de reforma afectou principalmente o nível local. A tendência geral das reformas foi a descentralização de tarefas e responsabilidades para os níveis inferiores da administração e do Estado. Além dos efeitos da reforma de descentralização para os níveis inferiores de governo, uma política de modernização abrangente sobre os recursos humanos, responsabilidade, avaliação e orientação do cidadão foi lançada a nível do Estado central.

O passo decisivo para a gestão pública local foi tomado através da Lei de 1982 de Descentralização. Foram criadas colectividades locais como entidades autónomas, foram introduzidas eleições directas para os conselhos regionais e a nova legislação deu às colectividades locais novos e significativos poderes de tributação e orçamentação.

A legislação após a Lei de Descentralização deu plena legitimidade democrática às autoridades locais, com conselhos eleitos e exclusivas competências locais em áreas como a saúde, assistência social, educação, desporto, cultura e política urbana. A falta de democracia local e insuficiências da governação centralista em áreas específicas motivou esta estratégia de modernização. Todavia a política de descentralização não foi incluída em nenhum conceito de reforma do tipo NPM. Não há nenhuma evidência empírica dos motivos pelos quais a França, em particular, não se envolveu na NPM.

Uma das consequências decorrentes do processo de descentralização que pode ser considerado como estando em conformidade com reformas da NPM a nível local foi a promoção da gestão privada e a transformação de funcionários eleitos em *"gestores"*, que por sua vez impulsionaram a propagação dos princípios da delegação de funções (Halgand, 1998).

O prosseguimento da introdução de reformas e elementos da NPM a nível local foi apenas iniciado pelas próprias autoridades locais. Não houve incentivo por parte do Estado central para promover reformas NPM a nível local, mas houve mais espaço de manobra através da política de descentralização. Portanto, as realizações no sentido da NPM são altamente dependentes das capacidades locais e do seu compromisso.

Um instrumento muito popular na administração pública francesa, em geral é a gestão por contrato. Esta gestão por contrato não deve ser entendida como um primeiro passo no sentido da NPM. A nível local o uso de contratos tem uma longa tradição na França. É uma herança do passado quando as autoridades locais tinham de prestar serviços sem ter a organização e recursos para fazê-lo por conta própria.

Embora os contratos tenham adquirido, recentemente, alguns aspectos de gestão são instrumentos altamente políticos. Preferências por fornecedores locais, a influência do partido e outras variáveis políticas são ainda as principais características das disposições contratuais dos serviços públicos na França.

Em resumo, pode afirmar-se que a retórica da NPM é dificilmente encontrada nos programas de modernização franceses. Conclui-se que alguns elementos e princípios da NPM lhes estão subjacentes, mas não parecem estar incorporados numa estratégia global de reforma NPM. Mesmo que alguns elementos de modernização possam ser considerados como orientados pela NPM e os seus princípios resolvam alguns dos problemas que enfrentam as autoridades locais, a França parece ter seguido o seu próprio conceito distintivo de reforma.

Alemanha

A Administração pública alemã é frequentemente citada como um exemplo da burocracia Weberiana e é caracterizada pelas clássicas estruturas hierárquicas e princípios tradicionais do serviço público, como o privilégio de emprego ao longo da vida, que são explicitamente garantidos pela Constituição alemã. As características da burocracia são mais fortemente desenvolvidas nas administrações a nível federal e estadual do que a nível local.

A Alemanha tem três níveis administrativos: federal, estadual e local. O nível local divide-se em dois níveis: municípios e condados. A Alemanha tem menos de 15.000 municípios, dois quintos dos quais estão situados na antiga Alemanha Oriental. Existem diferentes tipos de estruturas organizacionais nos municípios determinadas pela legislação estadual.

O princípio da auto-gestão local oferece uma margem considerável de regulação dos seus próprios assuntos. A autonomia municipal significa que aos municípios cabe o direito e a capacidade efectiva para executar todos os assuntos locais sob a sua competência. Mas a moldura federal e legal cria restrições claras sobre essa liberdade, através da lei da função pública, da lei orçamental e da lei processual.

Em relação às responsabilidades locais é feita uma distinção entre as tarefas que os municípios e condados cumprem dentro das suas competências e as tarefas delegadas. As autoridades locais executam diversas tarefas delegadas e obrigatórias, conforme indicado pelos níveis federal e estadual. Contrapondo-se a matérias de auto-gestão, os governos locais não estão apenas sujeitos à fiscalização sobre a legalidade destas tarefas, mas também lhes são dadas instruções detalhadas sobre como as executar.

A reforma NPM começou no final dos anos oitenta e início dos anos noventa, um pouco atrasada em comparação com outros países como a Holanda ou o Reino Unido. O factor principal para a condução da reforma foi a insatisfação dos gestores municipais, políticos e outros funcionários públicos, na gestão do sistema tradicional de gestão burocrática das autoridades locais.

Assim, a reforma foi impulsionada principalmente pelos profissionais dentro do governo local. O *Kommunale Gemeinschaftsstelle für Verwaltungsmanagement* (KGSt), associação de municípios para a reforma administrativa, que funciona como uma agência de consultoria para os governos locais teve um papel decisivo em relação ao desenvolvimento do chamado *"novo modelo de direcção"*. Este modelo é o quadro teórico para a reforma da gestão pública na Alemanha (Jann 1997; Naschold 1999).

O movimento de reforma foi iniciado e bem sucedido apenas por causa dos esforços dos municípios e condados. O governo federal quase não ofereceu qualquer apoio ou orientações para as reformas. Até agora, as reformas iniciadas com base na NPM reflectiram-se apenas a nível local e, em certa medida, a nível estadual. O governo federal trabalha na sua própria agenda de reforma e não tem praticamente nenhuma influência sobre as reformas do governo local.

A reforma do governo local foi desencadeada pela insatisfação generalizada dos profissionais e políticos com o *status quo* e as deficiências do sistema burocrático tradicional. O sistema administrativo alemão, em geral, sofre de excesso de burocratização. A pressão financeira ajudou certamente a impulsionar o surgimento do novo modelo de direcção, mesmo que não tenha sido uma causa tão forte como em muitos outros países.

É interessante notar que a NPM, a nível do governo local estava preocupada com a responsabilidade, a legitimidade, os problemas da democracia, mas não com a ideologia ou micro-argumentos de eficiência económica.

As principais características do modelo de "Nova Direcção" são baseadas em grande parte na experiência da cidade holandesa de Tilburg. O chamado "Modelo Tilburg" foi fortemente influenciado pelo sector privado e pelo conceito de gestão empresarial. O novo modelo de direcção foi desenvolvido ao longo das linhas deste modelo. Em parte adaptou o conceito holandês no contexto alemão. Ao longo dos anos foi adaptado para diferentes condições legais, políticas e culturais.

O modelo da *"Nova Direcção"* enfatiza a reforma nas estruturas organizacionais internas e sistemas de direcção.

Os seus conteúdos principais são a introdução de descrições de produtos, contratos de gestão interna, responsabilidade descentralizada para resultados e recursos, orçamentação à base de produção, contabilização de custos e controlo. A sua preferência está em concentrar-se na reestruturação interna e em *"factos concretos"*, como organização, orçamentação e abordagem da produção. Estes são os factos que caracterizam a reforma do governo local alemão.

5.3. *New Public Management* nos Países Mediterrânicos

Espanha

A reforma da administração pública espanhola tem de ser considerada no contexto mais amplo do seu desenvolvimento histórico. O Estado democrático espanhol só veio a existir em 1978, após a era de Franco. Entretanto, a Espanha tinha sido transformada e passou de um Estado altamente centralizado para um Estado democrático, politicamente descentralizado.

A descentralização foi incentivada pela introdução de um sistema de três níveis. Todo o Estado é dividido em regiões ou comunidades autónomas, subdivididas em províncias e municípios, que juntos constituem o nível local. As competências delegadas em cada Comunidade Autónoma variam substancialmente dependendo de acordos individuais entre a região e o estado central. Este sistema tem de lidar com a situação política de existência de movimentos separatistas.

Em geral, nos últimos vinte anos, o movimento de reforma focou-se principalmente na construção descentralizada das estruturas democráticas. Toda a organização administrativa a nível regional teve de ser criada e tiveram que ser distribuídas as competências entre os vários níveis. Do ponto de vista actual, os esforços de descentralização têm sido um sucesso. O nível local era basicamente deixado de lado nos esforços de descentralização entre os níveis central e regional (Alba, 1997).

Na década de oitenta o governo nacional, proclamava a introdução de um programa de reformas do tipo NPM, incluindo o redesenho organizacional, a orçamentação por objectivos e a reorganização dos recursos humanos. Apesar de alguns ganhos de eficiência em determinadas áreas, o programa em geral é amplamente considerado como tendo falhado (Parrado, 1996).

Ao nível local, os municípios quase que tradicionalmente têm de lidar com a escassez de receitas fiscais. O propósito dos serviços que se devem prestar varia de acordo com o seu tamanho. Apesar da pressão da escassez de recursos, não houve um movimento amplo de reforma a nível local. Apenas se conseguem encontrar exemplos isolados da modernização NPM.

Um exemplo de reforma local é a utilização de gestores municipais nas autoridades locais valencianas. A este respeito, Valência é a excepção e não o exemplo. A razão pela qual os modelos de gestão municipal não se tornaram muito populares, pode ter a ver com o facto dos vereadores – que elegem o presidente – serem nomeados pelo presidente para executar os diferentes serviços.

Esta politização dos cargos de topo na administração pública, leva ao facto de que os conselheiros se opõem a qualquer movimento no sentido de uma gestão mais profissional, já que iria interromper a influência mútua entre presidente e vereadores. Um gestor que tenha as competências dos recursos humanos e financeiros e reporte directamente ao presidente é uma amcaça para os vereadores que são designados para executar serviços (Parrado, 1996).

Outra perspectiva sobre a antipatia contra o maior controlo de gestão na administração pública tem a ver com a experiência histórica em toda a era de Franco, que promoveu a democratização sistemática e, portanto, a politização da administração pública. Dado que um sistema autoritário depende de uma administração forte, como precaução a administração pública é "controlada" através do enfraquecimento dos titulares de cargos políticos e da legitimação democrática, que favorece os políticos eleitos sobre os gestores.

Outro exemplo, de reforma local NPM foi a cidade de Barcelona, que lançou esforços no sentido de avaliar a prestação de serviços através de indicadores de actividade. Desde 1994, todos os municípios apresentam um balanço, um relatório operacional e um relatório orçamental, com os valores inicial e final tendo sido introduzidos os princípios contabilísticos geralmente aceites.

Capítulo 6
A *New Public Management*
no Sector da Saúde em Portugal

> *"Em circunstância alguma poderá ser esquecido e muito menos por aqueles que aspiram a liderar uma nação, que qualquer cargo político é um poder delegado, a mais nobre e elevada das responsabilidades. Seja nos Estados Unidos, onde 'Nós o Povo', é formalmente soberano, seja na Grã-Bretanha, onde 'Nós' é majestático, a tarefa do político, e ainda mais a do estadista, é, acima de tudo, servir."*
>
> Margaret Thatcher, 2002:507[17]

A opção por uma perspectiva internacional e nacional da NPM em termos gerais e depois mais focada no sector da saúde aumenta a importância de uma visão interdisciplinar que decorreu da comparação de diversas perspectivas teóricas. Esta opção tornou-se importante para justificar a opção da *New Public Management* como teoria enformadora das reformas ocorridas no sector hospitalar português.

---

[17] Thatcher, Margaret (2002). A Arte de Bem Governar. Edições Quetzal.

A reforma estrutural do sector hospitalar, em Portugal, iniciada em Abril de 2002 teve como principais alterações a empresarialização dos hospitais e a criação de centros hospitalares por fusão de hospitais. Os hospitais foram, inicialmente, transformados em sociedades anónimas (Hospitais SA) com capitais exclusivamente públicos e, posteriormente, em 2005 transformados em Hospitais Entidades Públicas Empresariais (Hospitais EPE).

Desenvolvem-se, seguidamente, as políticas públicas aplicadas ao sector hospitalar nos períodos de governação 2002-2008. O primeiro período 2002-2004 centrado na transformação dos hospitais em Hospitais SA (1ª vaga de empresarialização). E o segundo período, 2005--2008, em que a tónica foi a fusão dos hospitais em centros hospitalares, com estatuto EPE (2ª e 3ª vagas de empresarialização).

6.1. Empresarialização dos Hospitais

6.1.1. Período de Governação 2002-2004

Em Abril de 2002 iniciou-se, no país, uma reforma estrutural do sector da saúde, sector decisivo para a sociedade portuguesa e fortemente promotor de coesão social.

Com efeito, à data da tomada de posse do XV Governo Constitucional, em 6 de Abril de 2002, o SNS enfrentava uma grave situação que exigia a realização de uma reforma estrutural profunda, "*há muito reclamada mas nunca concretizada*" (Pereira, 2005:11[18]).

De entre os principais problemas existentes no sector hospitalar e na eficiência destacam-se os seguintes:

- Crescimento de Custos (*inputs*) no sector hospitalar superior ao crescimento dos serviços prestados à população (*outputs*). Por exemplo: de 1999 a 2001 os orçamentos dos 40 maiores hospitais portugueses aumentaram cerca de 26,5%, mas a "produção" em muitos destes hospitais apenas aumentou ligeiramente e nalguns casos estagnou;

[18] Pereira, Luís Filipe (2005). A Reforma Estrutural da Saúde e a Visão Estratégica para o Futuro.

- Aumento dos custos totais do SNS de 1995 a 2001 (6 anos), em cerca de 3 biliões de Euros, sem contrapartida proporcional de melhoria de cuidados de saúde para a população.

Entre outros aspectos determinantes que explicavam a situação existente em Abril de 2002, o documento de Pereira (2005) destaca ainda os seguintes:

- A deficiente percepção de alguma parte dos profissionais de saúde da necessidade do emprego criterioso e rigoroso dos recursos atribuídos pela comunidade nacional ao SNS, sem prejuízo, da qualidade e da prestação atempada dos cuidados de saúde à população;
- A inexistência de mecanismos de competitividade e de "*benchmarking*" entre as unidades do Sistema de Saúde.

De entre os cinco grandes desafios apontados por Pereira (2005) e que seguidamente se descrevem, sublinhamos os dois últimos:

- A questão da qualidade;
- A questão da equidade no acesso, sem discriminações;
- A questão da responsabilização e da resposta atempada e humanizada dos sistemas de saúde.
- A questão da utilização de recursos escassos e limitados;
- A questão da gestão eficiente de recursos.

De facto, em Portugal, no início de 2002, de entre os problemas e "*bloqueamentos*" existentes incluía-se a eficiência reduzida na utilização dos recursos e era necessário reformar o sistema, que se encontrava imobilizado e sem objectivos.

A reforma estrutural da saúde foi, então, iniciada em Abril 2002 e definiu como objectivos fundamentais:

- O aumento da qualidade dos cuidados prestados;
- A melhoria do acesso e da liberdade de escolha dos utentes;
- A maximização da eficiência e controlo da despesa total (responsabilização e combate ao desperdício) (Pereira, 2005).

A reforma estrutural adoptou uma Estratégia-Chave criando uma área programática específica para os cuidados hospitalares, designada "Programa de reforma estrutural das entidades prestadoras".

Nesse programa relativo às entidades prestadoras e na área dos cuidados hospitalares foram adoptadas as seguintes medidas:

- Empresarialização de hospitais públicos (com a criação dos chamados Hospitais SA) gerindo-os de forma empresarial e dando-lhes, através deste novo enquadramento legal, maior autonomia e flexibilidade, com maior descentralização das decisões e responsabilidades;
- Inicialmente foram empresarializados um número significativo de hospitais (empresarialização de 35 hospitais em 31 Hospitais SA), por forma a constituir uma "massa crítica" que pudesse "contagiar" o restante sector;
- Melhoria do desempenho dos outros hospitais não empresarializados (os chamados Hospitais SPA – Sector Público Administrativo) através da adopção das melhores práticas de gestão introduzidas nos Hospitais SA;
- Introdução de uma atitude de *"benchmarking"* entre os Hospitais SA e Hospitais SPA.

No contexto da concepção e concretização da reforma estrutural da saúde, algumas das medidas estruturantes adoptadas revestiram uma natureza inovadora sendo aplicadas pela primeira vez no país.

Foi o caso da empresarialização de um conjunto de hospitais públicos em hospitais SA sendo de sublinhar os seguintes aspectos inovadores:

- Hospitais com Estatuto de Sociedades Comerciais Públicas (Hospitais SA);
- Financiamento efectuado em contrapartida da prestação dos cuidados de saúde por estes hospitais à população (*outputs*) e não por duodécimos do Orçamento de Estado (*inputs*) como era até essa altura;
- Recurso ao contrato individual de trabalho para os seus trabalhadores;

- Recurso a gestores profissionais recrutados fora do Sector da Saúde para os Conselhos de Administração dos hospitais.

No que diz respeito aos aspectos inovadores introduzidos com a reforma estrutural no sector da saúde e no que é específico do sector hospitalar são de destacar algumas das suas implicações fundamentais.

A principal foi a introdução de uma lógica empresarial nas unidades do SNS, mediante:

- Valorização da eficiência;
- Pressão para a redução dos custos e maximização de resultados, sem prejuízo da qualidade;
- Utilização de incentivos financeiros;
- Regime de Contrato Individual de Trabalho;
- Estatuto do Gestor Público nos Hospitais do SNS.

Uma das principais lacunas do Sistema Hospitalar prévio à empresarialização era o crescimento sistemático da despesa total, a inexistência de uma prática de monitorização sistemática dos níveis de *"produção"*/custos entre hospitais e a dificuldade de cálculo de indicadores comparativos da *performance* dos hospitais.

Os principais objectivos do Projecto de empresarialização assinalados nesta fase da reforma estrutural do sector hospitalar foram os seguintes:

- Substituição da cultura *"administrativa"* dominante e introdução de uma *"nova cultura"* de gestão empresarial (introdução da filosofia da NPM) promotora de políticas de monitorização e de responsabilização por resultados;
- Flexibilização da gestão das unidades aos diversos níveis:
  - Financeiro;
  - Recursos Humanos;
  - Gestão Operacional;
  - Gestão de Investimentos.
- Contenção do défice público e promoção da eficiência;

OPÇÕES POLÍTICAS EM SAÚDE

- Introdução de um novo modelo de financiamento baseado na *"produção"* hospitalar efectiva (diferenciando-se do anterior modelo de financiamento da despesa gerada);
- Reforço do enfoque na qualidade da prestação e em políticas de gestão centradas no utente.

Em Dezembro de 2002 concretiza-se a empresarialização e 35 Hospitais SPA são transformados em 31 hospitais / centros hospitalares SA correspondendo à 1ª vaga de empresarialização. Para o sucesso desta empresarialização foram escolhidos os hospitais com base nos seguintes critérios:

- A dimensão média dos hospitais, medida pelo número de camas (oscilando, em regra, entre as 150 e 600 camas);
- A antiguidade dos imóveis, preferencialmente foram seleccionados os hospitais a funcionar em edifícios relativamente mais recentes;
- O critério de ordem económica, hospitais que potencialmente teriam saldo positivo se estivessem a ser financiados pela actividade total e não por um valor histórico (chamado subsídio);
- A distribuição geográfica, com preocupação em envolver os hospitais de todo o país;
- A obrigatoriedade dos valores dos défices não ultrapassarem uma percentagem de 30%.

6.1.2. Período de Governação 2005-2008

Este intervalo de tempo foi profícuo em reformas transversais por todo o sector da saúde e corresponde ao período de governação do então Ministro da Saúde, António Correia de Campos.

No que se refere às reformas no sector hospitalar foi seguida a tendência de empresarialização dos hospitais do anterior período governativo.

Destacaram-se, no entanto, aqui dois aspectos diferenciadores na continuidade da política de empresarialização.

O primeiro aspecto diferenciador ocorre em Dezembro de 2005, com a transformação dos 31 hospitais SA para outro regime jurídico e Estatuto de Entidade Pública Empresarial (EPE).

O outro aspecto diferenciador e que marca fortemente este período governativo são as políticas de fusão dos hospitais em centros hospitalares e que são verificáveis, quer na 2ª vaga em 2006, quer na 3ª vaga em 2007, como a seguir se descrevem.

A gestão empresarial continua a ser vista, nesta governação 2005--2008, como elemento facilitador e potenciador de maior eficiência dos hospitais públicos, todavia percebe-se que a grande aposta é na fusão e concentração de unidades hospitalares com diferentes dimensões, capacidades e especialidades, para que *"poupassem recursos, até aí subutilizados... em cada unidade"* (Campos, 2008:137[19]).

Como descreve Campos (2008), *"a luta pela eficiência na gestão dos hospitais não seria possível sem uma forte concentração de unidades... transformando-as em entidades públicas empresariais (EPE) para ganhos de responsabilização e autonomia gestionárias"* (Campos, 2008:42[19]).

A tónica da política para o sector hospitalar reforça-se na melhoria da qualidade e eficiência alargando a empresarialização a mais hospitais, para que se possa *"melhorar a eficiência global... na prestação financiada publicamente"* (Campos, 2008:131[19]).

Criar uma *"cultura de boa gestão"* foi um vector peculiar, que atravessou toda a governação do Ministro da Saúde neste período 2005--2008, como o próprio escreve *"interiorizando, de uma vez por todas, que os recursos são escassos e que, em saúde, o abundante desperdício em que fomos vivendo, além de socialmente ineficiente e deseducativo, representa uma situação moralmente inaceitável"* (Campos, 2008:63[19]).

Assim, de entre os objectivos essenciais da reforma que liderou, conferiu uma alta prioridade aos esforços de modernização da gestão da saúde, na luta contra a ineficiência, o desperdício e a fraude, de que são exemplo, nomeadamente a prestação de contas com regularidade e transparência publicando no site toda a informação, para que todos pudessem acompanhar a aplicação dos dinheiros públicos e iniciando processos de conferência e controlo como a receita electrónica e a conferência de facturas.

---

[19] Campos, António (2008). Reformas da Saúde – O Fio Condutor. Edições Almedina, Coimbra, Portugal.

6.2. Diferenças e semelhanças: Hospitais SA e Hospitais EPE

Efectuando uma comparação entre os dois tipos de entidades podemos encontrar algumas diferenças.

Relativamente ao capital, nas sociedades anónimas (SA) o capital social pode ser aberto permitindo a participação de entidades privadas ou até a sua dispersão através de colocação na bolsa de valores. Nas EPE trata-se de capital estatutário, exclusivamente público, quanto muito permitindo a participação de outras entidades públicas, de acordo com os artigos 7º e 26º do Decreto-Lei nº 300/2007, de 23 de Agosto.

Nas empresas públicas com a forma de sociedades anónimas, os direitos de propriedade determinam a relação accionista, conferida através de orientações estratégicas. Os direitos do Estado como accionista são assegurados conjuntamente pelos Ministérios das Finanças e da Saúde, nos termos do artigo 19º da Lei nº 27/2002, de 8 de Novembro. Nas EPE, a relação dos poderes de tutela económica e financeira é assegurada ministerialmente pelo Ministério da Saúde e das Finanças, sem prejuízo do respectivo poder de superintendência, conforme os artigos 10º, 11º e 29º do DL nº 300/2007, de 23 de Agosto.

Quanto à contratação laboral, apesar de ambas, SA e EPE recorrerem aos regimes do contrato individual de trabalho, as EPE não podem celebrar contratos de trabalho para além da dotação prevista nos respectivos orçamentos e planos de actividade aprovados pela tutela, conforme o nº 3º do artigo 14º do DL nº 233/2005, de 29 de Dezembro.

No regime de extinção, os hospitais SA estavam sujeitos ao regime de falência e ao regime da intangibilidade do capital social, nos termos do Código das Sociedades Comerciais[20]. O regime das EPE constante do DL 300/2007, de 23 de Agosto e do DL 233/2005, de 29 de Dezembro

---

[20] Para efeitos do previsto no nº 1 do artigo 35º do CSC, com a redacção dada pelo DL nº 19/2005, de 18 de Janeiro: *"Resultando das contas de exercício ou de contas intercalares, tal como elaboradas pelo órgão de administração, que metade do capital social se encontra perdido, ou havendo em qualquer momento fundadas razões para admitir que essa perda se verifica, devem os gerentes convocar de imediato a assembleia geral ou os administradores requerer prontamente a convocação da mesma, a fim de nela se informar os sócios da situação e de estes tomarem as medidas julgadas convenientes".*

não prevê a falência por motivos económicos. A extinção das EPE ocorre de acordo com a oportunidade determinada pela tutela ministerial.

Os decretos de transformação e/ou criação dos hospitais sociedade anónima nada referiram quanto ao plano contabilístico aplicável, Plano Oficial de Contabilidade (POC) ou Plano Oficial de Contabilidade do Ministério da Saúde (POCMS). Contudo, considerando o disposto no respectivo regime jurídico expressamente consignado nos respectivos decretos-lei de transformação, o qual manda aplicar as "normas especiais cuja aplicação decorra do seu objecto social", os hospitais SA deviam pautar a sua actuação, entre outros aspectos, pela aplicação do POCMS. Já quanto aos hospitais EPE, o DL 233/2005, de 29 de Dezembro veio prever expressamente a utilização do POCMS, sem prejuízo das necessárias adaptações a estabelecer por despacho conjunto dos ministros das Finanças e da Saúde, o que veio a ocorrer em 25 de Agosto de 2006, com a publicação do Despacho nº 17164/2006.

Existem também diversas semelhanças entre os dois tipos de entidades.

Os hospitais SA e EPE têm natureza empresarial, autonomia administrativa, financeira e patrimonial.

Os seus órgãos sociais, de gestão e de fiscalização, são semelhantes, incluindo o fiscal único.

Tanto os hospitais empresa, SA e EPE, como os hospitais SPA, estão sujeitos actualmente ao princípio da separação entre o prestador e o financiador obtendo financiamento através de Contratos-Programa (CP).

Os hospitais EPE têm limitações ao endividamento, o qual não pode exceder, em qualquer momento, o limite de 30% do respectivo capital social ou estatutário, sem autorização da tutela. A aquisição e alienação de bens imóveis do respectivo activo imobilizado também dependem da autorização da tutela.

Os Hospitais EPE distinguem-se dos institutos públicos, conforme Lei nº 3/2004, de 15 de Janeiro, cuja forma e natureza pública está associada aos hospitais SPA. Estes têm que prestar contas na perspectiva orçamental, nos termos da Lei de Execução Orçamental estando ainda sujeitos ao regime da administração financeira do Estado e ao

OPÇÕES POLÍTICAS EM SAÚDE

regime da contratação pública relativo à aquisição de bens e serviços e às empreitadas.

Por último, no que respeita à contratação, os hospitais EPE podem recorrer ao regime do contrato individual de trabalho. Contudo, ao contrário dos hospitais SPA, a aquisição de bens e serviços e a contratação de empreitadas pelos hospitais empresa regem-se pelas normas de direito privado, sem prejuízo da aplicação do regime do direito comunitário relativo à contratação pública.

6.2.1. Os hospitais EPE

Os Hospitais EPE são definidos por lei como instituições públicas, dotadas de personalidade jurídica, administrativa, financeira e patrimonial de autonomia e natureza empresarial.

Estas novas EPE são pessoas colectivas de direito público de natureza empresarial dotadas de autonomia administrativa, financeira e patrimonial nos termos do Decreto-Lei nº 558/99, de 17 de Dezembro, e do artigo 18º do anexo da Lei nº 27/2002, de 8 de Novembro.

Os hospitais EPE regem-se pelo regime jurídico aplicável às entidades públicas empresariais, com as especificidades previstas no Decreto-lei nº 233/2005, de 29 Dezembro, bem como nos respectivos regulamentos internos e nas normas em vigor para o Serviço Nacional de Saúde que não contrariem as normas previstas.

O hospital EPE é constituído por tempo indeterminado.

O hospital EPE tem por objecto principal a prestação de cuidados de saúde à população, designadamente aos beneficiários do Serviço Nacional de Saúde e aos beneficiários dos subsistemas de saúde ou de entidades externas que com ele contratualizem a prestação de cuidados de saúde e a todos os cidadãos em geral.

O hospital EPE também tem por objecto desenvolver actividades de investigação, formação e ensino, sendo a sua participação na formação de profissionais de saúde dependente da respectiva capacidade formativa, podendo ser objecto de CP em que se definam as respectivas formas de financiamento.

As atribuições do hospital EPE constam dos seus regulamentos internos e são fixadas de acordo com a política de saúde a nível nacional e regional e com os planos estratégicos superiormente aprovados e são desenvolvidas através de CP em articulação com as atribuições das demais instituições do sistema de saúde.

São órgãos do hospital EPE:

a) O conselho de administração;
b) O fiscal único;
c) O conselho consultivo.

A superintendência compete ao Ministro da Saúde, o qual deve:

a) Aprovar os objectivos e estratégias dos hospitais EPE;
b) Dar orientações, recomendações e directivas para prossecução das atribuições dos hospitais EPE, designadamente nos seus aspectos transversais e comuns;
c) Definir normas de organização e de actuação hospitalar;
d) Homologar os regulamentos internos dos hospitais EPE;
e) Exigir todas as informações julgadas necessárias ao acompanhamento da actividade dos hospitais EPE, bem como determinar auditorias e inspecções ao seu funcionamento.

No entanto, o Ministro da Saúde pode delegar os poderes acima referidos, nos respectivos conselhos de administração das Administrações Regionais de Saúde.

A capacidade jurídica dos hospitais EPE abrange todos os direitos e obrigações necessários ou convenientes à prossecução do seu objecto e das suas atribuições e é da exclusiva competência dos hospitais EPE a cobrança das receitas e taxas provenientes da sua actividade.

A tutela dos Hospitais EPE compete aos Ministros das Finanças e da Saúde, os quais devem:

a) Aprovar os planos de actividade e os orçamentos;
b) Aprovar os documentos de prestação de contas;
c) Autorizar as aquisições e venda de imóveis, bem como a sua oneração, mediante parecer prévio do fiscal único;
d) Autorizar a realização de investimentos, quando as verbas globais correspondentes não estejam previstas nos orçamentos

OPÇÕES POLÍTICAS EM SAÚDE

aprovados e sejam de valor superior a 2% do capital estatutário, mediante parecer favorável do fiscal único;

e) Determinar os aumentos e reduções do capital estatutário;

f) Autorizar a contracção de empréstimos de valor, individual ou acumulado, igual ou superior a 10% do capital estatutário;

g) Autorizar cedências de exploração de serviços hospitalares bem como a constituição de associações com outras entidades públicas para a melhor prossecução das atribuições dos hospitais EPE;

h) Autorizar a participação dos hospitais EPE em sociedades anónimas que tenham por objecto a prestação de cuidados de saúde cujo capital social seja por eles maioritariamente detido;

i) Autorizar, sem prejuízo do disposto na alínea anterior, para a prossecução dos pertinentes objectivos estratégicos, a participação dos hospitais EPE no capital social de outras sociedades;

j) Autorizar os demais actos que, nos termos da legislação aplicável, necessitem de aprovação tutelar.

O pagamento dos actos e actividades dos hospitais EPE pelo Estado é feito através de CP, a celebrar com o Ministério da Saúde, no qual se estabelecem os objectivos e metas qualitativas e quantitativas, a sua calendarização, os meios e instrumentos para os prosseguir, designadamente de investimento, os indicadores para avaliação do desempenho dos serviços e do nível de satisfação dos utentes e as demais obrigações assumidas pelas partes tendo como referencial os preços praticados no mercado para os diversos actos clínicos.

O endividamento dos hospitais EPE não pode exceder em qualquer momento o limite de 30% do respectivo capital estatutário.

A aquisição de bens e serviços e a contratação de empreitadas pelos hospitais EPE regem-se pelas normas de direito privado, sem prejuízo da aplicação do regime do direito comunitário relativo à contratação pública.

Devem os regulamentos internos dos hospitais EPE garantir também o cumprimento dos princípios gerais da livre concorrência, transparência e boa gestão, designadamente a fundamentação das decisões tomadas.

A NEW PUBLIC MANAGEMENT NO SECTOR DA SAÚDE EM PORTUGAL

Os trabalhadores dos hospitais EPE estão sujeitos ao regime do contrato de trabalho, de acordo com o Código do Trabalho, demais legislação laboral, normas imperativas sobre títulos profissionais, instrumentos de regulamentação colectiva de trabalho e regulamentos internos.

Os hospitais EPE devem prever anualmente uma dotação global de pessoal, através dos respectivos orçamentos considerando os planos de actividade.

Os processos de recrutamento devem assentar na adequação dos profissionais às funções a desenvolver e assegurar os princípios da igualdade de oportunidades, da imparcialidade, da boa fé e da não discriminação, bem como da publicidade, excepto em casos de manifesta urgência devidamente fundamentada.

Pode ser tomada a decisão de opção pelo contrato de trabalho, esta opção definitiva pelo regime do contrato de trabalho é feita, individual e definitivamente, mediante acordo escrito com o CA tornando-se efectiva a cessação do vínculo à função pública com a sua publicação no Diário da República, data em que o contrato de trabalho a celebrar com o hospital EPE passa a produzir efeitos.

O estatuto EPE permite uma maior intervenção ao nível estratégico e de supervisão da tutela exercida pelos Ministros das Finanças e da Saúde, de todas as instituições do SNS, tanto a nível operacional, como ao nível das decisões de investimento.

Este estatuto é genérico para todos os hospitais deixando as decisões relacionadas com os aspectos organizacionais internos e não os aspectos legais, dentro das regras regulamentares definidas pelo Conselho de Administração (CA) incluindo a criação de órgãos de direcção adequados e ajustados à sua especificidade, dimensão e complexidade. O capital estatutário é detido pelo Estado e é aumentado ou reduzido por despacho conjunto da tutela. De um modo geral, a organização interna é baseada na lógica da gestão em cascata, que é liderado pelo CA. O nível de gestão médio é composto por directores de serviço, nomeados pelo CA.

O CA é composto por um presidente e um máximo de seis membros dependendo do tamanho e da complexidade dos EPE. Um deles é,

OPÇÕES POLÍTICAS EM SAÚDE

necessariamente, o director clínico e o outro um enfermeiro director. Os membros do CA são nomeados por despacho conjunto da tutela, de entre personalidades de reconhecido mérito e perfil adequado, o director clínico deve ser médico e o enfermeiro director deve ser um enfermeiro. O CA também pode incluir um membro não executivo a ser nomeado também por despacho conjunto, por proposta do município onde a sede da EPE está situada. O mandato do CA tem a duração de três anos renovável por iguais períodos.

A duração efectiva dos mandatos varia de caso para caso. Embora existam membros do CA no cargo por vários anos, em alguns casos, com mandatos sucessivamente renovados, outros casos há em que o CA tem sofrido renovações constantes.

Tal pode ocorrer tanto por motivos políticos, por razões de co-habitação entre os vários membros ou por outras razões específicas.

O CA é normalmente composto pelo presidente e quatro membros. Se um dos vogais ou o próprio presidente for um médico por profissão, ele pode também assumir o cargo de director clínico, como aconteceu nalguns hospitais.

Os membros do CA dividem geralmente a responsabilidade por áreas específicas para cada um dos seus membros, com a possibilidade de delegar algumas das suas competências noutros elementos da estrutura organizativa, sob a sua supervisão. O CA também decide o grau de autonomia pela qual uma decisão pode ser tomada por apenas um membro ou tomada apenas em reunião do CA.

As decisões do CA são tomadas por maioria simples cabendo ao Presidente um voto de qualidade.

Além do CA está nomeado um Revisor Oficial de Contas (ROC) (o organismo responsável pelo controlo da legalidade, regularidade e boa gestão financeira e patrimonial do hospital; nomeado entre Revisores Oficiais de Contas ou empresas de Revisores Oficiais de Contas), um Auditor interno (que deve fazer o controle interno da fiscalização contabilística, financeira, operacional e de recursos humanos) e um Conselho Consultivo (CC) – órgão consultivo que deverá avaliar os planos de negócios, monitorar as actividades do hospital e fazer recomendações para melhorar os serviços à população tendo em conta os recursos disponíveis.

Além destes, estão previstas diversas Comissões de Apoio Técnico (CAT) – ética, humanização e qualidade de serviços, controlo da infecção hospitalar, farmácia e terapêutica, entre outros – que são órgãos consultivos que estão projectados para trabalhar com o CA, por sua própria iniciativa ou a pedido, em matéria da sua competência.

As CAT são unidades funcionais, agregações de recursos humanos especializados e tecnologia, serviços integrados que podem ser agregados em departamentos para garantir a efectiva articulação e coordenação dos recursos partilhados.

Os Serviços, departamentos e unidades funcionais agem como centros de responsabilidade e têm como ferramentas de gestão, o plano de actividades anual, o orçamento e o sistema de gestão da informação.

Estas unidades são também importantes, como parte do sistema de controlo interno e na garantia de uma boa gestão de riscos. A gestão de riscos é interactiva e fluida por toda a organização realizada a todos os níveis da entidade que afectam as acções de pessoas.

Teoricamente, o estatuto EPE dá plena autonomia ao CA para definir estes aspectos. No entanto, sem afectar o livre acesso público, os hospitais gerais públicos, incluindo os EPE servem a região e também fazem parte de uma rede onde os pacientes são encaminhados para hospitais específicos de acordo com as suas especialidades.

Esta rede designada de Rede de Referenciação (RR) fornece os meios para regular as relações de complementaridade e apoio técnico de todos os hospitais, com o objectivo de garantir o acesso a todos os doentes aos serviços e instalações dos prestadores de cuidados de saúde.

De acordo com o Plano Nacional de Saúde 2004/2010, as RR de cuidados hospitalares foram criadas tendo em conta algumas deficiências encontradas na prestação dos cuidados hospitalares e que a seguir se enumeram:

- Incorrecta distribuição geográfica das camas hospitalares, polarizadas em 3 grandes centros;
- Existência de estruturas hospitalares desadequadas, em termos de funcionalidade, condições de trabalho e dimensão face às populações que servem;

OPÇÕES POLÍTICAS EM SAÚDE

- Carência de profissionais de saúde, nomeadamente médicos e enfermeiros o que dificulta uma gestão adequada das diversas valências, no período de tempo considerado necessário, situação agravada por marcantes discrepâncias geográficas;
- Inadequação dos horários de funcionamento às necessidades das populações;
- Inadequação da estrutura produtiva, em termos de meios humanos, para a utilização adequada e eficiente dos recursos técnicos disponibilizados;
- Recurso às urgências hospitalares como forma de atendimento garantido e mais rápido das consultas de especialidades;
- Ineficiência no acesso rápido às consultas de especialidade no sistema público;
- Insatisfação dos profissionais de saúde, em termos remuneratórios;
- Insegurança dos profissionais de saúde de nível inferior;
- Desconfiança generalizada quanto ao recurso a meios de direito civil para a contratação de profissionais;
- Situações de conflitualidade, visível ou latente, com as novas formas de gestão e os titulares dos respectivos órgãos. (Plano Nacional de Saúde 2004/2010).

A principal fonte de receitas dos hospitais EPE é gerada pelo SNS, que contrata por meio de um CP a "produção" para cada hospital. As linhas de actividade consideradas incluem os doentes saídos do internamento do hospital, as consultas externas, as cirurgias de ambulatório, os episódios médicos de ambulatório, as sessões de hospital de dia e os episódios de urgência, entre outras linhas específicas de cada hospital. Para alguns hospitais com serviços de cuidados de saúde específicos incluem, por exemplo, oncologia, psiquiatria, vírus da imunodeficiência humana, diagnóstico pré-natal, cuidados continuados, próteses, etc.

Em média, o SNS é responsável por cerca de 80% da receita anual de um hospital. A base de receita remanescente é assegurada por outros terceiros pagadores, como por exemplo pelos subsistemas de saúde.

Os hospitais são financiados através de um quadro nacional de CP que se aplica, quer aos hospitais EPE, quer aos hospitais SPA.

As directrizes do CP são publicadas anualmente no site da Administração Central do Sistema de Saúde (ACSS), o qual é negociado pelo CA com as respectivas ARS. Trata-se, na maioria dos casos, de um processo *top-down* com alguma capacidade residual do CA (*bottom-up*) para influenciar o resultado final. O contrato é assinado por um período de três anos, sujeito a revisões anuais e define o volume de "produção" em várias linhas (internamento, ambulatório médico e cirúrgico incluindo consultas e hospital de dia, urgência, etc.). O CP é seguido numa base regular por parte das ARS.

Além disso, o hospital é obrigado a estabelecer políticas de melhoria para garantir o aumento dos níveis de serviço e indicadores de qualidade, colocando em prática políticas eficazes para a obtenção de um elevado nível de utilização de recursos.

Actualmente, cerca de metade dos recursos financeiros do SNS são atribuídos através do contrato-programa (cuidados hospitalares e cuidados primários). Todos os hospitais públicos, EPE ou SPA estão relacionados com o financiador através deste instrumento. O acordo estabelece metas para cada uma das linhas de actividade e o pagamento é feito com base no trabalho realizado em conformidade com o preço base para cada grupo de hospitais, em vez do reembolso das despesas efectuadas. O preço é definido pelo comprador, o que exige à unidade hospitalar que alcance melhores níveis de eficiência, sem comprometer os padrões de qualidade exigidos.

Para monitorar o cumprimento dessas políticas, a ARS define metas de eficiência, que são objecto de financiamento adicional e se destinam a promover uma maior qualidade e maiores níveis de eficiência.

Existem incentivos relacionados com os objectivos de qualidade no financiamento total do hospital reforçando a importância da *governance* clínica no CP, com a crescente relevância dos incentivos financeiros para a qualidade, maior número de indicadores e novas regras para a distribuição de incentivos, com base na área de influência directa e posição na rede de referência de cada hospital.

A ACSS, que é responsável pela metodologia de definição do CP criou condições para a valorização da "produção" em excesso e por defeito. Por exemplo, para 2009, esta comissão da ACSS definiu as regras para a produção marginal (Ministério da Saúde, 2008):

- Pagamento de "produção" marginal, até 10% da actividade contratada, em diferentes linhas de "produção";
- Pagamento de 50% dos custos fixos das unidades contratadas não produzidas, apenas para a actividade contratada para a urgência reconhecendo que o prestador de cuidados deve assegurar a disponibilidade de uma estrutura relativamente fixa e tem pouca flexibilidade para controlar a procura;
- Nas linhas de "produção" da cirurgia programada, a "produção" adicional relacionada com as listas de espera do Sistema Integrado de Gestão de Inscritos para Cirurgia (SIGIC) é financiada de acordo com uma tabela própria de preços;
- Pagamento de medicamentos prescritos no ambulatório de responsabilidade financeira do hospital limitado ao montante especificado no contrato.

O CP fornece, ainda, uma variedade de objectivos de qualidade e de eficiência a nível nacional (qualidade e serviço, acesso, desempenho de cuidados, tempos de demora média, nível de desempenho económico e financeiro) e regional (desempenho económico-financeiro e outros objectivos regionais). A nível nacional, os indicadores económicos e financeiros estão relacionados com o custo unitário por doente padrão e com os resultados operacionais. A nível regional, estes indicadores estão relacionados com o consumo, prestadores de serviços externos, custos com pessoal e compras. Para estes indicadores são estabelecidos objectivos que o hospital se propõe atingir.

O estatuto dos hospitais EPE menciona que os hospitais devem fazer reservas consideradas necessárias incluindo a reserva legal e reserva para investimento. É destinada à reserva legal uma percentagem não inferior a 20% do lucro de cada período calculado em conformidade com as normas contabilísticas e fiscais. A reserva de investimento inclui, entre outras receitas, parte dos lucros auferidos em cada ano e as receitas provenientes das contribuições, doações, subvenções, subsídios ou qualquer compensação financeira que o hospital tenha direito.

Além do quadro de responsabilização definido pelos seus estatutos foi publicada legislação em 2007 (Resolução do Conselho de Ministros nº 49/2007, de 28 de Março) que impõe questões relacionadas com a transparência e a prestação de contas aos CA dos hospitais. Nesta temática enquadram-se:

- O novo estatuto do gestor público – traz maior relevo à figura do gestor público comparando-a com a figura do gestor privado, dá importância e desenvolvimento acrescidos ao sistema de incompatibilidades, avaliação de desempenho determinando o pagamento, a definição do sistema de segurança social e observância das regras aplicáveis de ética e de boas práticas provenientes do governo corporativo e transparência internacional (actualmente ainda não é aplicado na prática);
- Os Princípios do Bom Governo das Empresas do Sector Empresarial do Estado onde, além de outros elementos é definido um conjunto de princípios quanto à divulgação de informação, nomeadamente através de um *web site* criado pela Direcção-Geral do Tesouro e Finanças (DGTF);

O estatuto EPE define de forma genérica a organização interna do hospital dando autonomia ao CA para prosseguir com a sua missão. De acordo com a lei, estes são organizados com critérios gerais e normas estabelecidas pela entidade tendo em conta as suas funções e áreas específicas de actuação. O regulamento interno (regras que estabelecem a organização e o funcionamento do hospital) aprovado pelo CA deve fornecer a estrutura organizacional baseada em serviços agregados em departamentos e englobando unidades funcionais.

As estruturas internas orgânicas devem desenvolver a sua acção por centros de responsabilidade que tornam possível a realização dos programas de actividade, internamente negociados e contratados (a materialização interna do CP), com autonomia e responsabilidade, para permitir formas de trabalho em conformidade com boas práticas de gestão clínica incidindo principalmente sobre os doentes.

Embora exista um determinado nível de autonomia na definição da estrutura organizacional, por parte do CA de cada hospital, o regu-

OPÇÕES POLÍTICAS EM SAÚDE

lamento interno deve ser aprovado pela tutela. Pode ser definida, por cada hospital, a criação de comissões ou áreas de serviços específicas, como é, por exemplo, o caso da Investigação Clínica (IC).

A promoção da investigação científica na área da saúde, por exemplo, em Oncologia é vital nos hospitais que incluem na sua missão a formação e investigação. A participação em ensaios clínicos responde a estes objectivos estratégicos, que são parte das responsabilidades dos seus profissionais de saúde. Testes promovidos por agentes externos, como as empresas farmacêuticas ou a Organização Europeia para a Pesquisa e Tratamento do Cancro (EORTC) constituem uma excelente oportunidade para o desenvolvimento da IC.

Todos os hospitais devem utilizar o POCMS. A ACSS desenvolveu um sistema de contabilidade financeira e de gestão que na sua génese era extensivo a todos os hospitais. No entanto, actualmente o sistema não é obrigatório e cada hospital pode escolher o seu sistema desde que cumpra com as normas contabilísticas. A falta de capacidade de comunicação e integração com outros sistemas de informação foi um dos motivos para alguns hospitais deixarem de utilizar essa aplicação e utilizarem ou desenvolverem os seus próprios sistemas de informação.

O aumento da quantidade de informação que tem de ser gerida e tratada tende a ser inversamente proporcional à melhoria da qualidade da mesma pelo que é essencial a sua integração. Um dos papéis de um sistema de informação é assegurar um fluxo de informações mais fiável e menos burocrático. Quando optimizado, esse fluxo permite uma maior flexibilidade, organização, integridade e veracidade da informação.

Os relatórios padrão, por si só, não constituem um verdadeiro valor acrescentado para as organizações. O relatório que é feito para o exterior tem a ver com o que foi feito, enquanto internamente é necessário obter informação atempada sobre o que está a ser feito no momento, para identificar desvios ao orçamentado e/ou programa de actividades e determinar acções correctivas.

Em Portugal, não existem, ainda, verdadeiros sistemas integrados que sejam adequados para o sector hospitalar e dessa forma a escolha acaba por ser um sistema diferente para cada área (recursos humanos, contabilidade, várias actividades clínicas) com as perdas que isso implica em termos de assegurar que os sistemas comunicam entre si e que podiam partilhar a mesma base de dados ou conjuntos semelhantes de dados. As preocupações face a esta questão crucial estão a começar a surgir, através da aquisição de sistemas específicos que reúnam todas as informações dispersas entre vários sistemas, a fim de produzir indicadores de gestão, que permitam ao CA a prática de uma gestão pró-activa.

No novo contexto da empresarialização dos hospitais públicos, o programa de negociação de contratos e seus requisitos de monitorização e controlo, ainda se encontram num processo de aprendizagem, nomeadamente no que respeita às características exigidas dos sistemas de informação, a partilha de dados necessária, a sua integração e as reais necessidades para a actividade, no domínio da produção de informações relevantes para a tomada de decisão. Este desiderato pode colocar o CA refém de empresas que produzem sistemas de informação e integração de sistemas, que tendem a vender as suas soluções e que podem não servir as reais necessidades dos hospitais. Assim, há um grande espaço para aprendizagem mútua (hospitais e empresas que desenvolvem sistemas de informação) e para a partilha de experiências e de melhores práticas entre os hospitais.

Na grande maioria dos hospitais, a informação está disponível na *intranet* do hospital. Nos últimos anos, os hospitais têm apostado fortemente no desenvolvimento das TIC para fornecer informações precisas e concisas. Normalmente há diferentes níveis de permissão e de detalhe definidos para os profissionais no acesso à informação dependendo da sua função na estrutura organizacional.

6.3. Vagas de Empresarialização dos Hospitais do SNS (2002-2008)

6.3.1. *Primeira Vaga de Empresarialização (2002-2004)*
Na 1ª vaga de Empresarialização foram transformados 35 hospitais seleccionados do SPA em 31 Sociedades Anónimas de Capitais Exclusivamente Públicos (Hosptiais SA), conforme o Quadro 8:

OPÇÕES POLÍTICAS EM SAÚDE

Quadro 8
Hospitais do Sector Público Administrativo:
1ª Vaga de Empresarialização (2003)

35 Hospitais SPA	31 Hospitais / Centros Hospitalares SA
Hospital Santa Luzia – Viana do Castelo	Centro Hospitalar do Alto Minho, SA
Hospital Conde Bertiandos – Ponte de Lima	
Hospital Distrital S. Maria Maior – Barcelos	Hospital Distrital S.Maria Maior, SA – Barcelos
Hospital Pedro Hispano	Unidade Local de Saúde de Matosinhos, SA
CS Matosinhos, Leça da Palmeira, Senhora da Hora, São Mamede Infesta, CD Pneumológico	
Unidade de Saúde Pública – Autoridade de Saúde de Fronteiras	
Unidade de Convalescença	
Instituto Português de Oncologia Francisco Gentil – Centro Regional do Porto	Instituto Português de Oncologia do Porto, SA
Hospital Distrital de Bragança	Hospital Distrital de Bragança, SA
Hospital de Tomar	Centro Hospitalar Medio Tejo, SA
Hospital de Abrantes	
Hospital de Torres Novas	
Hospital de Santarém	Hospital Distrital Santarém, SA
Hospital Garcia de Orta – Almada	Hospital Garcia de Orta, SA – Almada
Hospital N.ª Sra. Rosário – Barreiro	Hospital NªSra. Rosário, SA – Barreiro
Hospital Pulido Valente	Hospital Pulido Valente, SA
Instituto Português de Oncologia Francisco Gentil – Centro Regional de Lisboa	Instituto Português de Oncologia de Lisboa, SA
Hospital de São Bernardo	Hospital S. Bernardo, SA – Setúbal
Hospital do Fundão	Centro Hospitalar Cova da Beira, SA
Hospital da Covilhã	
Hospital Distrital Figueira da Foz	Hospital Distrital Figueira da Foz, SA

Hospital Infante D. Pedro – Aveiro	Hospital Infante D.Pedro, SA – Aveiro
Hospital S. Sebastião- Feira	Hospital Sebastião, SA – Feira
Hospital S. Teotónio – Viseu	Hospital S.Teotónio, SA – Viseu
Hospital Santo André – Leiria	Hospital Santo André, SA – Leiria
Instituto Português de Oncologia Francisco Gentil – Centro Regional de Coimbra	Instituto Português de Oncologia de Coimbra, SA
Hospital Barlavento Algarvio (Portimão)	Hospital Barlavento Algarvio, SA
Hospital José Joaquim Fernandes, SA – Beja	Hospital José Joaquim Fernandes, SA – Beja
Hospital S. João de Deus – V.N. Famalicão	Hospital S.João de Deus, SA – V.N. Famalicão
Hospital Nª Sra. Oliveira, SA – Guimarães	Hospital NªSra.Oliveira, SA – Guimarães
Hospital de Santa Marta	Hospital Santa Marta, SA
Centro Hospitalar Vila Real/Peso Régua	Centro Hospitalar Vila Real/Peso Régua, SA
Hospital S. Gonçalo – Amarante	Hospital S. Gonçalo, SA – Amarante
Hospital Padre Américo – Vale do Sousa	Hospital Padre Américo – Vale do Sousa, SA
Hospital Geral S.António	Hospital Geral S. António, SA
Hospital St.ª Cruz	Hospital St.ª Cruz, SA
Hospital S. Francisco Xavier	Hospital S. Francisco Xavier, SA
Hospital Egas Moniz	Hospital Egas Moniz, SA

Fonte: Elaboração própria.

Com a empresarialização ocorreu a fusão de alguns hospitais em Centros Hospitalares. Há ainda o caso particular da Unidade Local de Saúde de Matosinhos, que foi criada pela fusão do Hospital Pedro Hispano com vários Centros de Saúde.

Esta primeira fase de empresarialização ocorrida no XV Governo com o então Ministro da Saúde, Luís Filipe Pereira fica conhecida

OPÇÕES POLÍTICAS EM SAÚDE

como a 1ª Vaga e os critérios para a selecção destes hospitais teve como preocupação central, referida em todos os diplomas de transformação dos hospitais em SA, a "gestão empresarial" para permitir potenciar:

- Ganhos acrescidos de saúde[21], melhoria do desempenho, da eficiência e da *performance* económico-financeira do SNS;
- A consagração da autonomia de gestão e de responsabilidade económico-financeira ao nível da gestão hospitalar;
- A separação da função de prestador de cuidados de saúde da função de financiador público.

6.3.2. Segunda Vaga de Empresarialização (2006)

A Lei nº 27/2002, de 8 de Novembro, que aprovou o novo regime jurídico da gestão hospitalar e procedeu à primeira alteração à Lei de Bases da Saúde veio estabelecer que os hospitais públicos passariam a poder revestir a natureza de sociedades anónimas de capitais exclusivamente públicos ou de estabelecimentos públicos, dotados de personalidade jurídica, autonomia administrativa, financeira e patrimonial e natureza empresarial.

Com efeito e na sequência da referida lei, o XV Governo Constitucional procedeu à transformação de 35 estabelecimentos hospitalares em 31 sociedades anónimas, de forma a realçar a autonomia de gestão do Serviço Nacional de Saúde, em Dezembro de 2002 ficando conhecida como a 1ª vaga de empresarialização.

Todavia, o processo de empresarialização da gestão hospitalar já se tinha iniciado em 1998 pelo XIII Governo Constitucional, com a criação do Hospital de São Sebastião, em Santa Maria da Feira tendo em vista a melhoria do desempenho, da eficiência e da qualidade do Serviço Nacional de Saúde.

---

[21] O conceito de *ganhos em saúde* pode traduzir-se de diferentes modos: ganhos em anos de vida que deixam de ser perdidos (acrescentar anos à vida); redução de episódios de doença ou encurtamento da sua duração (acrescentar saúde à vida); diminuição das situações de incapacidade temporária ou permanente devido a doenças, traumatismos ou às suas sequelas e aumento da funcionalidade física e psicossocial (acrescentar vida aos anos); redução do sofrimento evitável e melhoria da qualidade de vida relacionada ou condicionada pela saúde. (Portugal. Ministério da Saúde (1998), *Saúde: um compromisso. A estratégia de saúde para o virar do século 1998-2002).*

Mais tarde, já em 2005, o Programa do XVII Governo Constitucional considerou necessário proceder à transformação dos hospitais públicos em entidades públicas empresariais ficando sujeitos ao regime estabelecido no capítulo III do Decreto-Lei nº 558/99, de 17 de Dezembro, que redefiniu o conceito de empresa pública com o objectivo de fazer convergir o regime jurídico das entidades públicas empresariais com o paradigma jurídico-privado das sociedades anónimas mantendo-se os deveres de reporte e de informação que se encontravam previstos para os hospitais sociedades anónimas (hospitais SA).

Estas novas entidades públicas empresariais ficavam assim sujeitas a um regime mais estrito ao nível das orientações estratégicas a exercer pelos Ministérios das Finanças e da Saúde, necessário, segundo o Decreto-Lei nº 93/2005, de 7 Junho, para que aquele conjunto de empresas funcionasse, quer a nível operacional, quer a nível da racionalidade económica das decisões de investimento.

Assim, a 2ª vaga de empresarialização ocorre em Dezembro de 2005, através do Decreto-Lei nº 233/2005, de 29 de Dezembro, no início do novo XVII Governo, o qual decide transformar, neste diploma legislativo, os hospitais SA em Hospitais Entidades Públicas Empresariais.

Ao mesmo tempo que foram transformados em EPE, anteriores hospitais SA empresarializados na 1ª vaga juntaram-se novos hospitais que se encontravam, ainda, no Sector Público Administrativo e nalguns casos ocorreu a fusão com a criação de novos Centros Hospitalares. Em inícios de 2006 estavam constituídas 31 entidades públicas empresariais, de acordo com o Quadro 9.

Em suma, todas as sociedades anónimas constituídas na 1ª vaga de empresarialização foram transformadas em Entidades Públicas Empresariais e a sua denominação passou a integrar a expressão «Entidade Pública Empresarial» ou as iniciais «EPE».

Quadro 9
2ª Vaga de Empresarialização dos Hospitais (2006)

37 Hospitais SA/SPA	31 Hospitais/Centros Hospitalares SA transformados em EPE Dez 2005	31 Hospitais/Centros Hospitalares EPE em inícios de 2006
Centro Hospitalar do Alto Minho, SA	Centro Hospitalar do Alto Minho, EPE	Centro Hospitalar do Alto Minho, EPE
Hospital Distrital S. Maria Maior, SA – Barcelos	Hospital Distrital S. Maria Maior, EPE – Barcelos	Hospital Distrital S. Maria Maior, EPE – Barcelos
Unidade Local de Saúde de Matosinhos, SA	Unidade Local de Saúde de Matosinhos, EPE	Unidade Local de Saúde de Matosinhos, EPE
Instituto Português de Oncologia do Porto, SA	Instituto Português de Oncologia do Porto, EPE	Instituto Português de Oncologia do Porto, EPE
Hospital Distrital de Bragança, SA	Hospital Distrital de Bragança, EPE	**Centro Hospitalar do Nordeste, EPE**
Hospital de Macedo de Cavaleiros		
Hospital de Mirandela		
Hospital de São João		Hospital São João, EPE
Centro Hospitalar Médio Tejo, SA	Centro Hospitalar Médio Tejo, EPE	Centro Hospitalar Médio Tejo, EPE
Hospital Distrital Santarém, SA	Hospital Distrital Santarem, EPE	Hospital Distrital Santarém, EPE
Hospital Garcia de Orta, SA – Almada	Hospital Garcia de Orta, EPE – Almada	Hospital Garcia de Orta, EPE – Almada
Hospital NªSra. Rosário, SA – Barreiro	Hospital NªSra. Rosário, EPE – Barreiro	Hospital Nª Sra. Rosário, EPE – Barreiro
Hospital Pulido Valente, SA	Hospital Pulido Valente, EPE	Hospital Pulido Valente, EPE
Hospital de Santa Maria		Hospital Santa Maria, EPE
Instituto Português de Oncologia de Lisboa, SA	Instituto Português de Oncologia de Lisboa, EPE	Instituto Português de Oncologia de Lisboa, EPE
Hospital S. Bernardo, SA – Setúbal	Hospital S. Bernardo, EPE – Setúbal	**Centro Hospitalar de Setúbal, EPE**
Hospital Ortopédico Sant'Iago do Outão		
Hospital Distrital Figueira da Foz, SA	Hospital Distrital Figueira da Foz, EPE	Hospital Distrital Figueira da Foz, EPE
Centro Hospitalar Cova da Beira, SA	Centro Hospitalar Cova da Beira, EPE	Centro Hospitalar Cova da Beira, EPE
Hospital Infante D. Pedro, SA – Aveiro	Hospital Infante D. Pedro, EPE – Aveiro	Hospital Infante D. Pedro, EPE – Aveiro

Hospital Sebastião, SA – Feira	Hospital Sebastião, EPE – Feira	Hospital Sebastião, EPE – Feira
Hospital S.Teotónio, SA – Viseu	Hospital S.Teotónio, EPE – Viseu	Hospital S.Teotónio, EPE – Viseu
Hospital Santo André, SA – Leiria	Hospital Santo André, EPE – Leiria	Hospital Santo André, EPE – Leiria
Instituto Português de Oncologia de Coimbra, SA	Instituto Português de Oncologia de Coimbra, EPE	Instituto Português de Oncologia de Coimbra, EPE
Centro Hospitalar do Barlavento Algarvio SA	Centro Hospitalar do Barlavento Algarvio EPE (Portimão + H. Lagos)	Centro Hospitalar do Barlavento Algarvio EPE (*)
Hospital José Joaquim Fernandes, SA – Beja Hospital de Serpa	Centro Hospitalar do Baixo Alentejo EPE	Centro Hospitalar do Baixo Alentejo EPE (*)
Hospital S. João de Deus, SA – V.N. Famalicão	Hospital S. João de Deus, EPE – V.N. Famalicão	Hospital S. João de Deus, EPE – V.N. Famalicão
Hospital NªSra.Oliveira, SA – Guimarães	Hospital NªSra.Oliveira, EPE – Guimarães	Hospital NªSra.Oliveira, EPE – Guimarães
Hospital Santa Marta, SA	Hospital Santa Marta, EPE	Hospital Santa Marta, EPE
Centro Hospitalar Vila Real/ Peso Régua, SA	Centro Hospitalar Vila Real/Peso Régua, EPE	Centro Hospitalar Vila Real/ Peso Régua, EPE
Hospital S. Gonçalo, SA – Amarante	Hospital S. Gonçalo, EPE – Amarante	Hospital S. Gonçalo, EPE – Amarante
Hospital Padre Américo – Vale do Sousa, SA	Hospital Padre Américo – Vale do Sousa, EPE	Hospital Padre Américo – Vale do Sousa, EPE
Hospital Geral S. António, SA	Hospital Geral S. António, EPE	Hospital Geral S. António, EPE
Hospital St.ª Cruz, SA	Hospital St.ª Cruz, EPE	**Centro Hospitalar de Lisboa Ocidental, EPE**
Hospital S. Francisco Xavier, SA	Hospital S. Francisco Xavier, EPE	
Hospital Egas Moniz, SA	Hospital Egas Moniz, EPE	

Fonte: Elaboração própria.

(*) Notas ao Mapa: Antes da transformação em EPE, ocorreram as fusões do Hospital Distrital de Lagos com o Hospital do Barlavento Algarvio SA (Portimão) criando o Centro Hospitalar do Barlavento Algarvio SA (DL 214/2004, de 23 de Agosto) e do Hospital de Beja com o Hospital de Serpa criando o Centro Hospitalar do Baixo Alentejo (DL 207/2004, de 19 de Agosto) fora da legislação aqui referenciada.

A transformação dos Hospitais SA em EPE é descrita pelo Governo no sentido de que as unidades de saúde integradas no Serviço Nacional de Saúde deveriam estar sujeitas a um regime jurídico que atendendo ao serviço público por elas prestado permitisse uma maior interven-

OPÇÕES POLÍTICAS EM SAÚDE

ção ao nível das orientações estratégicas de tutela e superintendência, a exercer pelos Ministros das Finanças e da Saúde, necessária ao adequado funcionamento do conjunto das instituições do Serviço Nacional de Saúde.

Por outro lado, o Governo pretendia ver inequívoca a natureza pública das instituições do Estado prestadoras de cuidados de saúde havendo que compatibilizar este princípio com os instrumentos de gestão mais adequados à natureza específica das suas actividades, argumento que tinha sido a base da criação, em 1998, pelo XIII Governo Constitucional do Hospital de São Sebastião, em Santa Maria da Feira dotando-o de meios de gestão empresarial.

Neste Decreto-Lei 233/2005, de 29 de Dezembro prevê-se a extensão progressiva do estatuto de EPE a todos os hospitais incluindo os que se encontravam integrados no SPA e que mantêm a natureza jurídica de instituto público e confere-se a natureza de EPE aos Hospitais de Santa Maria e de São João, até finais de 2005 integrados no sector público administrativo.

Este diploma criou igualmente, sob a forma de EPE, três centros hospitalares tendo em vista uma melhor prestação de cuidados de saúde, através da optimização dos recursos, de acordo com o Quadro 10:

1. Centro Hospitalar de Lisboa Ocidental, EPE, que integra, por fusão, o Hospital de Egas Moniz, S. A., o Hospital de Santa Cruz, S. A. e o Hospital de São Francisco Xavier, S. A.;
2. Centro Hospitalar de Setúbal, EPE, que integra, por fusão, o Hospital de São Bernardo, S. A. e o Hospital Ortopédico de Sant'Iago do Outão;
3. Centro Hospitalar do Nordeste, EPE, que integra, por fusão, o Hospital Distrital de Bragança, S. A., o Hospital Distrital de Macedo de Cavaleiros e o Hospital Distrital de Mirandela.

A NEW PUBLIC MANAGEMENT NO SECTOR DA SAÚDE EM PORTUGAL

QUADRO 10
Novos Centros Hospitalares criados em 2006

8 Hospitais SA/SPA	3 Novos Centros Hospitalares EPE
Hospital Distrital de Bragança, SA	
Hospital de Macedo de Cavaleiros	**Centro Hospitalar do Nordeste, EPE**
Hospital de Mirandela	
Hospital S. Bernardo, SA – Setúbal	**Centro Hospitalar de Setúbal, EPE**
Hospital Ortopédico Sant'iago do Outão	
Hospital St.ª Cruz, SA	
Hospital S. Francisco Xavier, SA	**Centro Hospitalar de Lisboa Ocidental, EPE**
Hospital Egas Moniz, SA	

Fonte: Elaboração própria.

No Quadro 11 apresentam-se os novos hospitais e centros hospitalares EPE resultantes desta legislação:

QUADRO 11
Novos Hospitais EPE com a 2ª Vaga de Empresarialização (2006)

10 Hospitais SA/SPA	5 Novos Hospitais / Centros Hospitalares EPE
Hospital Distrital de Bragança, SA	
Hospital de Macedo de Cavaleiros	**Centro Hospitalar do Nordeste, EPE**
Hospital de Mirandela	
Hospital S. Bernardo, SA – Setúbal	**Centro Hospitalar de Setúbal, EPE**
Hospital Ortopédico Sant'iago do Outão	
Hospital St.ª Cruz, SA	
Hospital S. Francisco Xavier, SA	**Centro Hospitalar de Lisboa Ocidental, EPE**
Hospital Egas Moniz, SA	
Hospital de Santa Maria	Hospital de Santa Maria, EPE
Hospital de São João	Hospital de São João, EPE

Fonte: Elaboração própria.

A fim de evitar a proliferação de estatutos de unidades de saúde essencialmente idênticos foram aprovados um regime jurídico e uns estatutos suficientemente flexíveis para abarcar as várias unidades de saúde com a natureza de entidades públicas empresariais sejam hospitais ou centros hospitalares, gerais ou especializados deixando para os respectivos regulamentos internos os aspectos organizacionais e não estatutários, designadamente a criação de órgãos de direcção adequados à sua especificidade, dimensão e complexidade.

6.3.3. Terceira Vaga de Empresarialização (2007)

A 3ª vaga considerada neste estudo é composta pela transformação ocorrida no ano de 2007, em Março e Outubro, através dos Decretos-Lei nº 50-A/2007, de 28 de Fevereiro e nº 326/2007, de 28 de Setembro, respectivamente.

Importa referir que as instituições transformadas em entidades públicas empresariais na 3ª vaga foram escolhidas de entre aquelas que demonstraram ter interesse nessa transformação e dispor das características necessárias ao sucesso da atribuição de um estatuto empresarial, de acordo com o Quadro 12:

QUADRO 12

3º Vaga de Empresarialização dos Hospitais (Março 2007)

17 Hospitais EPE / SPA em 2006	8 Hospitais / Centros Hospitalares EPE em 2007
Hospital S. João de Deus, EPE – V.N. Famalicão	Centro Hospitalar do Médio Ave, EPE
Hospital de Santo Tirso	
Hospital Nª Sra. Oliveira, EPE – Guimarães	Centro Hospitalar do Alto Ave, EPE
Hospital S. José – Fafe	
Hospital Santa Marta, EPE	Centro Hospitalar de Lisboa Central, EPE
Centro Hospitalar de Lisboa (H. São José e Capuchos)	
Hospital de Dona Estefânia	

Centro Hospitalar Vila Real/Peso Regua, EPE	**Centro Hospitalar Trás-os-Montes e Alto Douro, EPE**
Hospital de Chaves	
Hospital de Lamego	
Hospital Dr. José Maria Grande – Portalegre	**Unidade Local Saúde Norte Alentejano, EPE**
Hospital Santa Luzia- Elvas	
Centro de Saúde de Portalegre	
Hospital de Évora	**Hospital Espírito Santo de Évora, EPE**
Hospital de Vila Nova de Gaia	**Centro Hospitalar Vila Nova Gaia/Espinho, EPE**
Hospital de Espinho	
Centro Hospitalar de Coimbra	**Centro Hospitalar de Coimbra, EPE**

Fonte: Elaboração própria.

O Programa de Estabilidade e Crescimento 2005-2009 previa a atribuição progressiva deste estatuto empresarial a todos os hospitais do Serviço Nacional de Saúde, para que todos os estabelecimentos hospitalares ficassem sujeitos a um único regime jurídico.

Em Outubro de 2007 foram criados mais dois centros hospitalares, com o estatuto jurídico de entidade pública empresarial, conforme o Quadro 13, modelo considerado pelo D.L. nº 326/2007, de 28 Setembro, mais adequado à gestão das unidades de cuidados de saúde diferenciados.

OPÇÕES POLÍTICAS EM SAÚDE

QUADRO 13

Novos Centros Hospitalares (Outubro 2007)

5 Hospitais EPE / SPA em 2006	2 Centros Hospitalares EPE em 2007
Hospital S.Goncalo, EPE – Amarante	Centro Hospitalar Tâmega e Sousa, EPE
Hospital Padre Americo – Vale do Sousa, EPE	
Hospital Geral S.Antonio, EPE	Centro Hospitalar do Porto, EPE
Maternidade Júlio Dinis	
Hospital Especializado de Crianças Maria Pia	

Fonte: Elaboração própria.

Assim, o universo das EPE passou a ser constituído por 34 instituições hospitalares/centros hospitalares, como se pode verificar no Quadro 14:

QUADRO 14

Hospitais empresarializados na 1ª, 2ª e 3ª Vagas (Março e Outubro 2007)

46 Hospitais e Centros Hospitalares EPE / SPA em 2006	34 Hospitais e Centros Hospitalares EPE em 2007
Centro Hospitalar do Alto Minho, EPE	Centro Hospitalar do Alto Minho, EPE
Hospital Distrital S.Maria Maior, EPE – Barcelos	Hospital Distrital S.Maria Maior, EPE – Barcelos
Unidade Local de Saúde de Matosinhos, EPE	Unidade Local de Saúde de Matosinhos, EPE
Instituto Português de Oncologia do Porto, EPE	Instituto Português de Oncologia do Porto, EPE
Centro Hospitalar do Nordeste, EPE	Centro Hospitalar do Nordeste, EPE
Hospital São João, EPE	Hospital São João, EPE
Hospital Distrital Santarém, EPE	Hospital Distrital Santarém, EPE
Centro Hospitalar Médio Tejo, EPE	Centro Hospitalar Médio Tejo, EPE
Hospital Garcia de Orta, EPE – Almada	Hospital Garcia de Orta, EPE – Almada
Hospital Nª Sra. Rosário, EPE – Barreiro	Hospital Nª Sra. Rosário, EPE – Barreiro

Hospital Pulido Valente, EPE	Hospital Pulido Valente, EPE
Hospital Santa Maria, EPE	Hospital Santa Maria, EPE
Instituto Português de Oncologia de Lisboa, EPE	Instituto Português de Oncologia de Lisboa, EPE
Centro Hospitalar de Setúbal, EPE	Centro Hospitalar de Setúbal, EPE
Centro Hospitalar Cova da Beira, EPE	Centro Hospitalar Cova da Beira, EPE
Hospital Distrital Figueira da Foz, EPE	Hospital Distrital Figueira da Foz, EPE
Hospital Infante D.Pedro, EPE – Aveiro	Hospital Infante D. Pedro, EPE – Aveiro
Hospital S. Sebastião, EPE – Feira	Hospital S. Sebastião, EPE – Feira
Hospital S. Teotónio, EPE – Viseu	Hospital S. Teotónio, EPE – Viseu
Hospital Santo André, EPE – Leiria	Hospital Santo André, EPE – Leiria
Instituto Português de Oncologia de Coimbra, EPE	Instituto Português de Oncologia de Coimbra, EPE
Centro Hospitalar do Barlavento Algarvio EPE	Centro Hospitalar do Barlavento Algarvio EPE
Centro Hospitalar do Baixo Alentejo EPE	Centro Hospitalar do Baixo Alentejo EPE
Hospital S. João de Deus, EPE – V.N. Famalicão	**Centro Hospitalar do Médio Ave, EPE**
Hospital de Santo Tirso	
Hospital Nª Sra.Oliveira, EPE – Guimarães	**Centro Hospitalar do Alto Ave, EPE**
Hospital S. José – Fafe	
Hospital Santa Marta, EPE	**Centro Hospitalar de Lisboa Central, EPE**
Centro Hospitalar de Lisboa (H. São José e Capuchos)	
Hospital de Dona Estefânia	
Centro Hospitalar Vila Real/Peso Régua, EPE	**Centro Hospitalar Trás-os-Montes e Alto Douro, EPE**
Hospital de Chaves	
Hospital de Lamego	
Hospital Dr. José Maria Grande – Portalegre	**Unidade Local Saúde Norte Alentejano, EPE**
Hospital Santa Luzia- Elvas	
CS de Portalegre	
Hospital de Évora	**Hospital Espírito Santo de Évora, EPE**
Hospital de Vila Nova de Gaia	**Centro Hospitalar Vila Nova Gaia/Espinho, EPE**
Hospital de Espinho	
Centro Hospitalar de Coimbra	**Centro Hospitalar de Coimbra, EPE**
Hospital S. Gonçalo, EPE – Amarante	**Centro Hospitalar Tâmega e Sousa, EPE**
Hospital Padre Américo – Vale do Sousa, EPE	

Hospital Geral S. António, EPE	
Maternidade Júlio Dinis	Centro Hospitalar do Porto, EPE
Hospital Especializado de Crianças Maria Pia	
Centro Hospitalar de Lisboa Ocidental, EPE	Centro Hospitalar de Lisboa Ocidental, EPE

Fonte: Elaboração própria.

Este estudo inclui na sua análise os anos 2002 a 2008, período temporal onde ocorreram as três primeiras vagas de empresarialização dos hospitais no sector público da Saúde em Portugal.

A 1ª vaga deu-se no XV Governo com o então Ministro da Saúde, Luís Filipe Pereira, a 2ª vaga de empresarialização dos hospitais ocorreu no início da governação do XVII Governo, com o então Ministro da Saúde, António Correia de Campos e a 3ª vaga de empresarialização operou-se durante o ano 2007 em dois períodos: Março e Outubro coincidindo com o último ano de governação do Ministro da Saúde António Correia de Campos.

A 4ª vaga de empresarialização dos hospitais foi desencadeada, ainda sob a tutela deste Ministro, mas só se concretizou no ano de 2008.

Por ser o último ano analisado nesta investigação descrevemos apenas o que ocorreu durante o ano 2008, em termos da 4ª vaga de empresarialização, mas este facto não tem qualquer impacto no presente trabalho.

O Quadro 15 resume as vagas de empresarialização ocorridas e consideradas neste estudo.

QUADRO 15

Resumo das Vagas de empresarialização (2002-2007)

	1ª Vaga	2ª Vaga	3ª Vaga
Data de Transformação	Dezembro 2002	Dezembro 2005	Fevereiro 2007 Setembro 2007
1º Ano empresarialização	2003	2006	2007/2008
Número inicial hospitais	35	10	22
Número final hospitais	31	5	10
Acumulado	-	31	34 (*)

(*) fusões
Fonte: Elaboração própria.

Em 2008 houve uma 4ª vaga de empresarialização, não incluída neste estudo, porque os seus efeitos só deverão ser estudados a partir do ano de 2009, primeiro ano completo em que as instituições transformadas operaram como EPE.

Todavia e para uma clarificação do panorama hospitalar português, em 2008 é adicionada seguidamente informação sobre os processos ocorridos durante o último ano desta investigação (2008).

Assim, o Decreto-Lei nº 23/2008, de 8 de Fevereiro criou o Centro Hospitalar Lisboa Norte, EPE, por fusão do Hospital de Santa Maria EPE com o Hospital Pulido Valente, EPE. Apenas o primeiro destes hospitais faz parte do estudo sendo considerado como EPE a partir de 2006, uma vez que foi transformado em Dezembro 2005. O Hospital Pulido Valente EPE não tinha os dados necessários publicados.

O Decreto-Lei nº 180/2008, de 26 de Agosto, transforma em entidades EPE, o Hospital Central de Faro, os Hospitais da Universidade de Coimbra e o Centro Hospitalar Póvoa do Varzim/Vila do Conde, os quais se passam a designar, respectivamente, Hospital de Faro, EPE, Hospitais da Universidade de Coimbra, EPE e Centro Hospitalar Póvoa do Varzim/Vila do Conde, EPE. Estão incluídos no estudo, o Hospital de Faro e os Hospitais da Universidade de Coimbra sendo ambos considerados como SPA em 2008, pelos motivos já explicados.

O Decreto-Lei nº 183/2008, de 4 de Setembro cria as Unidades Locais de Saúde, com estatuto EPE integrando unidades hospitalares com Centros de Saúde. Este diploma cria a Unidade Local de Saúde do Alto Minho, EPE, que integra o Centro Hospitalar do Alto Minho EPE e os centros de saúde do distrito de Viana do Castelo, a Unidade Local de Saúde do Baixo Alentejo, EPE, que integra o Centro Hospitalar do Baixo Alentejo, EPE e os centros de saúde do distrito de Beja, com excepção do centro de saúde de Odemira e ainda a Unidade Local de Saúde da Guarda, EPE, que integra os hospitais SPA da Guarda e de Seia e centros de saúde do distrito da Guarda, com excepção de Vila Nova de Foz Côa e Aguiar da Beira.

Das instituições incluídas nestas fusões, o estudo apenas integra o Centro Hospitalar do Baixo Alentejo, EPE e o Hospital de Seia.

OPÇÕES POLÍTICAS EM SAÚDE

No final de 2008, a distribuição geográfica dos hospitais, centros hospitalares e unidades locais de saúde com o estatuto EPE era o que se apresenta no Quadro 16.

A ARS Norte é a que tem o maior número de unidades hospitalares (quinze) com este estatuto.

QUADRO 16
Entidades EPE por Região (ano 2008)

Região	Universo de Entidades EPE
ARS Norte	CH. Alto Ave, EPE
ARS Norte	ULS do Alto Minho, EPE
ARS Norte	CH. Vila Nova Gaia/Espinho, EPE
ARS Norte	CH. Médio Ave, EPE
ARS Norte	CH. do Nordeste, EPE
ARS Norte	CH. do Porto, EPE
ARS Norte	CH. Trás-os-Montes Alto Douro, EPE
ARS Norte	CH. do Tamega e Sousa, EPE
ARS Norte	CH Entre o Douro e Vouga, EPE
ARS Norte	H. São João, EPE
ARS Norte	H. S. Maria Maior-Barcelos, EPE
ARS Norte	IPO do Porto, EPE
ARS Norte	ULS Matosinhos, EPE
ARS Norte	CH. Póvoa Varzim Vila Conde, EPE
ARS Norte	H. Magalhães Lemos, EPE
ARS Centro	CH. Cova da Beira,EPE
ARS Centro	CH. de Coimbra, EPE
ARS Centro	H. Figueira da Foz, EPE
ARS Centro	H. Infante D. Pedro-Aveiro, EPE
ARS Centro	H. S.Teotonio, SA-Viseu, EPE
ARS Centro	H. Santo Andre-Leiria, EPE
ARS Centro	IPO de Coimbra, EPE
ARS Centro	H. Universidade de Coimbra, EPE
ARS Centro	ULS da Guarda, EPE
ARS LVT	CH. Lisboa Norte, EPE
ARS LVT	CH. de Lisboa Central, EPE

ARS LVT	CH. de Lisboa-Zona Ocidental, EPE
ARS LVT	CH. Medio Tejo, EPE
ARS LVT	CH. de Setubal, EPE
ARS LVT	H. Fernando Fonseca, EPE
ARS LVT	H. Santarem, EPE
ARS LVT	H. Garcia de Orta-Almada, EPE
ARS LVT	H. Nª Sra. Rosario-Barreiro, EPE
ARS LVT	IPO de Lisboa, EPE
ARS Alentejo	ULS do Baixo Alentejo, EPE
ARS Alentejo	H. Espírito Santo de Évora, EPE
ARS Alentejo	ULS Norte Alentejano, EPE
ARS Algarve	CH. do Barlavento Algarvio, EPE
ARS Algarve	H. de Faro, EPE

Fonte: Elaboração própria.

Quanto aos hospitais que permaneceram no SPA, as Regiões de Lisboa e Vale do Tejo e Centro eram as que mantinham um maior número de unidades, respectivamente dez e oito, conforme o Quadro 17:

QUADRO 17
Entidades SPA por Região (ano 2008)

Região	Universo de Entidades EPE
ARS Norte	Hospital Joaquim Urbano
ARS Norte	Hospital Distrital de Valongo
ARS Norte	Hospital S. Marcos Braga
ARS Centro	Hospital Rovisco Pais
ARS Centro	Hospital Distrital de Agueda
ARS Centro	Hospital Distrital de Anadia
ARS Centro	Hospital Distrital de Cantanhede
ARS Centro	Hospital Distrital de Castelo Branco
ARS Centro	Hospital Visconde Salreu – Estarreja
ARS Centro	Hospital Dr. Francisco Zagalo – Ovar
ARS Centro	Hospital Distrital de Pombal
ARS Centro	Hospital Candido de Figueiredo – Tondela
ARS Centro	Centro Psiquiátrico de Coimbra, SPA

OPÇÕES POLÍTICAS EM SAÚDE

ARS LVT	Centro Hospitalar do Oeste Norte
ARS LVT	Centro Hospitalar de Torres Vedras
ARS LVT	Hospital Curry Cabral
ARS LVT	Hospital Reinaldo dos Santos – Vila Franca de Xira
ARS LVT	Instituto de Oftalmologia Dr. Gama Pinto
ARS LVT	Maternidade Alfredo da Costa
ARS LVT	Centro Psiquiátrico de Lisboa, SPA
ARS LVT	Centro Hospitalar de Cascais
ARS Alentejo	Hospital Litoral Alentejano

Fonte: Elaboração própria.

Capítulo 7
O papel dos Métodos Quantitativos para a Avaliação das Políticas Públicas

A maioria dos trabalhos empíricos de investigadores da gestão pública é baseada em métodos qualitativos. O esforço académico tem-se concentrado em estudos de caso, comentários sobre as políticas governamentais ou práticas de gestão. Em contrapartida, a pesquisa quantitativa tem sido rara, para Adriano Moreira (2006) é muito difícil utilizar métodos quantitativos em ciência política.

Para Boyne (2002), a pesquisa quantitativa é rara, por isso tem contribuído menos para o desenvolvimento do conhecimento da gestão pública e da NPM, a qual não tem tido muita avaliação quantitativa dos efeitos de reformas da gestão pública faltando uma oportunidade importante para contribuir para o desenvolvimento da teoria e da prática.

Com esta afirmação não se pretende defender que todos os pesquisadores qualitativos devem procurar transformar-se em estatísticos. Toda a gama de métodos é necessária a fim de investigar os fenómenos da gestão pública. No entanto, é necessário um melhor equilíbrio entre as abordagens quantitativa e qualitativa. Tão pouco se pretende dizer que as novas perspectivas teóricas e conceituais não devem ser desenvolvidas havendo ainda trabalho a ser feito para estabelecer a validade empírica das teorias e hipóteses que já estão disponíveis (Boyne, 2002).

OPÇÕES POLÍTICAS EM SAÚDE

De facto, pode argumentar-se que sendo um campo multidisciplinar, a gestão pública tem excesso de teoria. Uma mudança conceptual do trabalho na sequência de testes empíricos das proposições existentes pode produzir benefícios, não só para a comunidade académica, mas também para os decisores políticos e gestores.

Quais são as razões para a escassez de estudos quantitativos e para a falta de testes estatísticos de hipóteses, relativa aos processos de gestão e resultados? Qual é a potencial contribuição dos métodos quantitativos para o desenvolvimento deste campo?

A extensão do uso de métodos quantitativos pode ser identificada através de uma análise do conteúdo dos principais periódicos académicos no campo da gestão pública. Embora este procedimento seja simples, em princípio envolve três questões complexas. Em primeiro lugar, o que é "gestão pública" enquanto área de pesquisa académica? Em segundo lugar, que revistas devem ser incluídas na avaliação? E em terceiro lugar, quais as técnicas de contagem que devem ser utilizadas para este efeito?

A pesquisa quantitativa pode ser utilizada de várias maneiras e em circunstâncias diferentes. No entanto, é mais provável fazer uma diferença positiva para o conhecimento sobre a gestão pública se estiverem presentes as cinco características listadas por Boyne (2002).

Estas características não só contêm os benefícios da pesquisa quantitativa, como também podem servir como um *checklist* para a avaliação de um estudo estatístico.

Listam-se as cinco características, que não se referem a qualquer procedimento particular estatístico ou técnico, mas à pesquisa quantitativa em geral (Boyne, 2002):

1. Contexto teórico claro – Não existe falta de perspectivas teóricas sobre a gestão pública, sobretudo por se tratar de um campo multidisciplinar. A pesquisa quantitativa pode contribuir para os debates teóricos ao providenciar evidência empírica sobre a validade de perspectivas alternativas. Os méritos de teorias concorrentes podem ser comparados directamente dentro do mesmo modelo estatístico;

2. Hipóteses explícitas – Um bom estudo quantitativo é mais do que uma procura de relações empíricas entre variáveis, procura antes estabelecer se uma ligação hipotética proposta pela teoria, existe na prática. Tal implica que exista uma expectativa sobre a direcção esperada da relação entre medidas teoricamente construídas, por exemplo se a motivação pessoal está positivamente associada à *performance* da organização;
3. Medição de conceitos – Embora não existam, objectivamente, medidas correctas de conceitos é importante que as variáveis empíricas sejam concordantes com as construções teóricas. A operacionalização de um conceito será mais conseguida quando tiver uma dimensão claramente definida, que tenha largo consenso académico ou o devido significado. No entanto, como tal é raramente atingível, o melhor que o investigador pode geralmente obter é definir um conceito de uma forma que seja justificável num contexto particular de investigação e escolher uma medida que seja consistente com essa interpretação;
4. Testes de significância estatística[22] – A utilização de testes de significância, como critério de avaliação é controversa. Estes testes são convencionalmente utilizados para tirar conclusões sobre uma população a partir de uma amostra tirada dessa mesma população e tem existido algum debate sobre a relevância das conclusões;
5. Variáveis exploratórias de controlo – A pesquisa empírica foca-se geralmente na relação entre duas variáveis. Nenhum aspecto da gestão do sector público pode ser determinado através de uma variável exploratória. Desta forma, é essencial que o efeito de uma variável de particular interesse teórico seja testado contra outras variáveis exploratórias, o que pode ser conseguido através da utilização de modelos estatísticos de múltiplas variáveis.

---

[22] Teste de significância – a partir de uma amostra representativa, tentar inferir sobre a população. Nos testes de significância é necessário definir *à priori* o nível de significância ou de risco.

Capítulo 8
A Eficiência e o Papel dos Métodos Quantitativos para a sua Medição

Medir a eficiência é menos difícil do que medir a qualidade ou a eficácia. Para medir a qualidade há sempre o passo inicial de tentar encontrar algum consenso entre os utilizadores do sistema sobre o que constitui para eles a "qualidade".

A medição da eficácia envolve a investigação sobre os impactos externos à organização, o que pode ser dispendioso e metodologicamente complexo.

De facto, a avaliação da eficácia de muitas políticas públicas e programas é uma tarefa extremamente difícil. Ocasionalmente, algum programa especial beneficiará de um indicador de resultado disponível, válido e relevante, mas muitas vezes as ligações entre as actividades do programa e os resultados finais são provisórios ou obscuros.

Existem várias razões bem documentadas para esta complexidade (Pollitt, 2000). Os políticos frequentemente ordenam políticas e objectivos que, na frase famosa de Wildavsky são *"múltiplos, conflituantes e vagos"*. Daí a dificuldade em responder à questão inicial sobre quais os resultados a alcançar.

Há também o problema dos prazos: os resultados finais da educação, saúde e programas ambientais, por exemplo, só são visíveis a muito longo prazo – mais do que os políticos e os cidadãos estão dispostos a esperar, antes de efectuarem o seu julgamento.

A terceira dificuldade mais comum é atribuir com segurança os efeitos observados ao programa em questão. Se o desemprego diminui, quanto se deve a um programa de formação e quanto se deve a uma melhoria geral das condições económicas? Se o estado de saúde da comunidade melhora é devido a um programa de promoção de saúde, a melhor habitação, ao aumento dos rendimentos que leva a melhores atitudes ou a alguma combinação de todas estas causas?

Por si só, a reforma da gestão não altera nenhuma dessas restrições. Com efeito, a avaliação da eficácia da reforma da gestão está sujeita precisamente a estes desafios – os objectivos da reforma são muitas vezes difíceis de operacionalizar, as escalas de tempo durante o qual ocorrem os efeitos podem ser morosas e a atribuição de efeitos observados é frequentemente incerta (Pollitt, 1995).

O governo trabalhista do Reino Unido, após quinze anos de reformas da gestão, intensas e incessantes declarou em 1999 a necessidade de se concentrarem em resultados e não apenas em custos, funções ou despesas. Significativamente, quando se examina, por exemplo, como o Ministério da Saúde respondeu a esse pedido encontra-se um relatório de um total de trinta e seis metas, em que apenas cinco são expressas em termos de resultados e de todas essas, cinco determinam o ano de 2010 – a, pelo menos, duas eleições de distância – como a data em que os seus resultados devem ser alcançados (Pollitt, 2002).

Pollitt (2002) conclui que são raros os casos em que há prova inequívoca de reformas de gestão terem produzido acção governamental mais efectiva. As ligações entre a reforma de gestão e o alcance efectivo dos objectivos da política de longo prazo são muitas vezes distantes e complicadas por factores que estão além do controlo dos gestores públicos.

Por outro lado, as melhorias dos sistemas não estão a ser julgadas com base no sucesso ou fracasso de um único projecto, programa ou política, mas sim de uma forma mais holística. Por exemplo, a transformação de um sistema hierárquico burocrático rígido, introspectivo e lento num departamento plano e multidisciplinar pode aumentar a capacidade do sistema para lidar com os novos desenvolvimentos no seu ambiente. Neste exemplo, alterações do sistema são de amplo alcance e frequentemente envolvem tanto mudanças estruturais importantes, como uma mudança de engenharia na cultura dominante da organização.

Os reformadores fizeram muitas reivindicações para as transformações dos sistemas. Por exemplo, o Vice Presidente Al Gore escreveu que no governo federal dos Estados Unidos, muitos patrões mudaram a maneira de fazer os seus processos e encorajaram a inovação e o serviço ao cliente (Gore, 1996).

Assim, as alegações de "maior responsabilização", mudança cultural ou maior capacidade de resposta são relativamente fáceis de ilustrar, mas muito difíceis de capturar de maneira geral. Quem tem medido mudança cultural? Quem tem estatísticas fiáveis sobre as mudanças na "responsabilidade"? Em que unidades se pode encontrar uma mudança na capacidade de resposta de um sistema de administração pública? Nessas ocasiões (ainda bastante raras), quando foi realizada uma investigação sistemática sobre tais assuntos, os resultados apontavam para *"transformações"* positivas, embora certamente tenham também registado que a mudança estava em curso (*Task Force on Management Improvement* 1992; Talbot 1994, Rouban 1995).

Quanto à medição da eficiência, esta requer uma comparação entre os *inputs* e os *outputs* de uma organização – os quais estão normalmente registados.

Para Escott e Whitfield (1995), um primeiro ponto a destacar, quando se mede a eficiência é se os ganhos de eficiência podem ser conseguidos à custa de outros efeitos menos desejáveis. Assim, um estudo no Reino Unido sobre os efeitos da contratação de serviços locais chegou à conclusão de que, enquanto a eficiência pode ter aumentado em muitos casos, a igualdade de oportunidades da contratação piorou.

O segundo ponto a destacar é se existe um problema de *"sistemas"*. Um exemplo ilustrativo vem da reengenharia do processo para a obtenção de resultados de testes de patologia num grande hospital público no Reino Unido. O manuseio dos espécimes foi completamente redesenhado e o tempo médio necessário para fazer chegar os resultados à secretária ou ao computador do médico foi significativamente reduzido – sem que tal implicasse recursos extra. Tal parece ter um claro

OPÇÕES POLÍTICAS EM SAÚDE

ganho de eficiência. No entanto, não teve efeito sobre a demora média dos doentes, porque os padrões de trabalho dos médicos mantiveram-se inalterados, simplesmente *"absorveram"* os tempos de resposta mais rápidos nas suas próprias rotinas (Escott e Whitfield, 1995).

Um terceiro ponto, diz respeito às alegações de que os ganhos de eficiência são, provavelmente, perfeitamente razoáveis e exactos (Hencke, 1998).

Sobre este assunto, Boyne (1998) tem a opinião de que as afirmações em estudos empíricos de que a subcontratação, de forma *"consistente"* e *"sem excepção"* é mais eficaz do que a oferta pública de serviço são comprovadamente falsas. Apenas cerca de metade dos estudos colocados no papel (uma análise à subcontratação no governo local dos Estados Unidos) associam a redução das despesas a eficiência superior. Além disso, muitos dos estudos específicos contêm falhas metodológicas que lançam dúvidas sobre as evidências do impacto dos contratos de serviço.

Este não é um caso isolado. A investigação de Talbot (1996, 1997) ao sistema de indicadores de desempenho utilizados no Reino Unido, *"Next Steps"* mostrou que as medições de eficiência foram desiguais e voláteis. Aproximadamente metade dos objectivos declarados não foi coberta pelos indicadores, quando dois terços dos "indicadores chave de desempenho" para uma amostra de dez agências tinham sido abandonados ou substituídos no prazo de seis anos.

De igual modo, as reorganizações podem interromper a série de dados por alterarem a esfera de competências de uma organização ou pela alteração dos métodos de recolha de dados ou categorias. Séries temporais de confiança e bem validadas para medir eficiência revelam-se muito mais raras do que se poderia ter pensado (Pollitt, 2002).

A frequente ausência de medidas com "padrões dourados" não mostra que a eficiência tem diminuído (ou aumentado), mas sim lançam uma luz diferente sobre a aparente abundância de reivindicações de melhoria. Muitas delas são, provavelmente, inteiramente justificadas. Outras são comprovadamente suspeitas.

Analisando, em particular, o caso dos hospitais e a importância da sua eficiência, já que são eles que comandam o orçamento da saúde da maioria dos países, em que a razão para os custos crescentes incluem o envelhecimento da população, que necessita de tratamentos mais intensivos de cuidados de saúde, os custos relativamente elevados de trabalho e os sistemas de pagamento que podem encorajar comportamentos ineficientes por parte dos gestores hospitalares e dos médicos não foram totalmente mitigados através de reformas e regulamentos (Blank e Valdmanis, 2008).

Tem sido bem documentado que as despesas de saúde durante a vida de uma pessoa são maiores durante os dois últimos anos de vida. Muito pode ser atribuído a tratamentos caros no hospital incluindo o papel especial da tecnologia. Como Chernew *et al* (1997) argumentaram, os avanços na tecnologia é uma das principais razões para os aumentos dos custos hospitalares, pois as inovações são muitas vezes mais caras e exigem pessoal altamente treinado para operar e tratar pacientes com a nova tecnologia. Por outro lado, os avanços na tecnologia podem também contribuir para reduzir os custos sociais, se a sua utilização melhorar os resultados de saúde dos pacientes. Portanto, a análise da produtividade de um hospital deveria incluir medidas de resultados de saúde em conjunto com a eficiência (Blank e Valdmanis, 2008).

Apesar da noção de que o aumento dos benefícios surge dada a evolução tecnológica, os custos e o impacto nos custos aumenta a economia global. A questão central será qual a melhor forma de melhorar o desempenho. Basear-se exclusivamente em intervenções no mercado não é uma opção viável, pois a saúde é um sector dominado por falhas de mercado, assimetria de informação, requisitos de licenciamento, métodos de pagamento que agravam as questões principais das agências e a existência de propriedade privada e pública (Blank e Valdmanis, 2008).

Os cuidados hospitalares em muitos países podem ser produzidos publicamente e pagos publicamente. No entanto, as diferentes abordagens da assistência hospitalar, os custos excessivos e a ineficiência impõem um excesso de encargos sobre as empresas privadas, públicas e sobre o bem-estar social.

Uma maneira de reduzir a carga sobre os orçamentos governamentais e custos privados é melhorar o desempenho dos hospitais para

OPÇÕES POLÍTICAS EM SAÚDE

diminuir os custos totais. Assim, aumentar a eficiência total é um bom primeiro passo em qualquer reforma da saúde/sistema de cuidados hospitalares (Blank e Valdmanis, 2008).

Existem várias estruturas básicas de saúde nos países da OCDE. Estes incluem programas de reembolso público-comum em França, sistemas de contratação pública que caracterizam os programas de saúde na Holanda e na Alemanha e o sistema público integrado verificado na maioria dos países nórdicos. Também são encontrados Seguros Nacionais de Saúde e apropriação pública da produção, nomeadamente no Reino Unido (Blank e Valdmanis, 2008). Estes vários sistemas podem afectar o comportamento "produtivo" do hospital de forma diferente, portanto, a flexibilidade na análise e identificação de implicações específicas pode ajudar os decisores políticos na previsão de possíveis respostas dos hospitais às mudanças económicas, quer a nível micro, quer a nível macro.

Nos dados da OCDE (2006) percebemos que a indústria hospitalar é uma actividade económica substancial na economia nacional. Os países disponíveis no conjunto de dados, varia de cerca de 1,5% na Coreia a mais de 4,5% nos Estados Unidos. Outra característica importante parece estar na relação sistemática entre os rendimentos dos países e os gastos com cuidados hospitalares. Por exemplo, na Coreia, Polónia e México, todos ficam abaixo de 2,0% do PIB em gastos hospitalares, enquanto mais de 3,5% do PIB é gasto em serviços hospitalares na Suíça, França, Japão e Dinamarca.

Além de explicações artificiais e técnicas relacionadas com os dados existem outras razões. O primeiro grupo de explicações para Blank e Valdmanis (2008) tem a ver com a composição e qualidade dos serviços. Maiores gastos em serviços hospitalares pode ser um indicador para obter melhores resultados de saúde, no entanto, essa associação directa foi contestada por um estudo da Organização Mundial de Saúde (OMS) sobre a saúde nacional em função das despesas (Blank e Valdmanis, 2008). Logo, é importante perguntar se esses recursos são alocados e utilizados de forma eficiente.

Outros factores também devem ser considerados na avaliação da eficiência hospitalar a nível micro e macro. Por exemplo, o envelhecimento da sociedade exige outros serviços do que exigiria uma socie-

A EFICIÊNCIA E O PAPEL DOS MÉTODOS QUANTITATIVOS PARA A SUA MEDIAÇÃO

dade mais nova que podem afectar substancialmente a utilização de recursos. Dúvidas sobre como medir os serviços são, portanto, extremamente relevantes. Além disso, o comportamento económico é determinado por todos os tipos de regulamentos e questões políticas.

A transformação de recursos em serviços é em geral uma questão complexa (Blank e Valdmanis, 2008). Há uma componente técnica relacionada com a transformação, mas também uma questão económica. A componente técnica refere-se, por exemplo, aos recursos e serviços de substituição e ganhos de escala. O comportamento económico e as restrições financeiras são determinantes importantes da produtividade. A resposta dos hospitais às mudanças nos preços dos recursos, nos preços de serviços e orçamentos é também de grande importância para os resultados de produtividade.

Hollingsworth (2003) analisou a eficiência hospitalar e encontrou um crescimento do número de documentos referenciados e publicados focando a produtividade hospitalar. As abordagens metodológicas predominantes incluem o DEA ou a análise de fronteira estocástica. Ambos os métodos são usados para medir a eficiência do hospital e/ou a produtividade de uma fronteira de melhores práticas. Hospitais abaixo da fronteira são considerados ineficientes ou praticantes de níveis mais baixos de produtividade. Desde meados da década de oitenta, a medição de desempenho hospitalar tem aumentado tanto a nível académico, como a nível político e da gestão.

Comparar apenas os custos dos hospitais não descreve completamente os outros objectivos da decisão política no governo ou aos níveis sociais. A qualidade do atendimento e o acesso aos serviços hospitalares são também de interesse para os investigadores e para os decisores políticos. Uma questão que domina a literatura é a mensuração dos resultados dos hospitais. Muitas vezes, estes dados não estão disponíveis e os investigadores substituem as medidas de resultados por medidas de *outputs*. Esta abordagem reconhece o uso de recursos para produzir um produto, mas as abordagens metodológicas precisam de ser desenvolvidas para suprir esta deficiência.

Mesmo que diferentes países tenham diferentes hospitais e/ou sistemas de saúde, a conjugação da qualidade com um eficiente desempenho é uma das principais formas de maximizar a função de bem-estar social. Perdas através de práticas ineficientes ou devido a comportamentos não-produtivos facilitam o crescimento desnecessário dos custos. Estes recursos perdidos que poderiam ter sido usados noutras actividades ou serviços resultam noutros objectivos sociais que acabam por não ser alcançados ou numa maior carga tributária sobre a sociedade em geral (Blank e Valdmanis, 2008). Se os hospitais suportarem o encargo de cuidar da caridade e outras responsabilidades sociais, a sua capacidade para crescer e avançar tecnologicamente vai ser dificultada.

A análise aos hospitais não pode ser, unicamente, dirigida por modelos económicos utilizados nos mercados privados. Os EUA destacam-se como o país que tem seguido uma abordagem de mercado para os sistemas de cuidados hospitalares ao rejeitar a nacionalização perseguida noutras nações (Blank e Valdmanis, 2008). Devido a esta abordagem do tipo de mercado existem características do sector hospitalar que podem servir como exemplos de mudanças de política numa variedade de configurações. Dada a diversidade presente nos mercados hospitalares é importante a questão da propriedade sobre a produtividade do hospital, bem como uma medição eficaz dos serviços hospitalares (Blank e Valdmanis, 2008).

Apesar das diferenças no fornecimento e "produção" hospitalar há uma tendência crescente para a privatização dos serviços hospitalares de cuidados, em sistemas que são predominantemente públicos e privados. Postula-se que usando os mecanismos de mercado, os hospitais são incentivados a competir entre si sobre os conceitos básicos de custos e qualidade (Blank e Valdmanis, 2008).

A concorrência assenta em critérios de melhores práticas e compara directamente os hospitais na sua rentabilidade, bem como na manutenção da qualidade. Realizada de forma adequada, a concorrência pode forçar os gestores do hospital a utilizar a abordagem mais eficiente, que não se baseia num padrão de engenharia, mas numa medida que pode ser alcançada, como demonstrado por outros hospitais no mercado ou indústria.

A concorrência entre hospitais costumava ser baseada numa abordagem não focada nos preços, mas em fornecer o equipamento mais avançado tecnologicamente, bem como os níveis mais elevados de utilidade[23], independentemente dos custos. Este comportamento foi permitido, dado que os terceiros pagadores, especialmente nos EUA pagariam por um regime retrospectivo baseado no custo. Portanto, qualquer que fosse o montante que o hospital cobrasse eram reembolsados pelos cuidados hospitalares prestados tornando-os altamente ineficientes e criando custos excessivos (Blank e Valdmanis, 2008).

Para combater este sistema ineficiente, as seguradoras e os governos procuraram regimes de reembolso aos hospitais com recompensa para o comportamento eficiente. Uma das respostas para uma abordagem mais orientada para o mercado foi consolidar ou fundir e partilhar certos serviços que são muito caros. Mesmo que este tipo de fusão possa levar ao poder de monopólio na indústria do hospital, estas fusões poderiam reduzir os custos, como no caso de outras indústrias. As fusões são particularmente relevantes no estudo da produtividade do hospital, já que as mudanças que introduzem nas estruturas dos hospitais podem levar a níveis mais elevados de economias de escala. A partilha de serviços entre dois hospitais, especialmente se a procura no mercado não é suficiente para justificar a duplicação de serviços é uma forma pela qual as fusões podem ser usadas para aumentar as economias de escala e diminuir custos médios.

Esta conclusão vai depender do processo de "produção" ser menos oneroso ou menos ineficiente. Se dois ou mais produtos são produzidos dentro de uma única empresa, dado existirem "deseconomias" de escala por produzirem separadamente. Uma forma de maximizar as quotas de mercado e explorar economias de escala é através de fusões. Considerando que a concentração horizontal pode levar a impactos anti-competitivos, através do aumento da quota de mercado, impactos pró-competitivos podem surgir através de economias de escala.

Alterações nos hospitais, como fusões ou conversões são muitas vezes motivadas por factores económicos. A viabilidade financeira não

---

[23] A utilidade é uma medida de satisfação relativa de um agente da economia. A análise da sua variação permite explicar o comportamento que resulta das opções tomadas por cada agente para aumentar a sua satisfação. A utilidade é frequentemente usada para estudar as decisões de consumo quando se colocam em alternativa vários bens e serviços.

OPÇÕES POLÍTICAS EM SAÚDE

pode ser o único objectivo para os hospitais da comunidade. Na maioria das comunidades nos EUA, os hospitais públicos sem fins lucrativos são regidos por conselhos da comunidade que necessitam de resposta não só para o hospital, mas também para a comunidade – a garantia de que os custos estão controlados e o acesso aos cuidados hospitalares de qualidade são mantidos (Blank e Valdmanis, 2008).

Maximizar a eficiência e produtividade nos hospitais pode incluir a consolidação através de sistemas e redes. Nestes casos, os sistemas gerem um conjunto de hospitais que oferecem uma ampla gama de serviços e produtos. Se essas redes ou sistemas em cadeia podem explorar economias de escala é discutível.

Há muito que se argumenta que os médicos são a força motriz das decisões de um hospital. Os médicos poderiam exigir serviços aos hospitais para o tratamento e diagnóstico, bem como a utilização de outros trabalhadores para substituir o tempo dos médicos. Este modelo colocou a culpa na duplicação de serviços e custos excessivos nos médicos. Para combater este fenómeno os hospitais estão cada vez mais a limitar privilégios aos médicos e a alterar as práticas de aquisição de serviços médicos e outras formas de organização. A ideia por trás destas mudanças é a de colocar os objectivos dos médicos em conformidade com os objectivos dos hospitais, de minimização de custos, eficiência e produtividade.

A avaliação do aumento da produtividade do hospital só pode ser alcançada através de uma gestão que envolva a recolha de dados, públicos ou privados e os avanços na metodologia de medição, para melhorar os resultados do paciente.

Mesmo que os hospitais, em geral executem os mesmos tipos de actividade podem operar em diferentes ambientes regulatórios e legislativos, o que pode levar a grandes variações na produtividade.

É bem reconhecido que os hospitais não operam num mercado competitivo tipicamente observado na literatura da economia, mas sim que devem ser desenvolvidas medidas alternativas de desempenho (Blank e Valdmanis, 2008). Ou seja, os analistas da política de saúde, gestores, líderes de opinião e políticos, não podem fazer depender a determinação da eficiência, da maximização do lucro e minimização de custos, típicas de uma empresa devendo antes desenvolver técnicas que abordem as questões pertinentes à produtividade hospitalar.

Num ambiente de mercado, uma medida de desempenho global adequada parece ser o lucro que pode ser definido como o rendimento de uma unidade de produção/actividade deduzida do seu custo. Uma alternativa e na maior parte das vezes preferida é a medida de rentabilidade, definida como o rendimento de uma unidade dividida pelo custo.

Os hospitais operando num ambiente de mercado são geralmente caracterizados pelo facto da sua receita não poder ser calculada, uma vez que existem apenas preços regulamentados dos serviços, não baseados em regras de mercado, nem num cálculo efectivo sobre os serviços prestados. Uma componente importante da rentabilidade parece ser a produtividade. A medida mais abrangente da evolução da produtividade ou das diferenças de produtividade é a produtividade total dos factores (*total productivity factor* – TFP)[24].

O TFP é calculado pela componente "real" da mudança ou da diferença de rentabilidade. Se não houve diferencial que tenha provocado alteração dos preços, então a alteração/diferença da produtividade coincide com a alteração/diferença da rentabilidade. O TFP inclui todos os recursos e serviços sendo um conceito integral de medição da produtividade. Portanto, está longe de ser dada preferência às denominadas medidas de produtividade parcial, como o número de cirurgias por equivalentes em tempo integral, da equipa de enfermagem.

Qualquer exercício de medição deve começar com a criação de um modelo contabilístico adequado, em que é preciso especificar os recursos e serviços, as quantidades e os preços que devem ser respeitados e os diversos conceitos que desempenham um papel, tais como receitas, custos e lucro (capacidade). A variação da produtividade pode ser decomposta na evolução tecnológica ou inovação, nos efeitos de escala, nos efeitos da diversificação de recursos e serviços de substituição e na alteração de eficiência. A mudança tecnológica ou inovação refere-se à melhoria dos equipamentos e/ou melhoria organizacional.

[24] Índice de Produtividade.

Os Efeitos de Escala (EE) referem-se ao impacto do tamanho de um hospital na produtividade. Hospitais de pequeno porte podem sofrer de indivisibilidades dos meios de produção, enquanto os grandes hospitais enfrentam custos relativamente maiores devidos à burocracia e à amplitude de controlo. (Des)economias de escala significam que o hospital é capaz de expandir os serviços proporcionalmente, mais ou menos, à medida que expande os seus recursos (Blank e Valdmanis, 2008).

Um assunto relacionado com as economias de escala é a das economias de sistema. Sistemas de economias multi hospitalares existem se o custo da prestação de uma gama de serviços por um número de hospitais, que são geridos centralmente é inferior ao custo total dos hospitais de propriedade independente. Os proprietários do sistema podem ser capazes de prestar serviços em hospitais de menor custo, através da coordenação e atribuição do tratamento de pacientes, pela partilha de instalações ou compras colectivas (Blank e Valdmanis, 2008).

Economias de diversificação existem se o custo de fornecer uma gama de serviços para um conjunto for menor do que o custo colectivo da prestação de cada serviço ou um subconjunto de serviços individualmente. A especialização em serviços e o alargamento do âmbito dos scrviços pode aumentar a prestação total do serviço. Não tem sido efectuada muita investigação sobre este tema (Blank e Valdmanis, 2008).

Recursos e serviços de substituição estão relacionados com a questão de atribuição de recursos. Quer a especialização em serviços específicos, quer um *mix* bem escolhido podem contribuir para uma maior produtividade.

A variação da eficiência técnica reflecte uma mudança na "distância" para as melhores práticas. A maioria das aplicações de eficiência está relacionada com as competências de gestão num hospital. Neste contexto, também é importante fazer uma comparação justa entre os hospitais identificando os factores que estão fora do controlo da gestão. Esses factores ambientais também devem ser incluídos na análise da produtividade (Blank e Valdmanis, 2008).

Em aplicações empíricas estão disponíveis várias técnicas para estabelecer as diferentes componentes de variação da produtividade. Bem conhecidas e populares são técnicas *Stochastic Frontier Analysis* (SFA) e DEA. Ambas as técnicas envolvem os dados para construir uma "melhor prática" ou de fronteira.

A relevância da análise da produtividade decorre da possibilidade de investigar a relação entre a variação da produtividade e a política ou instrumentos de gestão a fim de melhorar a produtividade.

Bazzoli (2008), descreve que a consolidação e a integração também poderão ter impacto nos mercados primários incluindo a onda de construção de hospitais e de renovação com o desenvolvimento de hospitais especializados. O ponto fundamental levantado por Bazzoli (2008) é que uma análise cuidadosa deverá ser feita à melhor forma de alocar serviços entre os hospitais, a fim de maximizar a utilidade do espaço existente e a força de trabalho levando a um tratamento mais eficaz do paciente. A questão central é que os hospitais individuais não *"avançam sozinhos"*, estão integrados num mercado com mais pressão e devem aprender a cooperar para que possam ser sustentados (Bazzoli, 2008).

A medição dos serviços hospitalares depende da análise adequada dos dados para responder às questões de eficiência, qualidade de atendimento ao paciente e resultados. Linna e Häkkinen (2008) fazem eco desta preocupação. Especificamente, os autores argumentam que a razão pela qual a análise da eficiência do hospital não é regularmente utilizada pelos políticos e gestores se deve às suas suspeitas sobre a fiabilidade dos dados e sua relevância, nomeadamente em matéria de eficiência de custo para a qualidade.

Para acabar com esta preocupação, Linna e Häkkinen (2008) demonstram as abordagens de *benchmarking* utilizadas na Finlândia. Foi lançado um projecto-piloto com base em sete doenças e uma abordagem *"bottom-up"* (incluindo os gestores hospitalares) e foi utilizada para demonstrar a utilidade do *benchmarking* – aprendizagem de custo-efectividade entre pares. Além disso, o *benchmarking* será expandido para incluir o atendimento pós-hospitalar incluindo os cuidados primários e cuidados de longa duração, que será baseado no agrupamento de serviços hospitalares (Linna e Hakkinen, 2008). Os dados serão reunidos num registo nacional e, futuramente, associados às orientações clínicas, de modo a que as equipas médicas também possam beneficiar com essa informação.

Capítulo 9
O Estudo da Eficiência no Sector Hospitalar

9.1. Estudo da Eficiência no Sector Hospitalar através do DEA
Atendendo à importância do sector da saúde existe vasta literatura que se concentra na medição empírica da eficiência de instituições de saúde em todo o mundo.

Entre 1984 e 1994 foram publicados 30 artigos DEA envolvendo hospitais dos EUA. A partir do final dos anos noventa, o número de estudos começaram a diminuir. Embora o primeiro estudo de hospitais europeus não tenha aparecido até 1994, as aplicações do DEA espalharam-se rapidamente a partir de então. Desde 1998, a Europa ultrapassou os EUA em número de trabalhos publicados por ano. A partir de 1997 têm surgido vários estudos de outros países incluindo o Canadá, Quénia, Taiwan e a Turquia. Claramente, a proliferação de estudos de DEA para medir a eficiência hospitalar não ocorreu da noite para o dia, a ideia original tem sofrido as necessárias adaptações e re-interpretações para se adequar a cada contexto (O'Neill *et al*, 2007).

As principais vantagens da aplicação do DEA aos cuidados de saúde são a sua flexibilidade, versatilidade e poder facilmente acomodar múltiplos *inputs* e *outputs*. No entanto, essas vantagens também podem dar origem a algumas limitações práticas. Por exemplo, a falta de restrições sobre os preços pode levar a dificuldades e quando o número de observações é relativamente pequeno para o tamanho da amostra, os *scores* de eficiência podem ser inflacionados.

OPÇÕES POLÍTICAS EM SAÚDE

Uma grande parte das empresas pode, assim, ser identificada como eficiente devido à falta de suficientes graus de independência. Surge então a necessidade de discriminar entre as unidades eficientes, como por exemplo pela incorporação de informação sobre os valores relativos dos *inputs* e *outputs* (O'Neill et al, 2007).

Uma distinção que é importante fazer entre estudos de eficiência hospitalar é saber se a investigação mediu apenas a eficiência técnica ou também alguma combinação de eficiência técnica e alocativa. Os modelos de eficiência alocativa assumem que os preços relativos são conhecidos, razoavelmente estáveis e que não há possibilidade de substituição entre os *inputs*. Se o foco está no sistema de saúde (isto é, para a política de cuidados de saúde), então é geralmente preferível medir a eficiência alocativa, também referida como a eficiência de custos.

Por outro lado, se o foco está no hospital individual (ou seja, para a gestão de cuidados de saúde) é preferível identificar as fontes da ineficiência, a fim de tomar medidas correctivas.

A atribuição de preços globais nos hospitais dos EUA pode ser problemática (O'Neill *et al*, 2007) dado que, embora os dados sobre os preços existam, eles frequentemente não reflectem os custos reais dos serviços prestados podendo conter pouca ou nenhuma informação económica.

A maioria dos hospitais dos EUA funciona como uma empresa individual competindo entre si pelos pacientes e não há nenhuma autoridade central que estabeleça orçamentos conjuntos. Apenas 26% dos hospitais dos EUA são financiados publicamente, enquanto aproximadamente 15% são parte de cadeias de propriedade de investidores.

Assim, na prática, muitos hospitais americanos tendem a agir como se fossem negócios independentes, isto é, que prosseguem estratégias que maximizam o seu bem-estar individual e não o de um sistema hospitalar global. Por exemplo, um hospital pode desenvolver uma vantagem comparativa em neurocirurgia ou cirurgia cardíaca, a fim de atrair pacientes dos hospitais concorrentes das imediações. Por outro lado, há um elevado grau de integração horizontal entre os hospitais e isso pode, de alguma forma, limitar a autonomia das instalações individuais.

Além disso, os hospitais não-lucrativos não podem ser considerados como maximizadores de receita, dado que a sua missão incluirá outras dimensões, como a prestação de cuidados de caridade, investigação e ensino. Daí existirem boas razões para escolher um modelo que permita alguma flexibilidade para determinar o melhor conjunto de "pesos" para as categorias de *inputs* e *outputs* da função objectivo. No entanto, dar aos hospitais total liberdade no que respeita ao peso relativo, também pode ser problemático já que o modelo DEA pode atribuir pesos zero a *inputs* e *outputs* importantes.

A taxinomia proposta por O'Neill *et al* (2007) de estudos de eficiência é apresentada na Figura 6, com um resumo das características essenciais de cada estudo listado nos Quadros 18 e 19.

FIGURA 6
Caracterização dos estudos de eficiência hospitalar
e os modelos de eficiência associados

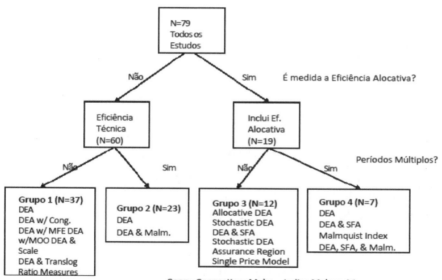

Fonte: O'Neill *et al* (2007).

Os estudos foram classificados por O'Neill *et al* (2007) em quatro grupos, dependendo do tipo da medida de eficiência técnica (*versus* alocativa) e se o estudo mediu um período único ou vários períodos de tempo, tendo sido obtidos quatro grupos de estudos de investigação: (1) eficiência técnica com um único período de tempo, (2) eficiência técnica com vários períodos de tempo, (3) eficiência alocativa com um único período de tempo e (4) eficiência alocativa com vários períodos de tempo.

Na prática, a distinção entre eficiência alocativa e técnica é muitas vezes uma questão de grau, dependendo da quantidade de flexibilidade, dado o peso relativo das categorias de *inputs* e *outputs* na função objectivo. Foi considerado por O'Neill *et al* (2007) que um estudo mede a eficiência alocativa se utilizou um conjunto global dos preços relativos de todos os hospitais, por exemplo, acrescentando diferentes componentes do custo de pessoal, capital e outras despesas operacionais para obter os custos.

Os grupos obtidos por O'Neill *et al* (2007) caracterizam-se da seguinte forma:

Grupo 1: Trinta e um dos trinta e sete estudos neste grupo usaram o modelo padrão DEA. Novas aplicações e extensões incluem *"congestion"* DEA, eficiência multifactorial, optimização multi-objectivo, eficiência de escala e funções de custo translogarítimicas. O *"congestion"* DEA ocorre quando a ineficiência é causada por excesso de uso de recursos que gera uma diminuição da produção. Grosskopf *et al.* (1987) analisaram o *"congestion"* DEA, nos hospitais de ensino e descobriram que vinte por cento da ineficiência global era devida ao excesso de uso de médicos. O'Neill (2007) utilizou a eficiência multifactorial para avaliar o desempenho de 27 hospitais urbanos e descobriu que esta técnica oferece vários benefícios, que melhoram e complementam as medidas de desempenho existentes no DEA.

A eficiência multifactorial é uma alternativa à super-eficiência radial, que incorpora os valores de folga a partir do modelo de super-eficiência. Banker *et al.* (1986) compararam o modelo DEA-VRS com funções de custo translogarítmicas para medir a eficiência do hospital e descobriram que o primeiro oferece a vantagem de distinguir eficiência de escala de eficiência global. Ozcan e McCue (1996) mostraram que os rácios financeiros, construídos pelo DEA, para avaliar o desempenho de 170 hospitais não lucrativos de cuidados agudos dos EUA são uma medida de desempenho financeiro global eficaz em relação ao padrão de desempenho financeiro. Dezanove dessas instalações foram consideradas as de melhor desempenho com base no modelo DEA.

Grupo 2: Quinze dos vinte e três estudos neste grupo, usaram o DEA apenas para medir as mudanças na eficiência técnica ao longo do tempo.

Sete estudos utilizaram o DEA em associação com o índice de Malmquist. Uma vantagem desta abordagem é que pode medir a mudança tecnológica (ou seja, o movimento da fronteira eficiente) ao longo do tempo, bem como alterações na eficiência das instalações individuais, por exemplo, hospitais. Ehreth (1994) utilizou vários rácios *input--output* clínicos para medir a evolução da eficiência ao longo do tempo e concluiu ser a medida de eficiência técnica a mais robusta das medidas avaliadas.

A utilização de dados longitudinais tem muitas vantagens em comparação com o uso de dados transversais. Comparar o mesmo hospital, com ele mesmo, ao longo dos vários anos oferece uma compreensão adicional e uma verificação de validade sobre a exactidão dos dados. Para uma análise conjunta, tal comparação pode permitir uma maior discriminação entre as unidades eficientes e a inclusão de outras variáveis. Isto é especialmente verdadeiro para os estudos europeus que normalmente envolvem menos hospitais.

Grupo 3: Os estudos do Grupo 3 usaram uma variedade de abordagens para alargar o modelo DEA padrão à eficiência alocativa. Três estudos de hospitais europeus usaram o DEA em combinação com a análise de fronteiras estocásticas. Apesar dos muitos benefícios do DEA estocástico, apenas um estudo, realizado por Retzlaff-Roberts e Morey (1993) utilizou esta abordagem. Eles aplicaram uma meta-programação da versão estocástica DEA alocativa para 40 hospitais dos EUA, já que esta técnica oferece a vantagem de separar o ruído estatístico da ineficiência, tendo identificado 15 das 40 instalações como significativamente ineficientes.

OPÇÕES POLÍTICAS EM SAÚDE

Num estudo de 94 hospitais espanhóis, Puig-Junoy (2000) utilizou a abordagem AR[25], que estabelece limites razoáveis sobre os preços relativos. O autor concluiu que os custos dos hospitais espanhóis de cuidados agudos foram, em média, 24,5% superiores ao necessário se todas as instalações estivessem a operar nas suas fronteiras de eficiência de custos. Foi concluído, ainda, que hospitais do sector privado são mais eficientes do que os públicos e as instituições sem fins lucrativos. O grau de concorrência no mercado contribuiu positivamente para o aumento dos níveis de eficiência técnica.

Seis estudos usaram o modelo do DEA alocativo, uma extensão do DEA padrão, quando os preços relativos são conhecidos e relativamente estáveis. Ballestero e Maldonado (2004), aplicaram o modelo de preço único, que deriva de um conjunto comum de preços DEA, para classificar as actividades de 27 hospitais espanhóis. Eles encontraram dez DMUs globalmente eficientes e 11 DMUs eficientes à escala.

QUADRO 18

Sumário dos estudos sobre eficiência hospitalar que utilizam DEA e a eficiência técnica

Grupo	Ano	Países	Modelo Eficiência	Tipo de Eficiência	Número DMUs	Número *Inputs*	Número *Outputs*	Multiplos Anos	Médias Eficiência	DMUs Eficientes (%)
1	1995	EUA	DEA	Técnica	284	6	2	N	0.82	0.20
1	1996	EUA	DEA	Técnica	2246	7	6	N	0.83	0.21
1	1994	EUA	DEA	Técnica	189	2	2	N	0.65	N/A
1	1998	ESPANHA	DEA	Técnica	94	4	8	N	0.94	0.53
1	1991	EUA	DEA	Técnica	105	9	2	N	N/A	0.55
1	1997	TURQUIA	DEA	Técnica	573	3	3	N	N/A	0.09
1	1996	EUA	DEA	Técnica	360	2	6	N	0.79	N/A
1	1987	EUA	DEA	Técnica	82	4	4	N	0.94	N/A
1	1993	EUA	DEA	Técnica	108	4	4	N	0.86	0.15
1	2001	EUA	DEA	Técnica	792	6	5	N	0.72	0.21
1	2003	EUA	DEA	Técnica	254	6	3	N	0.71	N/A
1	2001	CANADÁ	DEA	Técnica	168	5	3	N	0.74	N/A
1	1994	EUA	DEA	Técnica	93	3	3	N	0.90	0.54
1	1995	REINO UNIDO	DEA	Técnica	75	6	6	N	0.97	0.75
1	1990	EUA	DEA	Técnica	213	5	3	N	N/A	0.25

[25] Assurance Region (AR) corresponde ao estabelecimento de regiões mínimas e máximas entre os *inputs* e/ou os *outputs*.

O ESTUDO DA EFICIÊNCIA NO SECTOR HOSPITALAR

1	2002	QUENIA	DEA	Técnica	54	11	8	N	0,96	0,74
1	1998	NORUEGA/ EUA	DEA	Técnica	228	3	5	N	0,92	N/A
1	1992	EUA	DEA	Técnica	40	3	5	N	0,85	0,23
1	1995	EUA	DEA	Técnica	319	4	2	N	0,86	0,19
1	1993	EUA	DEA	Técnica	3000	4	3	N	N/A	0,45
1	1992	EUA	DEA	Técnica	3000	4	3	N	N/A	0,43
1	1992	EUA	DEA	Técnica	1535	4	3	N	0,88	0,44
1	1996	EUA	DEA	Técnica	85	4	2	N	0,65	0,09
1	1992	EUA	DEA	Técnica	158	5	3	N	0,85	0,32
1	2000	TURQUIA	DEA	Técnica	80	6	3	N	0,88	0,45
1	1989	EUA	DEA	Técnica	159	7	6	N	N/A	0,67
1	1984	EUA	DEA	Técnica	7	3	4	N	N/A	0,71
1	1990	EUA	DEA	Técnica	41	4	4	N	0,95	0,27
1	1992	EUA	DEA	Técnica	41	6	5	N	0,98	N/A
1	1996	EUA	DEA	Técnica	170	4	2	N	0,78	0,11
1	1992	EUA	DEA	Técnica	22	1	3	N	0,68	0,14
1	2001	EUA	DEA Congestion	Técnica	213	6	5	N	0,82	N/A
1	1998	EUA	DEA Multifactor	Técnica	27	4	4	N	0,98	0,55
1	1987	EUA	DEA	Técnica	160	3	15	N	N/A	0,64
1	1990	EUA	DEA	Técnica	55	3	2	N	0,92	0,38
1	1986	EUA	DEA	Técnica	114	4	3	N	N/A	0,41
1	1996	EUA	Ratio Measures	Técnica	170	N/A	N/A	N	N/A	0,11
2	1988	EUA	DEA	Técnica	52	4	9	S	0,96	N/A
2	1993	EUA	DEA	Técnica	89	5	5	S	0,96	0,68
2	1998	EUA	DEA	Técnica	1545	7	6	S	0,93	N/A
2	1998	CHINA TAIPÉ	DEA	Técnica	6	3	2	S	0,95	0,34
2	2000	EUA	DEA	Técnica	80	4	2	S	0,78	0,12
2	1991	EUA	DEA	Técnica	300	20	31	S	N/A	N/A
2	2000	EUA	DEA	Técnica	20	4	2	S	0,88	0,35
2	2002	AUSTRIA	DEA	Técnica	31	4	2	S	0,96	0,45
2	1994	EUA	DEA	Técnica	1535	4	3	S	0,88	0,44
2	1996	NORUEGA	DEA	Técnica	46	3	8	S	0,94	0,31
2	1983	EUA	DEA	Técnica	16	1	3	S	0,9	0,31
2	1994	EUA	DEA	Técnica	124	6	2	S	0,95	0,6
2	1997	REINO UNIDO	DEA	Técnica	75	6	6	S	0,92	0,51
2	2000	ESPANHA	DEA	Técnica	141	4	8	S	0,93	0,58
2	1999	EUA	DEA	Técnica	316	4	2	S	0,83	0,14
2	1995	EUA	DEA / MALMQUIST	Técnica	1545	7	6	S	0,87	N/A
2	1994	SUÉCIA	DEA / MALMQUIST	Técnica	17	2	3	S	N/A	N/A
2	1999	REINO UNIDO	DEA / MALMQUIST	Técnica	75	5	4	S	0,9	N/A

2	2000	REINO UNIDO	DEA / MALMQUIST	Técnica	23	5	4	S	N/A	N/A
2	2003	CANADÁ	DEA / MALMQUIST	Técnica	15	4	1	S	0,93	0,2
2	2001	ESPANHA	DEA / MALMQUIST	Técnica	20	4	5	S	0,92	0,48
2	2000	AUSTRIA	DEA / MALMQUIST	Técnica	22	3	2	S	0,95	0,56
2	1994	EUA	Ratio Measures	Técnica	N/A	N/A	N/A	S	N/A	N/A

Fonte: Adaptado de O'Neill *et al* (2007)

<u>Grupo 4:</u> Cinco dos sete estudos no Grupo 4 do DEA usaram em conjunto outra técnica, como análise da fronteira estocástica, o índice de Malmquist ou ambos. Estes estudos necessitaram de um projecto mais complexo do que aqueles que utilizam dados transversais, a maioria incluiu comparações ou extensões destas metodologias.

Linna (1998) aplicou quatro diferentes modelos DEA, dois modelos SFA e um índice de produtividade Malmquist para medir a eficiência de custos dos hospitais finlandeses de 1988 a 1994 tendo concluído que a escolha da técnica de modelagem não afectou os resultados. Maniadakis e Thanassoulis (2004) ampliaram o índice de Malmquist para acomodar os preços nos estudos de 75 hospitais ingleses e 30 hospitais gregos e mostraram, por exemplo, que na Grécia, a produtividade regrediu no ano após as reformas, mas evoluiu posteriormente, o que se deveu quer aos *inputs* quer aos *outputs*.

Foi efectuada uma nova análise por estes autores (O'Neill *et al*, 2007) aos estudos anteriores, os quais foram classificados em três grupos com base no seu país de origem: Europa (n=25), EUA (n=48) e outros países (n=6). Os testes estatísticos foram usados para identificar diferenças significativas entre a Europa e os EUA no estudo de várias características: número de DMUs, categorias de *inputs*, categorias de *outputs*, eficiência alocativa (sim ou não), vários períodos de tempo (sim ou não), *scores* de eficiência média e o percentual de unidades eficientes (ver Quadro 23).

Mais de 80% dos 79 estudos incluídos na amostra forneceram resultados detalhados sobre os *scores* de eficiência (*vide* Quadros 21 e 22). Os resultados de eficiência foram tipicamente relatados por dois ou mais grupos. Nestes casos calculou-se uma média ponderada em que os *scores* de eficiência foram ponderados em função do tamanho das amostras.

O ESTUDO DA EFICIÊNCIA NO SECTOR HOSPITALAR

QUADRO 19
Sumário dos estudos sobre eficiência hospitalar que utilizam DEA e a eficiência alocativa

Grupo	Ano	Países	Modelo Eficiência	Tipo de Eficiência	Número DMUs	Número Inputs	Número Outputs	Multiplos Anos	Médias Eficiência	DMUs Eficientes (%)
3	1999	GRÉCIA	DEA ALOCATIVA	ALOCATIVA	98	8	4	N	0,75	0,22
3	2001	GRÉCIA	DEA ALOCATIVA	ALOCATIVA	98	8	4	N	0,81	0,44
3	1990	EUA	DEA ALOCATIVA	ALOCATIVA	60	5	5	N	N/A	0,4
3	1992	EUA	DEA ALOCATIVA	ALOCATIVA	300	1	9	N	N/A	0,44
3	1995	EUA	DEA ALOCATIVA	ALOCATIVA	314	4	8	N	N/A	N/A
3	2001	GRÉCIA	DEA/SFA	ALOCATIVA	91	1	4	N	0,77	0,2
3	2001	FINLANDIA	DEA/SFA	ALOCATIVA	232	1	11	N	0,94	0,47
3	1998	EUA	DEA/SFA	ALOCATIVA	95	1	8	N	0,89	N/A
3	1993	EUA	DEA ESTOCÁSTICO	ALOCATIVA	40	4	4	N	0,93	0,63
3	1994	EUA	DEA ALOCATIVA	TÉCNICA E ALOCATIVA	123	6	3	N	0,94	0,76
3	2000	ESPANHA	AR	TÉCNICA E ALOCATIVA	94	4	8	N	0,97	0,73
3	2004	ESPANHA	PREÇO UNICO	TÉCNICA E ALOCATIVA	27	2	4	N	0,91	0,56
4	2003	NORUEGA	DEA	TÉCNICA E ALOCATIVA	48	4	2	S	0,8	N/A
4	1999	REINO UNIDO	DEA	TÉCNICA E ALOCATIVA	23	5	4	S	0,97	N/A
4	2000	EUA	DEA/SFA	TÉCNICA E ALOCATIVA	186	6	4	S	0,97	N/A
4	1996	ESPANHA	DEA/SFA	TÉCNICA E ALOCATIVA	75	3	11	S	0,96	N/A
4	1998	FINLANDIA	DEA/SFA/ MALMQUIST	TÉCNICA E ALOCATIVA	43	1	7	S	0,93	N/A
4	2000	REINO UNIDO	MALMQUIST	TÉCNICA E ALOCATIVA	75	5	4	S	0,9	N/A
4	2003	GRÉCIA	MALMQUIST	TÉCNICA E ALOCATIVA	30	3	3	S	0,98	0,3

Fonte: Adaptado de O'Neill *et al* (2007).

Como mostra o Quadro 20 existem diferenças significativas entre a Europa e os EUA em termos de características importantes. Cinquenta e dois por cento dos estudos europeus incorporaram a eficiência alocativa comparado com 12% dos estudos dos EUA. Sessenta por cento dos estudos europeus usaram painel de dados, em comparação com 25% dos estudos dos EUA. Desses estudos, oito dos quinze (53%) estudos europeus utilizou o método do índice de Malmquist. Em contraste, apenas um dos quinze estudos EUA (7%) o fez.

OPÇÕES POLÍTICAS EM SAÚDE

Quadro 20
Comparação internacional de estudos hospitalares DEA

	Europa	EUA	Outros Países	Diferença: EUA/Europa	P-value
Número de Estudos (N= 79)	25	48	6		
Características					
DMUs	75	440	149	365,1	0,001
Inputs	3,8	4,8	5,5	1	0,110
Outputs	5,4	4,7	3,2	-0,7	0,041
Eficiência Alocativa incluída	52%	12%	8%	-40%	0,000
Múltiplos Anos	60%	25%	33%	-35%	0,006
Score Médio Eficiência	91%	86%	89%	-5%	0,050
% Eficientes	47%	37%	37%	-10%	0,081

Fonte: O'Neil *et al* (2007)

Os *scores* de eficiência média de hospitais eficientes foram ligeiramente superiores para ambos os estudos europeus (91% *vs* 86%) e (47% *vs* 37%), respectivamente. A média do número de hospitais foi significativamente maior nos estudos dos EUA (440 *vs* 75). Os estudos europeus tendem a usar um pouco menos de categorias de *inputs* (3,8 *vs* 4,8), mas mais categorias de *outputs* (5,4 *vs* 4,7).

Os estudos europeus foram significativamente mais propensos a usar painel de dados do que os estudos dos EUA. Estes painéis oferecem várias vantagens sobre os dados transversais, especialmente para medir o impacto das mudanças no financiamento dos hospitais. Durante os anos noventa, muitos países europeus implementaram reformas baseadas no mercado através de sistemas alternativos de financiamento hospitalar. Por exemplo, países como a Áustria e a Alemanha passaram do sistema de financiamento do internamento para financiamento baseado nos GDH[26] que foi implementado pela primeira vez nos EUA.

Vários estudos europeus usaram o DEA para medir as mudanças no potencial de eficiência técnica, ao longo do tempo, como resultado de novos sistemas de financiamento. Sommersgutter-Reichmann (2000)

[26] Grupos de Diagnóstico Homogéneos: correspondem ao sistema de classificação de doentes em grupos clinicamente coerentes e similares do ponto de vista do consumo de recursos.

O ESTUDO DA EFICIÊNCIA NO SECTOR HOSPITALAR

utilizaram o índice de Malmquist para medir alterações na eficiência de 22 hospitais austríacos e encontraram uma significativa mudança positiva em termos de eficiência, devido ao novo sistema.

Outro estudo, de 31 hospitais austríacos, durante um período de tempo semelhante, não encontrou nenhuma mudança significativa na eficiência. Os ganhos de eficiência observaram-se na sequência de alterações no financiamento do hospital assim como para vários outros países, incluindo a Espanha, o Reino Unido e a Noruega. Por outro lado, não ficou claro porque é que o índice de Malmquist foi pouco usado nos estudos dos EUA em comparação com os estudos europeus.

Devido a uma maior população, os estudos americanos, têm significativamente mais hospitais (440 contra 75) e hospitais por categoria (53 *vs* 8) do que os estudos europeus. Isto pode explicar parcialmente a diferença observada nos *scores* de eficiência entre os hospitais europeus e dos EUA. Quando o número de observações é pequeno em relação ao número de categorias de *inputs* e *outputs*, os *scores* de eficiência tenderão a ser puxados para cima. De acordo com a "Regra de Ouro" do DEA, a amostra deve ter, pelo menos, três vezes mais DMUs do que o número total de categorias de *inputs* e *outputs*[27]. Apenas seis estudos tinham uma relação de menos de três observações por categoria. Uma advertência para o uso desses testes estatísticos é a suposição de que os estudos actuais incluem uma amostra aleatória de uma população infinita. Neste caso, no entanto, a população de estudos de eficiência hospitalar é obviamente finita.

Os gestores hospitalares e os decisores políticos em geral têm mais controlo sobre os seus *inputs* do que nos seus resultados e na maioria dos países, o ênfase está no controlo de custos.

Por isso, a grande maioria dos estudos analisados usaram o modelo de DEA com orientação *input*.

---

[27] Segundo Cooper e Seiferd (2007).

OPÇÕES POLÍTICAS EM SAÚDE

Cerca de metade dos estudos de eficiência utilizaram o modelo *Constant Returns do Scale* (CRS[28]). Os restantes utilizaram VRS[29] ou ambos VRS e CRS. Numerosos estudos têm encontrado evidências de economias de escala em termos de eficiência hospitalar. Athanassopoulos *et al.* (1999), por exemplo, descobriram que 68% dos hospitais rurais gregos poderiam aumentar o desempenho ampliando a sua escala de operações. Sahin e Ozcan (2000) concluíram que os hospitais eficientes na Turquia foram quase duas vezes mais que os ineficientes, medido pelo número de leitos. Ozcan (1995) demonstrou o efeito de escala nos *scores* de eficiência nos hospitais dos EUA e recomendou o agrupamento de hospitais pelo número de camas.

Vários estudos aplicaram ambos os modelos VRS e CRS, a fim de distinguir eficiência de escala de eficiência técnica pura. Maindiratta (1990) introduziu a eficiência de "tamanho" no DEA, que é semelhante ao conceito do "tamanho de escala mais produtivo" *Massively Parallel Signature Sequencing* (MPSS)[30] para um nível fixo de produção. O MPSS de uma unidade eficiente refere-se ao ponto (na fronteira de eficiência) em que a produtividade média máxima é atingida por um determinado *mix input/output*.

Apenas seis dos setenta e nove estudos incluíram medidas de qualidade, quatro dos quais, nos EUA. As medidas incluíram "risco ajustado de mortalidade intra-hospitalar", "risco ajustado de reinternamentos", "número de infecções clinicamente activas" e "complicações". Os obstáculos seleccionados têm impedido considerações de qualidade nos estudos de eficiência incluindo a falta de uma medida de qualidade amplamente aceite e a relutância de muitos prestadores em fornecer dados.

Num estudo de 41 hospitais dos EUA, por exemplo, Valdmanis (2008) concluiu que os hospitais públicos foram mais eficientes do que

---

[28] *Constant Returns to Scale* – Rendimentos Constantes à Escala – quando o aumento, na mesma proporção, de todos os factores produtivos faz aumentar a quantidade produzida nessa mesma proporção.

[29] *Variable Returns to Scale* – Rendimentos Decrescentes à Escala – Quando o aumento, na mesma proporção, de todos os factores produtivos faz aumentar a quantidade produzida numa proporção inferior à dos factores.

[30] *Massively Parallel Signature Sequencing* MPSS – informação sobre as características da fronteira – que *mix* de *input/output* óptimos deve existir.

os privados sem fins lucrativos colocando a hipótese de que as diferenças observadas na eficiência podem ter sido devidas a uma menor qualidade do atendimento nos hospitais públicos. Embora alguns tenham criticado os estudos hospitalares com o DEA por excluírem medidas de qualidade há pouca evidência de que os hospitais eficientes tenham uma prestação de cuidados de qualidade melhor do que as suas contrapartes ineficientes. É necessária mais investigação nesta área, especialmente ao nível médico (O'Neill *et al*, 2007).

Relativamente às categorias de *inputs* utilizadas pelos diversos estudos dividem-se em três grandes sub-categorias: o investimento de capital, com pessoal e outras despesas operacionais, com as seguintes sub-categorias: camas, corpo clínico, pessoal não clínico, horário de trabalho, serviços oferecidos, custos e categorias específicas e atípicas.

O número de camas hospitalares é frequentemente usado como uma aproximação para o tamanho do hospital e investimentos de capital. Cinquenta e cinco dos setenta e nove estudos incluíram o número de camas como uma categoria de *inputs*. Três dos estudos que não incluiram camas usaram apenas uma categoria de *inputs*, os custos do hospital, cada um destes estudos também utilizou a fronteira estocástica, conjuntamente com o DEA. Como observado anteriormente, a fronteira estocástica não pode facilmente acomodar múltiplos *inputs* e *outputs*, o que pode explicar porque "camas" foi excluído como um *input* desses estudos.

Vários estudos desagregaram as camas hospitalares em cuidados de agudos e cuidados a longo prazo, agudos e unidade de terapia intensiva (UTI), camas e camas de longa duração, bem como o número de leitos e enfermarias.

Nos estudos referidos, cerca de dois terços dos custos operacionais do hospital são devidos a custos com pessoal. Os custos laborais variam significativamente por região geográfica, por isso, a maioria dos estudos incluíram o número de pessoal clínico como um indicador dos custos com pessoal. A maioria dos estudos, que não incluíram o pessoal clínico utilizou custos com pessoal em geral[31].

---

[31] O corpo clínico hospitalar é composto por médicos, enfermeiros, técnicos de saúde e outro pessoal médico.

OPÇÕES POLÍTICAS EM SAÚDE

Seis estudos definiram o número de efectivos como uma categoria geral de *input*.

Vários estudos incluíram o número de pessoal não clínico[32], como um *input* do hospital.

O número de horas de trabalho foi uma categoria de *input*, raramente usada para análises de eficiência hospitalar.

O número de serviços hospitalares tem sido também utilizado como um representante do investimento de capital. Este foi o mais comum para estudos de hospitais dos EUA, dado que os dados necessários são publicados na *American Hospital Association*. Nos estudos fora dos EUA, no entanto, esta categoria não foi geralmente incluída como *input*.

A maior parte dos custos de funcionamento de um hospital, são devidos a salários e outras despesas, que variam de forma significativa por região geográfica. Dados precisos sobre o investimento de capital são difíceis de obter, criando a necessidade de utilizar categorias representativas, como camas e serviços. Assim, considerações de ordem prática muitas vezes impediram a utilização de dados de custos. No entanto, muitos estudos incluem vários tipos de dados de custos no conjunto de *inputs*.

Foram encontradas categorias atípicas de *input* em dois estudos. Grosskopf e Valdmanis (1993) definiram o número de internamentos como uma categoria de *input*, enquanto Maniadakis *et al.* (1999) e Maniadakis e Thanassoulis (2000) utilizaram "área do edifício hospitalar". Morey *et al.* (1992) adicionou *"tipo de propriedade"* para o seu conjunto de *input*.

Young (1992) considerou "horas de trabalho diário médio", enquanto Jacobs apresenta "índice de custos" como um *input*. Sahin e Ozcan (2000) fizeram o mesmo com as "despesas de fundos rotativos", enquanto Ozcan (1995) usou o "número de equivalentes em *full-time* excluindo médicos", "efectivos médicos e dentistas", "médicos na equipa médica" e "ensino em tempo integral equivalente".

Três estudos incluíram os "índice de *case mix*" como um *input* que capta a variação de complexidade e intensidade de recursos dos casos

---

[32] Esta categoria inclui "pessoal técnico, de administração e outros".

de internamento. Em geral, porém, o uso deste factor como um *input* deve ser evitado pois é mais uma característica dos *outputs* do hospital.

A fim de lidar com a variedade de categorias de *output* dos hospitais encontrada na literatura, O'Neill *et al* (2007) identificaram quatro sub-categorias: (1) consultas médicas, casos, pacientes e cirurgias (2) dias de internamento, (3) admissões, altas e serviços e (4) ensino atípico e categorias específicas de *outputs*.

Na primeira categoria, a grande maioria dos estudos incluiu o ambulatório como uma categoria de *output*, onze estudos desagregaram em urgentes e não urgentes. Doze estudos incluem as cirurgias como um factor de produção, enquanto sete fazem a distinção entre cirurgias de internamento e cirurgias de ambulatório.

No que respeita aos dias de internamento, antes de 1983, os hospitais americanos foram reembolsados com base principalmente nos custos totais, de que derivava pouco incentivo para reduzir a duração da permanência do paciente (O'Neill *et al*, 2007). Isso mudou com a implementação do sistema de pagamento prospectivo, baseado em GDH. Com o novo sistema, o hospital seria pago pelo mesmo montante para cada paciente da *Medicare* dentro de uma categoria do GDH, independentemente dos custos. Isto representou uma mudança significativa, partir do dia de internamento para o "caso", como o principal meio de pagamento dos internamentos hospitalares. O uso de dias de internamento como uma categoria de produção tem vindo a diminuir paulatinamente nos estudos dos EUA, de 80% em 1985 para zero actualmente. Em testes de especificações de modelos alternativos, Ozcan (1995) concluiu que os *scores* de eficiência foram altamente sensíveis a esta categoria e recomendou a utilização de "casos" ao invés de dias de internamento.

Em contraste, os sistemas de reembolso nos países europeus são mais complexos e variados. Na última década, vários países, como Áustria, Alemanha, Noruega, Espanha e Reino Unido passaram de financiamentos baseados nos custos, para financiamentos baseados nos casos, a fim de melhor controlar as despesas de saúde.

A Europa seguiu o exemplo do sistema de financiamento por GDH, através da introdução de elementos de concorrência e desregulamentação sobre o financiamento do hospital. Assim, podemos esperar ver

OPÇÕES POLÍTICAS EM SAÚDE

uma mudança de dias de internamento, para "altas ajustadas" como uma medida de *output* hospitalar. Hofmarcher *et al.* (2002), por exemplo incluiu, quer dias de internamento, quer altas no seu modelo, porque, nessa altura, o sistema de reembolso na Áustria era baseado em dias de internamento, independentemente de diagnósticos e tratamentos. Num estudo posterior austríaco por Sommersgutter-Reichmann (2000), os dias de internamento foram excluídos, uma vez que esta já não era a principal base para o reembolso do hospital.

Para incluir o *case-mix*, os dias de internamento foram muitas vezes discriminados por método de pagamento, intensidade de cuidados (por exemplo, aguda, intensa e a longo prazo) e divisão do hospital (por exemplo, médica, cirúrgica, obstétrica e psiquiátrica).

Apenas alguns estudos, principalmente fora dos EUA utilizaram o número de internamentos como um factor de produção.

Segundo O'Neill *et al* (2007), vários estudos dos EUA abordaram o problema de como comparar hospitais universitários e não universitários. O primeiro requer recursos adicionais para apoiar a sua missão educativa, onde os médicos residentes são uma fonte de trabalho barato. Assim, o ensino hospitalar pode ser visto como um *input* ou como um *output* de ensino e pesquisa. Catorze estudos incluíram o ensino nas sub-categorias das suas análises de eficiência. Sherman (1984), por exemplo utilizou "número de estudantes de enfermagem" e "número de estagiários e residentes que recebem uma formação num ano, no hospital".

Como principais contributos para as conclusões indicadas por O'Neill *et al* (2007) incluem-se os estudos de Yasar Ozcan (1995), que foi um dos primeiros a adoptar o DEA para análise da política de saúde e foi o autor e co-autor de 16 estudos sobre eficiência hospitalar a partir de 2004. Além de numerosos estudos de hospitais comunitários dos EUA analisou também os hospitais especializados, como militares, psiquiátricos e de ensino.

Vivian Valdmanis (1992) publicou nove estudos de hospitais dos EUA, com o seu mais recente trabalho focado no reembolso de pessoal docente e não docente. Um frequente co-autor de Valdmanis, Shawna Grosskopf centrou-se no *"congestion"* DEA e no índice de Malmquist para dados longitudinais.

Do lado europeu, entre os principais contribuintes encontram-se Bruce Hollingsworth, Nikolaos Maniadakis e Emmanuel Thanassoulis (1999). As suas colaborações frequentes incluem a medição do efeito das reformas baseadas no mercado do Reino Unido sobre a eficiência hospitalar.

Antes de 1994, a maioria dos estudos de eficiência hospitalar através do DEA foi publicada em revistas, quer de ciências da administração e investigação, quer de políticas de saúde e gestão. Os estabelecimentos que publicaram a maioria dos estudos durante o período de 1984-2004 foram de acordo com O'Neill *et al* (2007), *The Journal of Medical Systems, Health Care Management Science (HCMS), Medical Care, European Journal of Operational Research, Health Services Research* e *Socio-Economic Planning Sciences.*

Os nove estudos HCMS incluídos no trabalho de O'Neill *et al* (2007) vieram de um grupo diversificado de países, entre eles Áustria, Canadá, Grécia, Reino Unido, EUA e Espanha.

Na última década foram divulgadas pesquisas de DEA em disciplinas relacionadas, tais como economia, economia da saúde e análise política.

Quando o primeiro estudo, sobre a utilização do DEA para a medição da eficiência de cuidados de saúde foi publicado por Sherman (1984) há mais de vinte anos, teria sido difícil imaginar o crescimento rápido e amplo deste quadro de investigação (O'Neill *et al*, 2007).

Ao verificar a difusão dessa investigação, o estudo de O'Neill *et al* (2007) contribuiu para identificar os processos, através dos quais as ideias de investigação e pesquisa com a utilização do DEA, para medir a eficiência hospitalar provou ser relevante e surpreendentemente versátil tendo sido adaptado para estudar a eficiência em vários sistemas de cuidados de saúde.

Considerados no seu conjunto, os vinte e cinco estudos europeus, publicados desde 1994 revitalizaram esta área de investigação e o DEA mostrou ser uma ferramenta valiosa para a política de saúde e de tomada de decisões de alocação de recursos (O'Neill *et al*, 2007). Os estudos europeus diferem das suas contrapartes dos EUA, na medida em que a maioria incorporou informações sobre preços, usou

OPÇÕES POLÍTICAS EM SAÚDE

painéis de dados e combinou DEA com outras técnicas alargando, nalguns casos, os modelos existentes.

O ambiente externo foi considerado como tendo exercido significativa influência no desenvolvimento do modelo DEA levando a diferenças notáveis entre os estudos dos EUA e europeus. Nos países europeus, por exemplo, as autoridades de saúde influenciam a alocação de recursos, o reembolso e as prioridades do hospital. Em contraste, o sistema dos EUA é mais descentralizado e a estratégia é geralmente definida pelos executivos de cada hospital ou sistema hospitalar. Assim, é mais provável que os estudos europeus efectuem medição da eficiência alocativa e façam a utilização do DEA em conjunto com outras técnicas, tais como a fronteira estocástica e o índice de Malmquist.

O DEA e a fronteira estocástica geram estimativas de eficiência semelhantes nos hospitais europeus mas resultados divergentes nos seus homólogos dos EUA, o que sugere que a ineficiência alocativa é mais um problema nos EUA do que na Europa (O'Neill *et al*, 2007). Tal ocorre quando os hospitais competem para atrair médicos e doentes, através da aquisição de tecnologia cara. Esta estratégia poderá ser óptima localmente, mas globalmente ineficaz, uma vez que leva ao excesso de capacidade do hospital.

A taxinomia proposta por O'Neill *et al* (2007) pode servir como uma ferramenta útil para os decisores políticos na montagem de novos modelos DEA, através de um processo passo-a-passo, a partir de selecção do melhor método, a escolha das categorias de *input* e *output* e, finalmente, a apresentação dos resultados.

Grande parte da atenção tem sido dada à política de saúde em vez da gestão de saúde, isto é, sobre o sistema de saúde e não a instituição (O'Neill *et al*, 2007), pelo que na sua opinião o DEA tem ainda de fazer avanços significativos em várias áreas importantes para que possa realmente ser valorizado, por exemplo, em apoio à tomada de decisões de gestão nos hospitais.

Até agora, alguns dos obstáculos que têm dificultado os esforços incluem a complexidade dos processos de saúde e a ambiguidade em torno da definição de meios adequados e categorias de *output*, bem como a falta de dados fiáveis de custos do lado dos *inputs*. No entanto, este "manancial" de avaliação do desempenho nos cuidados de saúde também representa uma oportunidade para a divulgação contínua do DEA nesta área (O'Neill *et al*, 2007).

9.2. Medição de Eficiência Hospitalar

O'Neill *et al* (2007) efectuaram uma revisão sistemática de 79 estudos de eficiência hospitalar que utilizam o método DEA e algumas técnicas relacionadas publicados entre 1984 e 2004 representando 12 países. Uma comparação internacional revela diferenças significativas em relação ao estudo de características importantes, tais como o tipo de modelo DEA e a escolha das categorias de *input* e *output*. Em comparação com estudos dos Estados Unidos, os esforços europeus são mais propensos a medir a eficiência alocativa ao invés de eficiência técnica, a usar dados longitudinais e menos observações.

Na Europa e noutros lugares, a pressão pública e do interesse executivo de contenção de custos tem levado a inúmeros estudos sobre as causas organizacionais de utilização de recursos em excesso levando os governos nacionais a ter novas abordagens, para resolver estes problemas. A medição de eficiência representa um primeiro passo para a avaliação de um sistema coordenado de saúde e constitui um dos meios básicos de auditoria para a distribuição racional dos recursos humanos e económicos.

O DEA tem provado ser uma ferramenta eficaz e versátil para a medição da eficiência de cuidados de saúde e o seu uso espalhou-se por todo o mundo. O'Neill *et al* (2007) efectuaram uma revisão sistemática de estudos de eficiência dos hospitais que utilizam DEA e técnicas relacionadas para a medição da eficiência.

Foram resumidas as características essenciais de cada estudo, como seja a escolha de categorias de *input* e *output*, o tipo de medida de eficiência (técnica *versus* alocativa), o período de tempo considerado (um ou vários anos) e o tipo de modelo DEA escolhido. Uma perspectiva longitudinal ilustra o ciclo de vida deste trabalho através dos estágios de adopção inicial, o rápido crescimento e maturidade.

Alguns estudos recentes têm uma revisão da literatura relevante, em relação ao DEA em geral e em particular estudos não-paramétricos e paramétricos no âmbito dos cuidados de saúde (O'Neill *et al*, 2007). Os autores analisaram primeiro as diferentes características dos diferentes estudos, bem como a forma como o ambiente local influencia a selecção dos *inputs* e *outputs* e a metodologia específica escolhida.

Em segundo lugar forneceram uma taxinomia de estudos sobre eficiência hospitalar com base no tipo de medida de eficiência e das categorias seleccionadas dos *inputs* e *outputs*. Em terceiro lugar traçaram o ciclo de vida da pesquisa e a sua difusão entre os países e disciplinas afins.

O'Neill *et al* (2007) partiram do pressuposto que a envolvente externa molda muitos aspectos do desenvolvimento do modelo de DEA. Os autores concentraram-se em hospitais, a fim de destacar as diferenças potenciais entre os países e para explicar essas diferenças em termos de factores ambientais, tais como a organização e financiamento do respectivo sistema de saúde.

A taxinomia de estudos de eficiência hospitalar tem vários benefícios. Pode servir para mapear a actividade e para ajudar os decisores a avaliar os modelos DEA potenciais e actuais e mais facilmente reunir os novos modelos DEA que melhor atendam às necessidades específicas, através de um processo passo-a-passo, desde a selecção do "melhor" método, até à escolha de categorias de *inputs* e *outputs*.

Começando com alguma terminologia básica para a medição da eficiência diz-se que uma empresa é considerada tecnicamente eficiente se produz o máximo possível para um nível fixo de *inputs* ou, alternativamente usa os recursos mínimos para um determinado nível de produção, designado eficiência técnica. A eficiência técnica implica um mínimo de desperdício de recursos, não implicando a minimização de custos ou maximização do benefício.

A eficiência alocativa é mais abrangente do que a eficiência técnica, na medida em que exige informações sobre os preços relativos dos *inputs* e *outputs*. Uma empresa é alocativamente eficiente se produz um determinado nível de resultados ao menor custo possível ou, alternativamente maximiza os benefícios (geralmente receitas) com uma restrição de determinado custo.

As técnicas de medição da eficiência consistem em quatro classes: paramétricas, não paramétricas, deterministas ou estocásticas. Cada conjunto de técnicas tem as suas próprias forças e fraquezas. As técnicas paramétricas são abordagens baseadas em regressão e pressupõem

o conhecimento da função de produção, ao contrário das técnicas não-
-paramétricas.

Os métodos determinísticos não contêm uma componente de erro aleatório, como tal podem ser sensíveis a observações extremas, uma vez que assumem que a distância observada para a fronteira é devida à ineficiência. Os métodos estocásticos são menos sensíveis a *outliers*, uma vez que parte da distância até a fronteira pode ser atribuída ao erro aleatório.

A formulação básica do DEA, apresentada a seguir, é também conhecida como o Modelo de Rácio CCR devido aos seus inventores, Charnes, Cooper e Rhodes (1978). No presente trabalho, contudo é utilizado o termo DEA no seu sentido mais amplo, para referir uma classe inteira de técnicas não-paramétricas e determinísticas para a medição da eficiência.

9.3. Produtividade e Eficiência Técnica

A produção é, também, um acto de transformar *inputs* em *outputs*. Dado que o objectivo da produção é criar valor através da transformação, os *outputs* são, em geral, os resultados desejados. Assim, quanto mais *output*, melhor. Ao mesmo tempo, os *inputs* são os recursos valorizáveis com utilizações alternativas. Uma quantidade não utilizada de qualquer *input*, pode ser utilizada para produzir mais do mesmo *output* ou para produzir um *output* diferente.

Os objectivos simultâneos de uma utilização eficiente de recursos são, primeiro, produzir tanto *output* quanto possível, dada uma quantidade específica de *input* e, ao mesmo tempo, em segundo lugar, produzir uma quantidade específica de *output* com utilização da mínima quantidade possível de *input*.

Uma combinação *input-output* é um plano de produção fazível se a quantidade de *output* poder ser produzida a partir da quantidade associada de *input*. A tecnologia disponível numa empresa num determinado ponto no tempo define as combinações *input-output* que são possíveis.

Dois conceitos utilizados para caracterizar a *performance* de utilização de recursos por parte de uma empresa são a produtividade e a eficiência.

Estes dois conceitos são muitas vezes tratados como equivalentes, no sentido de que, se a empresa A for mais produtiva do que a empresa B, então acredita-se, geralmente, que é também mais eficiente.

Capítulo 10
DEA como Método para Medição da Eficiência

O *Data Envelopment Analysis* é um método que utiliza a programação matemática, isto é, consiste no uso de métodos de programação linear para construir uma fronteira não paramétrica[33] sobre os dados de forma a calcular eficiências relativas a esta fronteira.

A medição da eficiência de forma mais moderna começou em 1957, com Farrell, segundo o qual a eficiência de uma empresa consistia em duas componentes: a eficiência técnica que reflecte a habilidade de uma empresa para obter o máximo *output* dado um conjunto de *inputs* e a eficiência alocativa que reflecte a habilidade de uma empresa utilizar os *inputs* em proporções óptimas, dados os seus preços respectivos. Estas duas medidas seriam combinadas para proporcionar a medida total de eficiência económica (Coelli, 1996).

O DEA é um método não paramétrico para medição da eficiência de uma unidade de decisão (DMU), tal como uma empresa ou uma instituição do sector público. O método foi primeiro introduzido na

---

[33] Fronteira não paramétrica – Existem dois métodos para estimar fronteiras: O paramétrico e o não-paramétrico. O paramétrico obriga à especificação de uma forma funcional (equação) para a fronteira, cujos parâmetros são estimados por métodos econométricos (regressão). O método não-paramétrico permite construir a fronteira sem impor à partida qualquer forma funcional permitindo um melhor ajustamento da fronteira às observações.

OPÇÕES POLÍTICAS EM SAÚDE

literatura da Investigação Operacional por Charles, Cooper e Rhodes (CCR).

O modelo CCR original era apenas aplicável a tecnologias caracterizadas por CRS. Banker, Charnes e Cooper (BCC) estenderam o modelo original para acomodar tecnologias com retornos variáveis à escala – VRS, o que se tornou uma alteração tecnológica significativa. Nos anos seguintes, os contributos metodológicos de um largo número de investigadores originaram uma quantidade significativa de publicações centradas no modelo CCR-BCC e o modelo genérico DEA emergiu como uma alternativa válida à análise de regressão[34] para a medição de eficiência.

O rápido ritmo de disseminação do DEA enquanto modelo aceitável para a análise de eficiência pode ser aferido pelo facto de Seiford na bibliografia que reuniu sobre o DEA ter listado 472 artigos e dissertações para doutoramentos aceites desde 1992.

Numa busca pela Internet sobre o DEA são visualizadas cerca de 12.700 entradas. O desenvolvimento paralelo de *softwares* para resolver os problemas DEA de programação linear tornou consideravelmente mais simples a sua utilização para resolução de problemas de aplicação prática.

Apesar do recente aparecimento na literatura de investigação operacional, as raízes intelectuais do DEA na economia podem ser seguidas até aos anos cinquenta. Depois da Segunda Guerra Mundial a programação linear passou a ser reconhecida como uma ferramenta poderosa para a análise económica.

Qualquer problema de tomada de decisão a enfrentar por um agente económico, como um consumidor ou um produtor, tem três características básicas.

Primeiro, as variáveis cujos valores são escolhidos pelo agente são as variáveis de "*decisão*" ou "*escolha*" do problema. Segundo, existem restrições que definem o conjunto de valores possíveis entre os quais se deve escolher. Terceiro, as funções de critério que atribuem diferentes valores aos resultados das diferentes escolhas alternativas.

---

[34] Métodos de regressão são modelos que relacionam uma ou mais variáveis estimando uma a partir de outra.

No contexto da produção, o agente que toma a decisão é a empresa. As variáveis de escolha são as quantidades de *outputs* a produzir, assim como, as quantidades de *inputs* a utilizar. A combinação *input-output* escolhida pela empresa deve ser tecnicamente viável, no sentido em que deve ser possível produzir o conjunto de *outputs* seleccionados a partir do conjunto associado de *inputs*.

Para uma empresa comercial que enfrente preços de mercado bem definidos de *inputs* e *outputs*, o lucro medido pela diferença entre as vendas e o custo serve como critério de escolha. É exequível, portanto, ordenar as possíveis combinações alternativas *input-output*, de acordo com o lucro que delas resulte.

Quando da função critério se obtém um valor máximo finito sobre um conjunto possível de variáveis, esse valor pode ser utilizado como um *benchmarking* para avaliar a eficiência de um agente económico ou DMU.

É importante reconhecer que o alcance da tomada de decisão define o que pode ser visto como variáveis de escolha e as funções critério devem ser apropriadamente formuladas. Por exemplo, em muitas situações práticas, o *output* produzido pode ser uma tarefa que é definida de forma exógena. O produtor deve, então, escolher entre diferentes conjuntos de *inputs* que produzem o *output* desejado. Neste contexto, a eficiência está na minimização do custo de produção. Isto é aplicável a muitos serviços não lucrativos, tais como hospitais ou escolas.

O ganho com a medição da eficiência é que providencia uma base objectiva para avaliar a *performance* de uma DMU. O resultado ao mais alto nível de eficiência, isto é, o máximo lucro atingível garante um *standard* absoluto para a gestão por objectivos. Além disso, a comparação da eficiência entre DMUs que estejam ao mesmo nível fornece uma base para recompensas diferenciais. Pode-se medir o impacto de diversas alterações institucionais ou organizacionais analisando de que forma afectam a eficiência.

Segundo Ray (2004), qualquer tentativa para medir a eficiência levanta uma questão conceptual:

"O que queremos dizer com eficiência técnica?". Mais especificamente, de onde vem a ineficiência? Se as leis da produção forem

OPÇÕES POLÍTICAS EM SAÚDE

interpretadas como leis da física, idênticos conjuntos de *inputs* devem produzir idênticas quantidades de *outputs*. Desta forma, se o mesmo conjunto de *inputs* resulta em duas diferentes quantidades de *outputs*, em duas ocasiões diferentes, deve ser verdade que as diferenças noutros factores relevantes para a produção, mas não incluídos na lista de *input-output* são responsáveis por esta discrepância.

Para estimar fronteiras de eficiência utilizam-se métodos muito diferentes.

Os dois principais métodos utilizados são:

1. *Data Envelopment Analysis* – Não paramétrica;
2. Fronteiras Estocásticas – Paramétrica.

Estes métodos implicam o uso de métodos de programação matemática e métodos de econometria, respectivamente. O programa informático *Data Envelopment Analysis Program* (DEAP) utiliza o método DEA. O programa informático *Frontier* pode ser utilizado para fazer estimativas de fronteiras utilizando os métodos das Fronteiras Estocásticas.

No presente estudo será utilizado o método DEA, onde é efectuada a análise dos dados através de uma abordagem de programação matemática não-paramétrica, para a estimativa de fronteiras de eficiência. Foram ainda calculadas as eficiências técnicas por área de actividade hospitalar.

As medidas de eficiência técnica podem apresentar duas orientações, a orientação *input* e a orientação *output*:

- A orientação *input* está relacionada com a questão de quanto se poderão reduzir os *inputs* mantendo os actuais *outputs* produzidos por uma dada organização.
- Em contraste com as medidas de orientação *input*, nas medidas de orientação *output* pretende-se saber em quanto poderão ser aumentados os *outputs* produzidos por uma dada organização, sem alterar os *inputs* utilizados.

Capítulo 11
Medição da Eficiência nos Hospitais Portugueses (2002/2008)

Neste capítulo objectiva-se e caracteriza-se o grupo de hospitais a submeter ao teste das hipóteses.

Foram definidos 13 modelos, um dos quais definido como o "Modelo Ideal" [35] e os modelos complementares definidos como "Modelos Simplificados"[36], para cada um dos anos em análise (2002-2008).

No Quadro 21 esquematizam-se os modelos construídos e que formaram a base para responder às questões pretendidas com esta investigação (sob a forma de Hipóteses) utilizando subsequentemente a abordagem metodológica da fronteira de eficiência.

A fronteira foi definida com a informação de 7 anos, 2002-2008 sendo possível para o efeito a inclusão de 51 hospitais. O número de hospitais incluídos corresponde aos que têm publicados todas as variáveis necessárias para a execução desta investigação, como sejam dados em todos os anos (2002-2008) relativos à sua actividade (Internamentos, Consultas e Urgências) e relativos aos custos repartidos por Consumos, Pessoal e Outros (Fornecimentos e Serviços Externos, Amortizações, Outros Custos Operacionais) por área de actividade.

[35] Com 3 inputs e 3 outputs.
[36] Com 3 inputs e 1 output.

OPÇÕES POLÍTICAS EM SAÚDE

A inclusão do ano de 2002 é muito importante, por ser o ano que antecede a transformação em Hospitais Empresa na 1ª vaga de empresarialização.

QUADRO 21

Modelos construídos para investigação das Hipóteses

Hipótese de Investigação	Modelo	Método	Orientação	Período	Variáveis *input*	Variáveis *output*
H1	Modelo ideal	DEA (VRS)	output	2002-2008	consumos; pessoal; outros custos	doentes saídos; consultas externas; urgências
H1	Modelo ideal	DEA (CRS)	output	2002-2008	consumos; pessoal; outros custos	doentes saídos; consultas externas; urgências
H1	Modelo ideal	Malmquist (CRS)	output	2002-2008	consumos; pessoal; outros custos	doentes saídos; consultas externas; urgências
H2	Modelo ideal	DEA (VRS)	output	2002-2008	consumos; pessoal; outros custos	doentes saídos; consultas externas; urgências
H2	Modelo ideal	DEA (CRS)	output	2002-2008	consumos; pessoal; outros custos	doentes saídos; consultas externas; urgências
H2	Modelo Simplificado – Internamento sem ICM	DEA (VRS)	output	2002-2008	consumos; pessoal; outros custos	doentes saídos
H2	Modelo Simplificado – Internamento com ICM	DEA (VRS)	output	2002-2008	consumos; pessoal; outros custos	doentes saídos
H2	Modelo Simplificado – Consultas Externas	DEA (VRS)	output	2002-2008	consumos; pessoal; outros custos	consultas externas
H2	Modelo Simplificado – Urgências	DEA (VRS)	output	2002-2008	consumos; pessoal; outros custos	urgências
H3	Modelo ideal	DEA (VRS)	output	2002-2008	consumos; pessoal; outros custos	doentes saídos; consultas externas; urgências
H3	Modelo ideal	DEA (CRS)	output	2002-2008	consumos; pessoal; outros custos	doentes saídos; consultas externas; urgências
H4	Modelo ideal	DEA (VRS)	output	2002-2008	consumos; pessoal; outros custos	doentes saídos; consultas externas; urgências
H4	Modelo ideal	DEA (CRS)	output	2002-2008	consumos; pessoal; outros custos	doentes saídos; consultas externas; urgências

Fonte: Elaboração própria.

Nesta base de dados existiram duas situações que mereceram alguma reflexão e ponderação.

A primeira diz respeito à criação de centros hospitalares, durante o período temporal considerado na investigação abrangendo duas ou mais unidades de hospitais já existentes. Neste caso dois possíveis critérios poderiam ser utilizados:

a) Analisar ao nível mais elementar os hospitais existentes até à sua fusão;

b) Considerar o somatório das unidades hospitalares objecto de fusão até à concretização da mesma e o centro hospitalar como uma única entidade.

A opção tomada foi a de considerar os hospitais de forma individualizada até ao momento em que ocorre a fusão, por se entender que permitia maior riqueza de informação.

A segunda situação que mereceu reflexão e ponderação foi a inclusão ou não da variável – número de sessões de hospital de dia para o período temporal considerado na investigação. Optou-se por um tratamento autónomo, dado que o número de hospitais com a informação disponível, quer em termos da actividade, quer em termos dos custos associados à mesma reduzir-se-ia para 32 hospitais diminuindo o número de DMU's para a construção da fronteira de eficiência em cada ano e prejudicando a análise dos hospitais que, ao não ter estes dados publicados, não poderiam ser objecto de quantificação quanto à evolução do seu *score* de eficiência. Mais tarde este *cluster* viria a ser abandonado pela escassa consistência dos dados.

A construção da base de dados envolveu a recolha de informação sobre as seguintes variáveis: "número de doentes saídos do internamento", "número de consultas externas", "número de episódios de urgência", "número de sessões de hospital de dia", "índice de *case mix*", "custo dos consumos por área de actividade", "custos com pessoal por área de actividade" e "agregados de outros custos por área de actividade".

Área de actividade é aqui considerada como internamento, consulta externa, urgência ou hospital de dia.

A área de actividade "internamento" é medida em número de doentes saídos de um estabelecimento de saúde num período (nesta investigação, períodos de um ano), que conforme aprovado pelo Conselho Superior de Estatística, desde 18 de Janeiro de 2005, é definido pelos *"doentes que deixaram de permanecer internados num estabelecimento de saúde, num período. O mesmo indivíduo pode ser admitido diversas vezes no ano, devendo todas as altas ser contadas, uma vez que se trata da contagem global de saídas e não de indivíduos em si."*

O financiamento da actividade dos hospitais é efectuado em função da sua produção ajustada do Índice de *Case-Mix* (ICM), com a inclusão de todos os tipos de produtos hospitalares, isto é, cuidados agudos em internamento, internamentos não agudos e cuidados ambulatórios.

O ICM define-se como o rácio entre o número de Doentes Equivalentes[37] de cada GDH, ponderados pelos respectivos pesos relativos, e o número total de doentes equivalentes do hospital:

$$ICM = \frac{\sum (\text{doentes equivalentes GDH i} \times \text{peso relativo GDH i})}{\sum \text{doentes equivalentes GDH i}}$$

O peso relativo de um GDH é o coeficiente de ponderação que reflecte o custo esperado com o tratamento de um doente típico agrupado nesse GDH, expresso em termos relativos face ao custo médio do doente típico a nível nacional, o qual representa, por definição, um peso relativo de 1,0.

O ICM nacional é por definição igual a 1, pelo que o ICM de cada hospital afastar-se-á desse valor de referência consoante o hospital trate uma proporção maior ou menor de doentes agrupados em GDH de elevado peso relativo face ao padrão nacional.

A área de actividade "consulta" é medida em total de consultas no ano e a sua definição aprovada pelo Conselho Superior de Estatística de 18 de Janeiro de 2005 corresponde:

"Número total das primeiras consultas e das subsequentes prestadas durante um ano, nos serviços de especialidade/valência dum estabelecimento de saúde".

---

[37] Um doente equivalente corresponde a um conjunto de dias de internamento igual à demora média do respectivo GDH, pelo que é possível converter todos os dias que se situam fora dos limiares de excepção em conjuntos equivalentes a estadias de doentes típicos (designados doentes normais).

A área de actividade "urgência" é medida pelo número de episódios de urgências sendo a definição de serviço de urgência, aprovado pelo Conselho Superior de Estatística desde 28 de Novembro de 1997, *"unidade orgânica de um estabelecimento de saúde com internamento para tratamento de situações de emergência médica, cirúrgica, pediátrica e obstétrica, a doentes vindos do exterior, a qualquer hora do dia ou da noite".*

Por fim, a área de actividade de "hospital de dia" é medida pelo número de sessões em hospital de dia, aprovada a sua definição pelo Conselho Superior de Estatística desde 18 de Janeiro de 2005 e que consiste em *"Intervenções geralmente terapêuticas, em doentes, assistidos em hospital de dia".* Neste caso, importa definir o conceito de hospital de dia, que foi actualizado pelo mesmo Conselho Superior de Estatística, em 18 de Janeiro de 2005, e que é definido como *"serviço de um estabelecimento de saúde onde os doentes recebem, de forma programada, cuidados de saúde, permanecendo sob vigilância, num período inferior a 24 horas".*

Aqui o período de 24 horas é considerado, por oposição ao conceito de doente entrado num estabelecimento de saúde em internamento, considerado para efeitos da sua contabilização com a permanência de pelo menos 24 horas.

Acresce que a anterior definição de hospital de dia, aprovada pelo mesmo Conselho Superior de Estatística desde 28 de Novembro de 1997 diferia do actual conceito, no que se refere ao período temporal, ou seja, *"período inferior a 24 horas"* era anteriormente considerado como *"não requerendo estadia durante a noite".*

Entende-se aqui, por estabelecimento de saúde *"... conjunto de serviços prestadores de cuidados de saúde, dotados de direcção técnica, de administração e instalações próprias...",* definição aprovada pelo Conselho Superior de Estatística desde 18 de Janeiro de 2005.

Para as variáveis de custos (excluindo as amortizações) foi efectuada a conversão para preços reais[38] pretendendo-se expurgar o efeito da inflação ocorrida no período analisado 2002-2008.

As variáveis de *input* consideradas, nos vários cálculos realizados foram custos dos consumos por cada uma das áreas de actividade, em

---

[38] Preços reais são aqueles em que a inflação é descontada, por comparação com os preços nominais, que são os preços absolutos ou preços em moeda corrente.

OPÇÕES POLÍTICAS EM SAÚDE

cada modelo ("Modelo Ideal" e "Modelos Simplificados"), custos com pessoal e outros custos, onde se agregam os custos com fornecimentos e serviços externos, outros custos operacionais e os custos das amortizações, a valores reais.

Na análise que foi efectuada aos estudos internacionais nesta área concluiu-se que a maior parte dos custos de funcionamento de um hospital são devidos a salários e outras despesas.

São difíceis de obter dados precisos sobre o investimento de capital criando a necessidade de utilizar categorias representativas, como camas e serviços. Assim, considerações de ordem prática impediram muitas vezes a utilização de dados de custos. No entanto, muitos estudos incluem vários tipos de dados de custos no conjunto de *inputs*. Estes podem ser divididos nas seguintes subcategorias: despesas operacionais e investimentos de capital, custos com pessoal e custos de fornecimentos e serviços.

Diversos estudos internacionais utilizaram variáveis de *input* e *output* semelhantes às utilizadas nesta investigação. Dezasseis estudos dos EUA incluíram as despesas operacionais excluindo salários, capital e depreciações como uma categoria de *input*.

Três estudos incluíram os "índice de *case mix*" como um *input*, que capta a variação de complexidade e intensidade de recursos dos casos de internamento. Porém, o uso deste factor como um *input* deve ser evitado, pois é mais uma característica dos *outputs* do hospital.

Linna (1998) utiliza os custos como variável *input* no estudo da fronteira de eficiência hospitalar.

Nos vários cálculos realizados, as variáveis de *output* utilizadas foram o número de doentes saídos (Internamento); número de consultas externas e número de episódios de urgência.

Estas variáveis têm sido utilizadas em diversos estudos internacionais e nacionais de fronteira de eficiência. A título de exemplo, referem-se os estudos de Fare, Grosskopf, Lindgren e Roos (1993), que utilizaram estas variáveis de *output* em estudos de fronteira de eficiência hospitalar (número de altas de internamento, número de episódios de urgência e número de sessões de hospital de dia) assim como Parkin *et al* (1997), que estuda também o número de consultas externas; Valdmanis (1992) utiliza número de episódios de urgência e número de sessões de hospital de dia; Linna (1998) que utiliza nas variáveis *output* o número de episódios de urgência, assim como mais recentemente em Portugal, Afonso e Fernandes (2008) utilizam também o número de episódios de urgências nas suas variáveis *output*.

11.1. Análise Individual dos dados hospitalares

Os resultados em apresentação dizem respeito ao período 2002--2008, o qual corresponde ao horizonte temporal da investigação.

Na escolha do número de variáveis houve a preocupação com os graus de liberdade inerentes à amostra. Uma regra prática é tradicionalmente adoptada, sobre a relação entre o número de DMU's (Hospitais) e o número de variáveis *input* e *output* e que se traduz na seguinte relação:

n = nº de DMU's

n ≥ ao máximo de dois valores:

n ≥ nº *input* x nº *output*

n ≥ 3 x (nº *input* + nº *output*)

Exemplo: 4 *input* e 6 *output*

4 x 6 = 24

3 x (4 + 6) = 30

Escolhe-se para número de DMU's o valor máximo dos dois, neste caso 30.

Segundo Cooper e Seiford (2007), não há nenhuma regra geral há uma regra empírica.

Estabeleceram-se relações entre as variáveis de actividade hospitalar ou de *output* e as variáveis de *input* e que são apresentadas nos parágrafos seguintes.

As relações analisadas foram entre:

• Nº doentes saídos, custos a preços reais associados à actividade de internamento;

- Nº de consultas externas, custos a preços reais associados à realização de consultas externas;
- Nº de episódios de urgência, custos a preços reais da actividade realizada no serviço de urgência;

A apresentação dos resultados foi elaborada por ano, por grupo (Hospitais SPA ou SA/EPE) e por Região NUTS II.

São também apresentados gráficos comparativos dos valores das variáveis (valor médio, mínimo, máximo e coeficiente de dispersão) comparando os hospitais SPA com os hospitais SA/EPE e com o conjunto SPA + SA/EPE.

11.1.1. Doentes Saídos

O indicador custos a preços reais foi repartido por três classes distintas, para análise:

i) Consumos por doente saído;
ii) Custos com Pessoal por doente saído;
iii) Custos Totais por doente saído.

A análise dos **Consumos por Doente Saído**, mostra que os valores das <u>Médias</u> mais elevados são obtidos pelos Hospitais SA/EPE, no período (2002-2008).

Um doente saído consumiu em média, nos Hospitais SA/EPE, 407€ em 2002 e 691€ em 2008. Nos hospitais SPA consumiu em média 319€ em 2002 e 622€ em 2008.

A diferença entre os dois grupos de hospitais no ano de partida (2002) era de 88€ e no ponto de chegada (2008) a diferença é de 69€. A média global aumentou 87% no período (2002-2008), de 351€ para 656€ consumidos por doentes saído, com os hospitais SA/EPE a aumentarem 70% e os hospitais SPA 95%.

A maior subida nos custos médios nos Hospitais EPE verifica-se no ano de 2005, como é visível no Gráfico 1:

GRÁFICO 1
Consumos por doente saído (2002-2008)

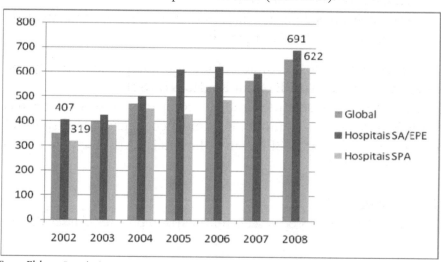

Fonte: Elaboração própria.

A análise dos **Custos com Pessoal por Doente Saído** mostra que os valores das <u>Médias</u> mais elevados são obtidos pelos Hospitais SPA, no ano de chegada (2008).

Esta rubrica, Custos com Pessoal tem em média, no conjunto de todos os hospitais incluídos na investigação, um peso nos custos totais de cerca de 38% em cada um dos anos analisados.

Ao longo dos anos em análise, os dois grupos de hospitais vão variando as suas posições médias relativas, de acordo com o Gráfico 2. Os Hospitais SA/EPE apresentam médias mais elevadas em 2002 e 2003 passando os hospitais SPA a apresentar médias mais elevadas em 2004. De 2005 a 2007 voltam os hospitais SA/EPE a apresentar médias mais elevadas, o que já não acontece no ano de chegada, 2008, onde voltam os hospitais SPA a apresentar a média mais elevada.

Um doente saído teve um custo com pessoal, em média, nos Hospitais SA/EPE 1.387€ em 2002 e 1.893€ em 2008. Nos hospitais SPA, a média foi de 1.288€ em 2002 e 2.000€ em 2008.

A diferença entre os dois grupos de hospitais no ano de partida (2002) era de 99€, mais elevada nos Hospitais SA/EPE e no ponto de chegada (2008) a diferença é de 107€, mais elevada nos hospitais SPA.

OPÇÕES POLÍTICAS EM SAÚDE

A média global aumentou 47% no período (2002-2008), de 1.325€ em 2002 para 1.948€ em 2008, com os hospitais SA/EPE a aumentarem 36% e os hospitais SPA 55%.

GRÁFICO 2
Custos com Pessoal por Doente Saído (2002-2008)

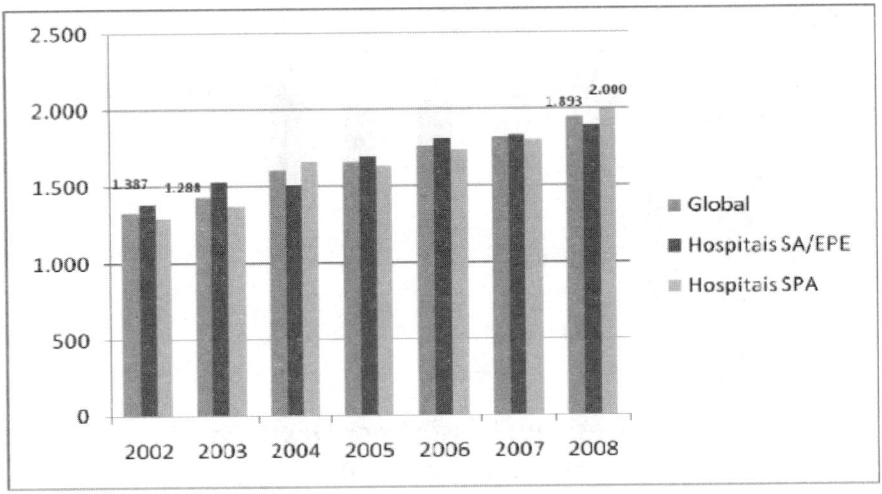

Fonte: Elaboração própria.

Passando à análise dos **Custos Totais por Doente Saído** observa--se que os valores das Médias mais elevados são obtidos pelos Hospitais SPA, no ano de chegada (2008).

Verifica-se a ocorrência de uma tendência semelhante à dos Custos com Pessoal, com os hospitais SA/EPE com uma média de custos superior em 2002 e 2003, em 2004 são os hospitais SPA que apresentam uma média superior, em 2005 e 2006 voltam a ser os hospitais SA/EPE que apresentam média superior, o que se inverte em 2007 e 2008, voltando a ser superior a média dos hospitais SPA.

Um doente saído teve um custo em média, nos Hospitais SA/EPE, 3.665€ em 2002 e 5.090€ em 2008. Nos hospitais SPA, a média foi de 3.431€ em 2002 e 5.441€ em 2008.

A diferença entre os dois grupos de hospitais no ano de partida (2002) era de 234€, mais elevada nos Hospitais SA/EPE e no ponto de chegada (2008) a diferença é de 351€, mais elevada nos hospitais SPA.

A média global aumentou 50% no período (2002-2008), de 3.517€ em 2002 para 5.270€ em 2008, com os hospitais SA/EPE a aumentarem 39% e os hospitais SPA 59% – Ver Gráfico 3.

GRÁFICO 3

Custos Totais por Doente Saído (2002-2008)

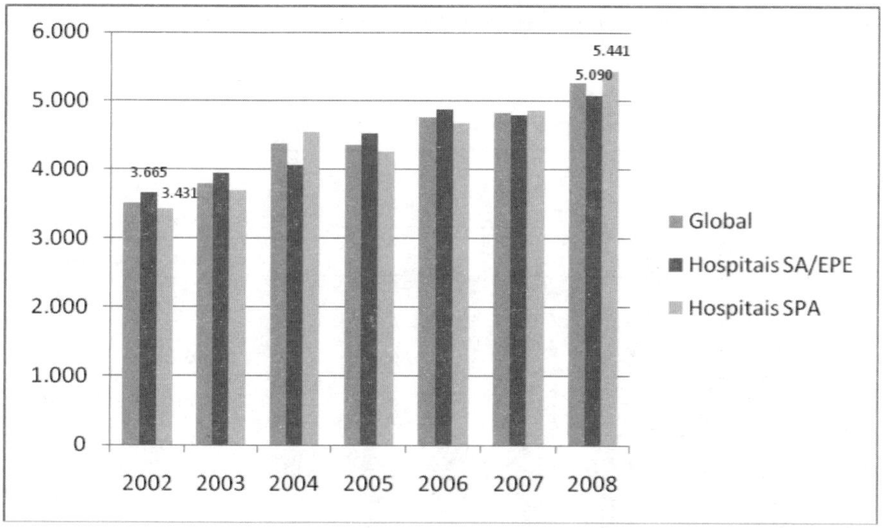

Fonte: Elaboração própria.

11.1.2. Consultas Externas

O indicador custos a preços reais foi repartido por três classes distintas, para análise:

i) Consumos por consulta externa;
ii) Custos com Pessoal por consulta externa;
iii) Custos Totais por consulta externa.

A análise dos **Consumos por Consulta Externa** indica que os valores das <u>Médias</u> mais elevados são obtidos pelos Hospitais SA/EPE, no período (2002-2008).

Uma consulta consumiu em média, nos Hospitais SA/EPE, 47€ em 2002 e 69€ em 2008. Nos hospitais SPA consumiu em média 49€ em 2002 e 64€ em 2008.

OPÇÕES POLÍTICAS EM SAÚDE

A diferença entre os dois grupos de hospitais no ano de partida (2002) era de 2€ e no ponto de chegada (2008) a diferença é de 5€. A média global aumentou 36% no período (2002-2008), de 48€ em 2002 para 66€ em 2008, com os hospitais SA/EPE a aumentarem 45% e os hospitais SPA 29%.

A maior subida nos custos médios nos Hospitais EPE verifica-se no ano de 2005, como é visível no Gráfico 4:

GRÁFICO 4
Consumos por Consulta Externa (2002-2008)

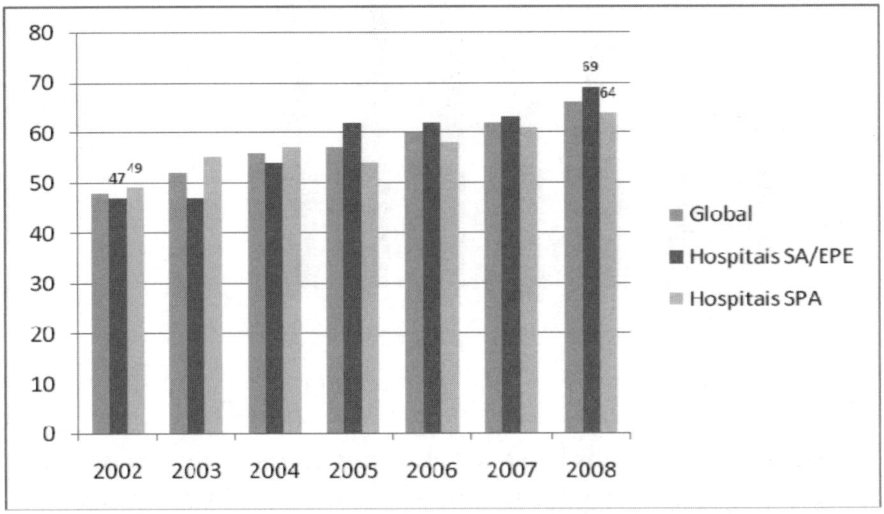

Fonte: Elaboração própria.

A análise dos **Custos com Pessoal por Consulta Externa** mostra que os valores das Médias mais elevados são obtidos pelos Hospitais SPA, em todo o período (2002-2008). É de realçar a quebra que se verifica nos custos unitários em 2008 face aos dois anos anteriores – *Vide* Gráfico 5.

Uma consulta externa teve um custo com pessoal em média, nos Hospitais SA/EPE, de 184€ em 2002 e 203€ em 2008. Nos hospitais SPA, a média foi de 207€ em 2002 e 214€ em 2008.

A diferença entre os dois grupos de hospitais no ano de partida (2002) era de 23€, mais elevada nos Hospitais SPA e no ponto de chegada (2008) a diferença é de 11€, mais elevada nos hospitais SPA. A

MEDIÇÃO DA EFICIÊNCIA NOS HOSPITAIS PORTUGUESES (2002/2008)

média global aumentou 5% no período (2002-2008), de 198€ em 2002 para 209€ em 2008, com os hospitais SA/EPE a aumentarem 10% e os hospitais SPA 4%.

GRÁFICO 5
Custos com Pessoal por Consulta Externa (2002-2008)

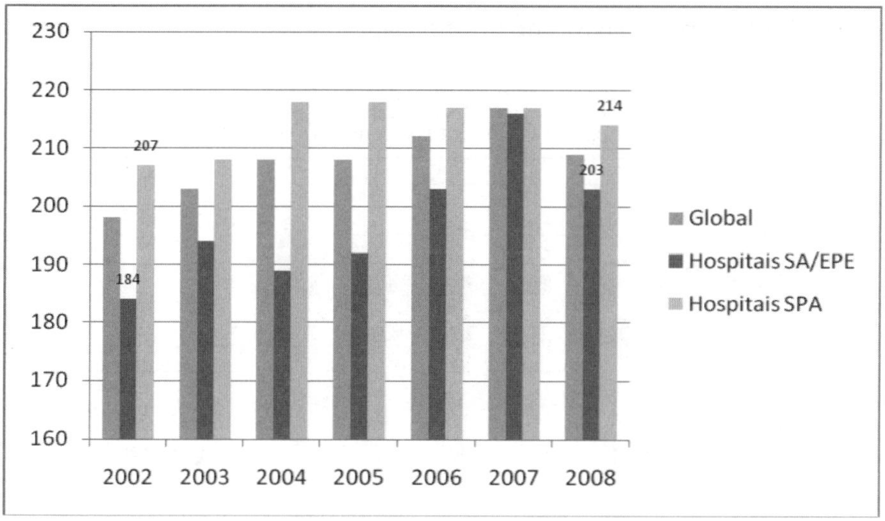

Fonte: Elaboração própria.

Passando à análise dos **Custos Totais por Consulta Externa** constata-se que os valores das Médias mais elevados são obtidos pelos Hospitais SPA, no ano de chegada (2008) – Gráfico 6.

É de salientar que no período (2002-2008) as médias não apresentam grandes oscilações. A média global dos custos por consulta externa sobe de 520€ em 2002 para 560€ em 2008, o que representa um aumento de 8%.

Uma consulta externa teve um custo em média, nos Hospitais SA/EPE, de 470€ em 2002 e 535€ em 2008. Nos hospitais SPA, a média foi de 549€ em 2002 e 582€ em 2008.

A diferença entre os dois grupos de hospitais no ano de partida (2002) era de 79€, mais elevada nos Hospitais SPA e no ponto de chegada (2008) a diferença é de 47€, mais elevada nos hospitais SPA. A média dos hospitais SA/EPE aumentou 14% no período (2002-2008) e os hospitais SPA 6%.

OPÇÕES POLÍTICAS EM SAÚDE

GRÁFICO 6
Custos Totais por Consulta Externa (2002-2008)

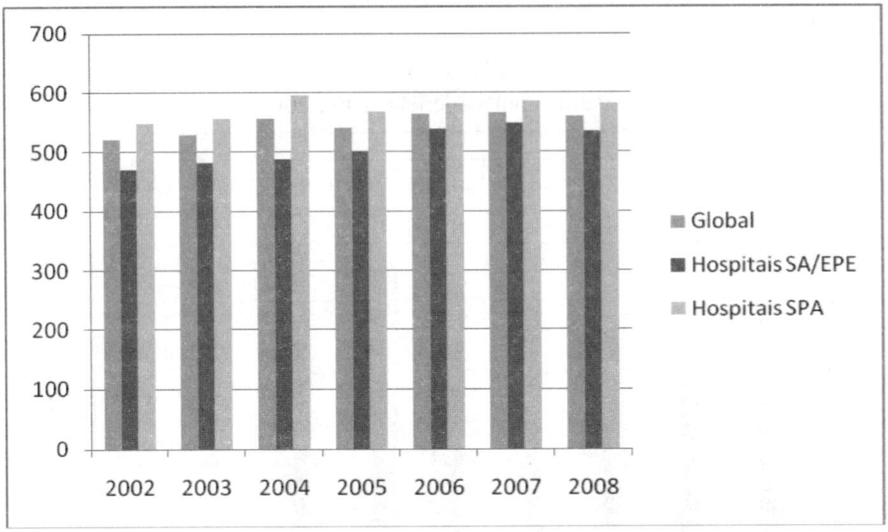

Fonte: Elaboração própria.

11.1.3. Urgências

O indicador custos a preços reais foi repartido por três classes distintas, para análise:

i) Consumos por urgência;
ii) Custos com Pessoal por urgência;
iii) Custos Totais por urgência.

A análise dos **Consumos por Urgência** mostra que os valores das <u>Médias</u> são consideravelmente mais elevados nos Hospitais SA/EPE, no período (2002-2008) – Gráfico 7.

Uma urgência consumiu em média, nos Hospitais SA/EPE 153€ em 2002 e 248€ em 2008. Nos hospitais SPA consumiu em média 41€ em 2002 e 74€ em 2008.

A diferença entre os dois grupos de hospitais no ano de partida (2002) era de 112€ e no ponto de chegada (2008) a diferença é de 174€. A média global aumentou 94% no período (2002-2008) de 82€ em 2002 para 159€ em 2008, com os hospitais SA/EPE a aumentarem

62% e os hospitais SPA 82%, embora estes últimos com um aumento muito inferior em valor absoluto.

GRÁFICO 7
Consumos por Urgência (2002-2008)

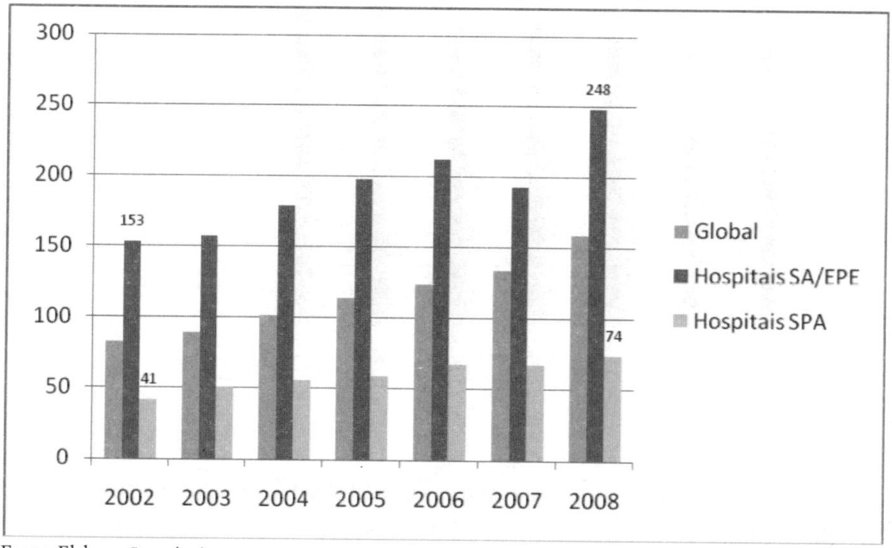

Fonte: Elaboração própria.

A análise dos **Custos com Pessoal por Urgência** indica uma tendência semelhante à verificada nos Consumos, com os Hospitais SA/EPE a apresentarem médias bastante mais elevadas – Gráfico 8.

Uma urgência teve um custo com Pessoal em média, nos Hospitais SA/EPE de 348€ em 2002 e 476€ em 2008. Nos hospitais SPA, a média foi de 154€ em 2002 e 187€ em 2008.

A diferença entre os dois grupos de hospitais no ano de partida (2002) era de 194€, mais elevada nos Hospitais EPE e no ponto de chegada (2008) a diferença é de 289€, mais elevada nos hospitais EPE. A média global aumentou 46% no período (2002-2008), de 225€ em 2002 para 328€ em 2008, com os hospitais SA/EPE a aumentarem 37% e os hospitais SPA 22%.

GRÁFICO 8
Custos com Pessoal por Urgência (2002-2008)

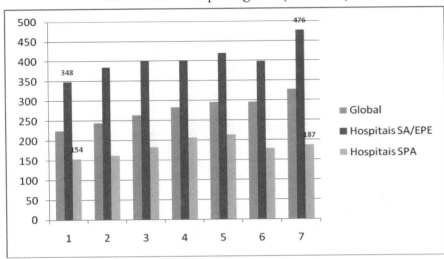

Fonte: Elaboração própria.

Passando à análise dos **Custos Totais por Urgência** constata-se que os valores das Médias mais elevados são obtidos pelos Hospitais EPE, em todo o período (2002-2008) – Gráfico 9.

A média global dos custos por urgência subiu de 628€ em 2002 para 963€ em 2008, o que representa um aumento de 53%.

Uma urgência teve um custo em média, nos Hospitais SA/EPE, de 1.028€ em 2002 e 1.441€ em 2008. Nos hospitais SPA, a média foi de 396€ em 2002 e 510€ em 2008.

A diferença entre os dois grupos de hospitais no ano de partida (2002) era de 632€, mais elevada nos Hospitais EPE e no ponto de chegada (2008) a diferença é de 931€, mais elevada nos hospitais EPE. A média dos hospitais SA/EPE aumentou 40% no período (2002--2008) e os hospitais SPA 29%.

MEDIÇÃO DA EFICIÊNCIA NOS HOSPITAIS PORTUGUESES (2002/2008)

GRÁFICO 9
Custos Totais por Urgência (2002-2008)

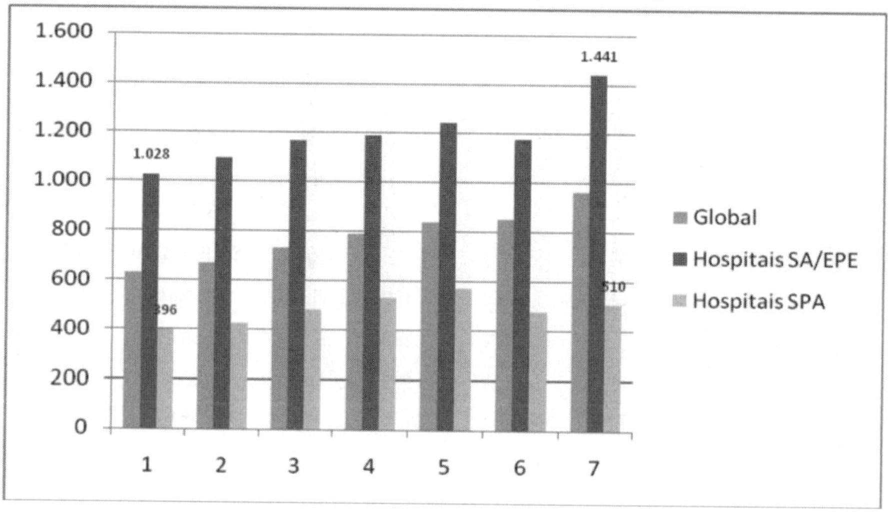

Fonte: Elaboração própria.

11.2. Caracterização dos Hospitais

Nos quadros seguintes apresentam-se elementos de análise estatística das variáveis utilizadas nos modelos que caracterizam os hospitais incluídos na investigação.

Os resultados são apresentados para cada um dos anos do período 2002-2008, por variáveis (de *input* e de *output*) para os seguintes elementos estatísticos:

- número de observações;
- valor máximo;
- valor mínimo;
- média;
- mediana;
- desvio-padrão[39];
- coeficiente de dispersão[40].

---

[39] Medida de dispersão estatística indicando a distância entre os valores da amostra.

[40] Coeficiente entre a média e o desvio-padrão. Medida de dispersão relativa para comparar dois conjuntos de dados com dimensões diferentes.

A informação está agrupada por hospitais SPA, hospitais SA/EPE e todos os hospitais.

QUADRO 22

Caracterização dos Hospitais incluídos no estudo – Ano 2002

Ano 2002 (1)	Doentes Saídos	Consultas	Urgência	Consumos	Pessoal	Outros
Globais						
nº Observações	51	51	51	51	51	51
Valor Máximo	50.186	414.475	239.187	35.498.215	84.869.706	106.977.000
Valor Mínimo	1.237	5.259	6.809	169.004	1.269.940	2.683.007
Média	12.154	91.672	91.288	5.370.164	17.556.424	22.979.675
Mediana	9.692	56.429	74.978	2.749.892	13.663.615	16.538.448
Desvio-Padrão	11.141	94.703	53.648	7.822.878	19.269.646	24.935.791
Coeficiente Dispersão	0,92	1,03	0,59	1,46	1,10	1,09
Hospitais SA/EPE						
nº Observações	20	20	20	20	20	20
Valor Máximo	26.080	289.211	221.801	22.504.908	47.965.855	80.236.579
Valor Mínimo	8.765	43.054	6.809	1.721.492	10.464.524	11.519.343
Média	15.029	116.863	112.438	6.216.151	20.507.700	27.868.668
Mediana	14.368	107.969	116.147	4.612.356	19.819.667	24.119.769
Desvio-Padrão	5.123	57.234	51.109	5.874.865	9.207.116	16.280.369
Coeficiente Dispersão	0,34	0,49	0,45	0,95	0,45	0,58
Hospitais SPA						
nº Observações	31	31	31	31	31	31
Valor Máximo	50.186	414.475	239.187	35.498.215	84.869.706	106.977.000
Valor Mínimo	1.237	5.259	20.109	169.004	1.269.940	2.683.007
Média	10.485	77.046	79.008	4.878.945	15.842.779	20.140.905
Mediana	5.469	43.923	65.279	975.202	5.677.370	8.228.826
Desvio-Padrão	13.263	109.049	51.966	8.813.578	23.190.805	28.670.647
Coeficiente Dispersão	1,26	1,42	0,66	1,81	1,46	1,42

(1) Ano em que os hospitais da 1ª vaga de empresarialização são classificados como "SA".
Fonte: Elaboração própria.

No ano de 2002 foram observados 51 hospitais. O número máximo de Doentes Saídos, nesse ano foi de 50.186 e o mínimo 1.237, para uma média de 12.154. Nas Consultas, o valor máximo foi de 414.475 e o mínimo 5.259, para uma média de 91.672 consultas. Nas Urgências, o valor máximo foi de 239.187 e o mínimo 6.809, para uma média de 91.288 episódios de urgência – Quadro 22.

Os hospitais SPA apresentam maior desvio-padrão e maior coeficiente de dispersão do que os hospitais EPE, o que significa que os valores dentro desse grupo de hospitais assumem maior amplitude, ou seja, são maiores as distâncias entre os valores dos hospitais. Este facto é comum a todos os anos analisados.

OPÇÕES POLÍTICAS EM SAÚDE

QUADRO 23
Caracterização dos Hospitais incluídos no estudo – Ano 2003

Ano 2003	Doentes Saídos	Consultas	Urgencia	Consumos	Pessoal	Outros
Globais						
nº Observações	49	49	49	49	49	49
Valor Máximo	65.658	444.505	249.420	39.701.408	91.097.825	125.132.121
Valor Mínimo	1.217	7.133	7.169	206.372	1.370.818	2.842.309
Média	12.973	97.969	92.293	6.324.965	19.375.126	25.131.561
Mediana	9.937	56.558	82.027	3.275.538	14.295.224	19.924.946
Desvio-Padrão	13.451	99.445	53.444	9.418.572	20.879.242	27.014.597
Coeficiente Dispersão	1,04	1,02	0,58	1,49	1,08	1,07
Hospitais SA/EPE						
nº Observações	18	18	18	18	18	18
Valor Máximo	23.971	315.902	191.134	26.624.590	48.321.868	81.198.532
Valor Mínimo	7.608	41.007	7.169	1.074.171	8.059.513	8.786.023
Média	15.453	128.362	111.398	6.814.560	23.345.773	30.782.879
Mediana	15.426	124.355	118.357	4.419.887	21.851.209	27.250.449
Desvio-Padrão	4.887	61.665	48.239	6.491.892	9.279.434	16.392.066
Coeficiente Dispersão	0,32	0,48	0,43	0,95	0,40	0,53
Hospitais SPA						
nº Observações	31	31	31	31	31	31
Valor Máximo	65.658	444.505	249.420	39.701.408	91.097.825	125.132.121
Valor Mínimo	1.217	7.133	18.729	206.372	1.370.818	2.842.309
Média	11.533	80.322	81.200	6.040.683	17.069.590	21.850.151
Mediana	5.672	45.774	65.303	1.020.740	5.851.504	8.705.190
Desvio-Padrão	16.435	113.102	53.901	10.854.764	25.174.622	31.386.450
Coeficiente Dispersão	1,43	1,41	0,66	1,80	1,47	1,44

Fonte: Elaboração própria.

No ano de 2003 foram observados 49 hospitais. O número máximo de Doentes Saídos, nesse ano, foi de 65.658 e o mínimo 1.217, para uma média de 12.973. Nas Consultas, o valor máximo foi de 444.505 e o mínimo 7.133, para uma média de 97.969 consultas. Nas Urgências, o valor máximo foi de 249.420 e o mínimo 7.169, para uma média de 92.293 episódios de urgência – Quadro 23.

Os valores máximos e mínimos pertencem a hospitais SPA. A média dos hospitais EPE é superior à dos hospitais SPA, em todas as variáveis.

OPÇÕES POLÍTICAS EM SAÚDE

Quadro 24
Caracterização dos Hospitais incluídos no estudo – Ano 2004

Ano 2004	Doentes Saídos	Consultas	Urgencia	Consumos	Pessoal	Outros
Globais						
nº Observações	49	49	49	49	49	49
Valor Máximo	54.906	444.505	249.420	44.430.362	97.864.630	137.783.035
Valor Mínimo	546	4.072	7.657	249.018	1.437.920	3.011.470
Média	12.906	105.572	89.711	7.281.518	20.814.049	27.140.527
Mediana	10.165	67.101	76.514	3.740.932	15.343.508	22.582.238
Desvio-Padrão	12.177	107.783	53.988	10.782.930	22.545.164	28.696.151
Coeficiente Dispersão	0,94	1,02	0,60	1,48	1,08	1,06
Hospitais SA/EPE						
nº Observações	18	18	18	18	18	18
Valor Máximo	24.731	340.313	185.131	34.449.566	50.274.947	78.689.343
Valor Mínimo	9.276	42.246	7.657	1.104.333	9.110.190	8.579.290
Média	16.769	137.777	108.639	8.490.432	24.578.670	33.080.591
Mediana	16.659	128.486	113.498	5.310.063	23.194.496	29.153.358
Desvio-Padrão	4.918	66.195	46.853	8.441.660	9.692.656	16.055.863
Coeficiente Dispersão	0,29	0,48	0,43	0,99	0,39	0,49
Hospitais SPA						
nº Observações	31	31	31	31	31	31
Valor Máximo	54.906	444.505	249.420	44.430.362	97.864.630	137.783.035
Valor Mínimo	546	4.072	16.882	249.018	1.437.920	3.011.470
Média	10.663	86.873	78.720	6.579.568	18.628.140	23.691.457
Mediana	5.332	49.210	60.361	1.162.693	6.287.744	9.765.541
Desvio-Padrão	14.470	122.967	55.496	12.011.116	27.323.565	33.734.343
Coeficiente Dispersão	1,36	1,42	0,70	1,83	1,47	1,42

Fonte: Elaboração própria.

No ano de 2004 foram observados 49 hospitais. O número máximo de Doentes Saídos, nesse ano, foi de 54.906 e o mínimo 546, para uma média de 12.906. Nas Consultas, o valor máximo foi de 444.505 e o mínimo 4.072, para uma média de 105.572 consultas. Nas Urgências, o valor máximo foi de 249.420 e o mínimo 7.657, para uma média de 89.711 episódios de urgência – Quadro 24.

Os valores máximos e mínimos pertencem a hospitais SPA, excepto quanto ao mínimo de episódios de urgência. A média dos hospitais EPE é superior à dos hospitais SPA em todas as variáveis.

OPÇÕES POLÍTICAS EM SAÚDE

QUADRO 25
Caracterização dos Hospitais incluídos no estudo – Ano 2005

Ano 2005	Doentes Saídos	Consultas	Urgencia	Consumos	Pessoal	Outros
Globais						
nº Observações	48	48	48	48	48	48
Valor Máximo	53.616	477.020	235.111	49.230.321	103.573.409	129.523.392
Valor Mínimo	1.456	9.941	7.705	272.910	1.633.143	3.381.056
Média	13.125	112.988	93.233	8.512.124	22.868.845	29.498.368
Mediana	10.616	73.812	84.596	4.019.250	18.524.188	24.106.023
Desvio-Padrão	11.990	113.692	53.525	12.345.845	23.956.366	29.502.831
Coeficiente Dispersão	0,91	1,01	0,57	1,45	1,05	1,00
Hospitais SA/EPE						
nº Observações	19	19	19	19	19	19
Valor Máximo	41.568	477.020	230.156	49.230.321	103.573.409	107.021.625
Valor Mínimo	2.198	16.266	7.705	598.515	3.064.631	3.949.385
Média	16.037	150.032	111.991	11.475.420	27.505.871	36.122.544
Mediana	16.119	133.928	112.418	5.587.832	24.466.969	30.233.072
Desvio-Padrão	9.364	111.013	50.407	13.461.615	21.603.548	26.565.386
Coeficiente Dispersão	0,58	0,74	0,45	1,17	0,79	0,74
Hospitais SPA						
nº Observações	29	29	29	29	29	29
Valor Máximo	53.616	449.226	235.111	40.811.214	101.645.093	129.523.392
Valor Mínimo	1.456	9.941	18.719	272.910	1.633.143	3.381.056
Média	11.218	88.718	80.944	6.570.654	19.830.793	25.158.391
Mediana	6.465	50.670	63.001	1.441.152	9.951.022	10.215.181
Desvio-Padrão	13.244	110.604	52.730	11.379.355	25.281.706	30.953.135
Coeficiente Dispersão	1,18	1,25	0,65	1,73	1,27	1,23

Fonte: Elaboração própria.

No ano de 2005 foram observados 48 hospitais. O número máximo de Doentes Saídos, nesse ano, foi de 53.616 e o mínimo 1.456, para uma média de 13.125. Nas Consultas, o valor máximo foi de 477.020 e o mínimo 9.941, para uma média de 112.988 consultas. Nas Urgências, o valor máximo foi de 235.111 e o mínimo 7.705, para uma média de 93.233 episódios de urgência – Quadro 25.

Ao contrário dos três anos anteriores existe uma maior repartição dos máximos e mínimos entre os dois grupos de hospitais, EPE e SPA. A média dos hospitais EPE é superior à dos hospitais SPA em todas as variáveis.

OPÇÕES POLÍTICAS EM SAÚDE

Quadro 26
Caracterização dos Hospitais incluídos no estudo – Ano 2006

Ano 2006	Doentes Saídos	Consultas	Urgencia	Consumos	Pessoal	Outros
Globais						
nº Observações	48	48	48	48	48	48
Valor Máximo	51.401	520.029	238.076	59.141.537	111.906.134	140.072.056
Valor Mínimo	1.344	10.809	7.926	263.817	1.768.489	3.238.367
Média	13.015	118.930	94.392	9.384.362	24.155.285	32.015.400
Mediana	11.324	75.749	84.573	4.143.465	19.369.136	28.659.061
Desvio-Padrão	11.123	122.693	55.308	13.895.370	24.965.994	31.429.393
Coeficiente Dispersão	0,85	1,03	0,59	1,48	1,03	0,98
Hospitais SA/EPE						
nº Observações	19	19	19	19	19	19
Valor Máximo	43.321	520.029	238.076	59.141.537	111.906.134	140.072.056
Valor Mínimo	2.032	14.114	7.926	580.988	3.210.117	4.616.677
Média	17.059	168.384	119.655	13.353.824	32.494.002	43.425.674
Mediana	16.799	134.571	118.571	6.490.003	24.582.732	32.906.884
Desvio-Padrão	11.056	144.779	58.313	16.798.312	28.822.831	36.400.447
Coeficiente Dispersão	0,65	0,86	0,49	1,26	0,89	0,84
Hospitais SPA						
nº Observações	29	29	29	29	29	29
Valor Máximo	51.401	474.512	186.992	48.292.693	105.376.382	126.918.874
Valor Mínimo	1.344	10.809	20.237	263.817	1.768.489	3.238.367
Média	10.366	86.529	77.840	6.783.680	18.691.987	24.539.703
Mediana	7.642	50.503	59.040	2.336.755	13.150.203	14.338.368
Desvio-Padrão	10.523	95.114	47.243	11.180.346	20.835.074	25.692.316
Coeficiente Dispersão	1,02	1,10	0,61	1,65	1,11	1,05

Fonte: Elaboração própria.

No ano de 2006 foram observados 48 hospitais. O número máximo de Doentes Saídos, nesse ano foi de 51.401 e o mínimo 1.344, para uma média de 13.015. Nas Consultas, o valor máximo foi de 520.029 e o mínimo 10.809, para uma média de 118.930 consultas. Nas Urgências, o valor máximo foi de 238.076 e o mínimo 7.926, para uma média de 94.392 episódios de urgência – Quadro 26.

Tal como no ano anterior existe uma repartição dos máximos e mínimos entre os dois grupos de hospitais, EPE e SPA. A média dos hospitais EPE é superior à dos hospitais SPA em todas as variáveis.

OPÇÕES POLÍTICAS EM SAÚDE

Quadro 27
Caracterização dos Hospitais incluídos no estudo – Ano 2007

Ano 2007	Doentes Saídos	Consulta	Urgencia	Consumos	Pessoal	Outros
Globais						
nº Observações	45	45	45	45	45	45
Valor Máximo	47.895	567.954	244.590	62.822.011	117.578.556	137.190.542
Valor Mínimo	814	4.087	8.544	203.336	1.758.275	1.578.280
Média	13.996	129.955	97.278	10.378.726	26.269.530	34.053.270
Mediana	12.044	79.581	95.898	4.942.635	20.794.565	29.041.463
Desvio-Padrão	12.488	143.141	59.353	15.236.868	27.386.207	34.447.495
Coeficiente Dispersão	0,89	1,10	0,61	1,47	1,04	1,01
Hospitais SA/EPE						
nº Observações	24	24	24	24	24	24
Valor Máximo	46.831	567.954	244.590	62.822.011	117.578.556	137.190.542
Valor Mínimo	814	4.087	8.544	203.336	1.758.275	1.578.280
Média	17.900	173.189	113.737	13.073.362	33.382.588	43.940.154
Mediana	16.567	132.128	124.900	6.264.381	28.502.398	33.963.348
Desvio-Padrão	12.342	156.315	68.323	16.264.817	28.364.019	37.067.117
Coeficiente Dispersão	0,69	0,90	0,60	1,24	0,85	0,84
Hospitais SPA						
nº Observações	21	21	21	21	21	21
Valor Máximo	47.895	497.644	169.161	50.761.970	106.651.736	123.098.752
Valor Mínimo	1.217	9.166	34.366	368.192	1.910.794	3.612.947
Média	9.535	80.545	78.467	7.299.143	18.140.321	22.753.975
Mediana	4.301	43.128	68.241	1.524.451	8.707.372	14.127.634
Desvio-Padrão	11.346	110.322	41.054	13.706.186	24.386.704	27.913.449
Coeficiente Dispersão	1,19	1,37	0,52	1,88	1,34	1,23

Fonte: Elaboração própria.

No ano de 2007 observaram-se 45 hospitais. O número máximo de Doentes Saídos nesse ano foi de 47.895 e o mínimo 814, para uma média de 13.996. Nas Consultas, o valor máximo foi de 567.954 e o mínimo 4.087, para uma média de 129.955 consultas. Nas Urgências, o valor máximo foi de 244.590 e o mínimo 8.544, para uma média de 97.278 episódios de urgência – Quadro 27.

O valor mínimo, em cada uma das variáveis, está no grupo dos hospitais EPE. A média dos hospitais EPE é superior à dos hospitais SPA em todas as variáveis, facto que se repete em todos os anos analisados.

OPÇÕES POLÍTICAS EM SAÚDE

Quadro 28
Caracterização dos Hospitais incluídos no estudo – Ano 2008

Ano 2008	Doentes Saídos	Consultas	Urgencia	Consumos	Pessoal	Outros
Globais						
nº Observações	37	37	37	37	37	37
Valor Máximo	47.667	606.124	259.223	66.789.720	124.601.796	136.787.706
Valor Mínimo	1.217	9.583	9.362	299.542	1.681.860	3.776.876
Média	15.264	147.720	104.038	12.431.341	29.851.020	38.431.275
Mediana	14.365	134.919	90.872	5.470.454	26.752.728	33.357.913
Desvio-Padrão	12.402	143.037	60.495	16.790.177	27.359.842	34.150.998
Coeficiente Dispersão	0,81	0,97	0,58	1,35	0,92	0,89
Hospitais SA/EPE						
nº Observações	18	18	18	18	18	18
Valor Máximo	47.667	606.124	259.223	66.789.720	124.601.796	136.787.706
Valor Mínimo	9.046	73.557	9.362	3.070.359	15.630.041	25.154.396
Média	21.549	210.517	131.847	16.419.014	40.759.155	53.052.095
Mediana	19.201	168.662	140.464	8.867.957	32.619.771	39.025.324
Desvio-Padrão	10.289	140.064	62.395	17.243.785	24.610.679	32.199.820
Coeficiente Dispersão	0,48	0,67	0,47	1,05	0,60	0,61
Hospitais SPA						
nº Observações	19	19	19	19	19	19
Valor Máximo	46.436	512.448	176.122	59.128.749	107.961.513	126.513.780
Valor Mínimo	1.217	9.583	28.469	299.542	1.681.860	3.776.876
Média	9.310	88.228	77.692	8.653.545	19.516.998	24.579.971
Mediana	3.632	44.526	64.008	1.248.900	6.636.201	8.544.560
Desvio-Padrão	11.433	121.292	46.221	15.875.300	26.331.982	30.611.577
Coeficiente Dispersão	1,23	1,37	0,59	1,83	1,35	1,25

Fonte: Elaboração própria.

No ano de 2008 foram observados 37 hospitais. O número máximo de Doentes Saídos, nesse ano, foi de 47.667 e o mínimo 1.217, para uma média de 15.264. Nas Consultas, o valor máximo foi de 606.124 e o mínimo 9.583, para uma média de 147.720 consultas. Nas Urgências, o valor máximo foi de 259.223 e o mínimo 9.362, para uma média de 104.038 episódios de urgência – Quadro 28.

O ano de 2002 é aquele onde o número de observações é maior, devido ao facto de terem ocorrido, ao longo do período em análise, diversas fusões de hospitais em centros hospitalares diminuindo por isso o número de hospitais em estudo.

11.3. Caracterização do estudo sobre a eficiência

Com base nas teorias apresentadas e que permitirão contribuir para responder à pergunta de partida da Investigação, *"Existem ganhos de eficiência, potencialmente induzidos pela empresarialização dos hospitais, nos dois períodos de governação: i) 2002-2004 e ii) 2005-2008)?"* foram formuladas hipóteses.

Uma hipótese surge no pensamento científico após a recolha de dados observados e na sequência da necessidade de explicação dos fenómenos em análise. É uma proposição admissível, em termos de resposta, à questão colocada na investigação, a ser rejeitada ou não, depois de testada.

Em Portugal tem sido consensual reconhecer-se que um dos principais problemas do sistema de saúde está na sua eficiência.

Existe a crença generalizada de que o sector público de prestação de cuidados de saúde é um sector ineficiente, no sentido de que se gasta demasiado nesta prestação de cuidados e que com o mesmo nível de recursos se poderia produzir bastante mais.

A procura de uma nova gestão pública efectiva exige mais flexibilidade na gestão e definição de objectivos claros que permitam a avaliação dos resultados através de indicadores. A preocupação crescente com a eficiência requer o estabelecimento de condições e meios para gerir os serviços públicos e com maior autonomia de gestão. Desta forma, o relacionamento entre políticos e funcionários mereceu grande importância na tentativa de tornar a Administração mais eficiente e mais responsável. A separação entre questões políticas e de gestão é

OPÇÕES POLÍTICAS EM SAÚDE

um aspecto importante no movimento da NPM, que foi o mote para a importação dos instrumentos da gestão privada com provas dadas, para o seio da actividade pública.

Estes instrumentos compreendem:

- profissionalização e autonomia da gestão;
- liberdade de escolha do consumidor;
- competição entre unidades que se querem mais pequenas;
- adopção de estilos de gestão empresarial;
- explicitação das medidas de desempenho;
- ênfase nos resultados e na eficiência.

Esta procura pela melhoria da eficiência está subjacente a este tipo de reformas.

O sector da saúde não foi imune às alterações que se fizeram sentir na administração pública e foi sentida no sector a necessidade de introduzir novas experiências de cariz mais marcadamente empresarial, isto é, criar entidades típicas do Sector Empresarial do Estado e alargar as experiências pontuais ocorridas em 1995, com a gestão por um grupo privado do Hospital Amadora-Sintra e mais tarde com as experiências do Hospital São Sebastião, Unidade Local de Saúde de Matosinhos e o Hospital Barlavento Algarvio.

Em Dezembro de 2002 inicia-se uma nova era na gestão hospitalar portuguesa e ocorre a 1ª vaga de empresarialização dos hospitais. Foi efectuado um estudo (Tese de Mestrado[41]), que, à época, não foi totalmente conclusivo para avaliar o efeito "imediato" ou "cumulativo" da reforma estrutural iniciada no Sector da Saúde, em particular no sector hospitalar, no período 2001-2004, a que correspondeu a governação do então Ministro da Saúde, Luís Filipe Pereira.

Este processo de transformação visou o aumento da eficiência destas unidades e constituiu um passo no sentido de submeter o SNS a critérios de gestão moderna.

O período seguinte, 2005 – 2007/08, a que correspondeu a governação do então Ministro da Saúde, António Correia de Campos, deu

---

[41] "Hospitais Transformados em Empresas – Análise do Impacto na Eficiência: Estudo Comparativo" (Harfouche, 2008).

continuidade à reforma do sector hospitalar, mas incrementando dois aspectos diferenciadores.

Um período mais suavizante que ocorre em Dezembro 2005, com a transformação dos hospitais Sociedade Anónimas para o regime jurídico e Estatuto de EPE e um outro, que nos parece de relevar e que marcou esta governação foi a aposta na 2ª e 3ª vagas (2006 e 2007, respectivamente) na fusão dos hospitais em centros hospitalares, com o objectivo de optimização dos recursos.

A gestão empresarial continua a ser vista como o elemento facilitador e potenciador da maior eficiência dos hospitais públicos.

O conceito eficiência é referido em todos os diplomas de transformação dos hospitais e a gestão empresarial, como aquela que permitirá ou potenciará a eficiência, através da separação da função de prestador de cuidados de saúde, da função de financiador, da autonomia e da responsabilidade da gestão.

São objectivamente estas duas grandes opções políticas que motivam a presente investigação para compreender e avaliar os efeitos de eficiência potencialmente induzidos:

i) pela política de empresarialização dos hospitais dotando-os de uma nova filosofia administrativa e de instrumentos de gestão mais próximos de uma gestão flexível e menos burocratizada, e

ii) pela política de fusão dos hospitais em centros hospitalares com o Estatuto de EPE.

Em termos de abordagem à pergunta de Investigação propomo-nos uma abordagem pela análise da eficiência, na vertente de fronteira de eficiência.

Em termos económicos existem três importantes medidas de eficiência: a técnica, a alocativa e a económica. A eficiência técnica mede a relação entre os *outputs* obtidos e os *inputs* utilizados e é aprofundada nesta investigação.

No contexto de serviços hospitalares, a eficiência técnica pode ser vista como a relação física existente entre os recursos utilizados no hospital (nomeadamente capital, trabalho e consumíveis) e os *outputs* (serviços prestados ou actividade hospitalar realizada como, por exemplo, o número de episódios de urgência).

OPÇÕES POLÍTICAS EM SAÚDE

Chegamos, então, ao conceito de conjunto de possibilidades de produção, que define todas as combinações de factores produtivos que permitem obter um determinado nível de produção, no caso dos hospitais um determinado nível de actividade clínica.

As fronteiras de eficiência definidas pelo DEA são eficiências relativas entre as várias DMU's (hospitais no caso concreto), pelo que o cálculo matemático é efectuado tendo em conta a comparação entre os vários valores de *inputs* e *outputs*. Um hospital que piore a sua *performance*, mas que ainda assim não piore tanto quanto outro ou outros poderá ver a sua eficiência relativa melhorar, quando na realidade não melhorou a sua *performance* interna.

O contrário também é verdade. Um hospital pode manter um bom nível de *performance* ao longo dos anos tendo em conta a sua dimensão e capacidade, entre outros factores podendo, no entanto, nalgum ou nalguns desses anos sair prejudicado na comparação com outros hospitais, que por motivos excepcionais surjam com elevadas *performances* em anos específicos.

O debate sobre a eficiência dos hospitais é um tema comum em todo o mundo sendo, por isso, da maior importância a sua medição, não só pela inexistência de estudos que quantifiquem o efeito das reformas no sector da saúde, mas também, por ser um conceito sempre referido nos processos de empresarialização e que é aqui aprofundado.

Hipóteses de Investigação:

H1 – A eficiência hospitalar aumenta em cada ano de forma "*cumulativa*", após cada uma das vagas de empresarialização (1ª, 2ª e 3ª vaga);

H2 – Os Hospitais transformados em SA/EPE, nas sucessivas vagas de empresarialização (1ª, 2ª e 3ª) apresentam um "*diferencial de eficiência*" superior aos hospitais que permanecem no SPA;

H3 – Existem "*diferenças regionais*" dos *scores* de eficiência dos Hospitais;

H4 – A "*fusão*" dos hospitais em Centros Hospitalares aumenta a sua eficiência.

Descreve-se em seguida cada uma das hipóteses de investigação.

H1 – A eficiência hospitalar aumenta em cada ano de forma "*cumulativa*", após cada uma das vagas de empresarialização (1ª, 2ª e 3ª vaga).

Com esta hipótese pretende-se conhecer se houve ganhos de eficiência no ano de chegada, o ano de 2008, face a cada um dos pontos de partida.

Os pontos de partida serão o ano de 2002 para a 1ª vaga de empresarialização, por se tratar do ano de pré-empresarialização de 35 hospitais transformados em 31 hospitais empresa.

O ano de 2005, ano pré-empresarialização da 2ª vaga para o conjunto de 10 hospitais empresarializados, dos quais 2 foram transformados em empresa e 8 hospitais foram constituídos por fusão em 3 novos centros hospitalares com o estatuto EPE.

Por último o ano de 2007, durante o qual ocorreu a 3ª vaga de empresarialização, em duas fases, Fevereiro e Setembro, produzindo efeitos a partir de Março e Outubro respectivamente. Considera-se, neste caso, o ano de 2007 o ano de pré-empresarialização, pelos ajustamentos e adaptações inerentes ao processo de empresarialização, e também, porque a transformação não produziu efeitos no início do ano civil/económico, mas a partir de Março para um conjunto de hospitais e a partir de Outubro para outro conjunto de hospitais considerados nesta vaga.

Com a formulação desta hipótese pretende-se sobretudo analisar o efeito "*imediato*" e/ou "*cumulativo*" da reforma estrutural da saúde – empresarialização dos hospitais, em cada uma das três vagas, mas também analisar o fenómeno como um todo, ou seja, a evolução da trajectória da eficiência técnica hospitalar.

2002 – Ano pré-empresarialização da 1ª vaga (ponto partida);
2005 – Ano pré-empresarialização da 2ª vaga (ponto partida);
2007 – Ano pré-empresarialização da 3ª vaga (ponto partida).

OPÇÕES POLÍTICAS EM SAÚDE

H2 – Os Hospitais transformados em SA/EPE, nas sucessivas vagas de empresarialização (1ª, 2ª e 3ª) apresentam um *"diferencial de eficiência"* superior aos hospitais que permanecem no SPA.
Esta hipótese pretende conhecer apenas a evolução da trajectória de eficiência, desde o ponto de partida até ao ponto de chegada e os seus efeitos *"imediatos"* e/ou *"cumulativos"*, mas também conhecer o *"diferencial de eficiência"* existente entre os hospitais submetidos à empresarialização relativamente aos outros hospitais que se mantiveram no SPA.

Este *"diferencial"* é fundamental para perceber melhor o efeito, ao nível da eficiência, das consequências da empresarialização dos hospitais.

Aprofunda-se na resposta a esta hipótese, a eficiência ao nível de cada uma das actividades clínicas consideradas (internamento com ajustamento pelo índice de *case-mix*, consultas externas e urgência).

H3 – Existem *"diferenças regionais"* dos *scores* de eficiência dos hospitais.
Embora o processo de empresarialização esteja relacionado e dependente do poder Central – Ministério da Saúde pretende-se com esta hipótese perceber se há *"diferenças regionais"*, nos *scores* de eficiência com a empresarialização, já que o papel das Administrações Regionais de Saúde é fundamental nas dinâmicas de empresarialização dos hospitais, principalmente a partir da 2ª vaga, com a extinção da Unidade de Missão dos Hospitais SA, estrutura central criada pelo Governo, tendo em vista apoiar o lançamento e a implementação da empresarialização dos hospitais.

Com efeito, a articulação e acompanhamento das diferentes ARS com os hospitais da sua região devem ser promotores de um ambiente favorável a este processo de empresarialização, já que se tratou de uma reforma estrutural do sector.

H4 – A *"fusão"* dos hospitais em centros hospitalares aumenta a sua eficiência.
Com o diploma de transformação dos hospitais SA em hospitais EPE, ocorre a 2ª vaga de empresarialização e são criados igualmente, sob a

forma de EPE, três novos centros hospitalares (Centro Hospitalar do Nordeste, Centro Hospitalar de Setúbal e Centro Hospitalar de Lisboa Ocidental), tendo em vista e segundo o mesmo diploma, uma melhor prestação de cuidados de saúde, através da optimização dos recursos.

Esta tendência para a "*fusão*" de unidades hospitalares é reforçada na 3ª vaga de empresarialização, com a transformação de 22 hospitais (16 hospitais em Fevereiro e 5 hospitais em Setembro), em 8 centros hospitalares e uma nova Unidade Local de Saúde. Apenas, o Hospital de Évora não foi sujeito a fusão, nesta 3ª vaga de empresarialização.

Ao verificar-se este fenómeno, na política do XVII Governo, com o Ministro da Saúde António Correia de Campos orientada para a fusão de unidades hospitalares parece-nos importante balizar os efeitos sobre a eficiência decorrente da fusão dos hospitais em centros hospitalares, já que eficiência é um conceito sempre referido no processo de empresarialização.

Centros Hospitalares incluídos nesta investigação, por estarem disponíveis os dados necessários ao estudo:

1ª Vaga – Centro Hospitalar Médio Tejo.

2ª Vaga – Centro Hospitalar do Nordeste;
Centro Hospitalar de Setúbal.

3ª Vaga – Centro Hospitalar do Alto Ave;
Centro Hospitalar Trás-os-Montes e Alto Douro;
Centro Hospitalar do Porto.

Capítulo 12
Análise dos Efeitos das Opções Políticas sobre a Eficiência

12.1. Efeito "Cumulativo"

Este efeito será testado com o estudo da Hipótese 1: *"A eficiência hospitalar aumenta em cada ano de forma cumulativa, após cada uma das vagas de empresarialização (1ª, 2ª e 3ª vaga)"*

Pretende-se verificar se houve ganhos de eficiência desde o ponto de partida – ano 2002, até ao ano de chegada – 2008, tendo em conta as vagas de empresarialização dos hospitais.

Com a formulação desta hipótese pretende-se analisar o **efeito imediato e/ou cumulativo** dos fenómenos de empresarialização:

1ª vaga, ano de partida – 2002; 1º ano de empresarialização – 2003 e a sua evolução até ao ponto de chegada 2008;

2ª vaga, ano de partida – 2005; 1º ano de empresarialização – 2006 e a sua evolução até ao ponto de chegada 2008;

3ª vaga, ano de partida – 2007; 1º ano de empresarialização – 2008 coincidente com o ponto de chegada.

Foram considerados como variáveis de *output*, a actividade clínica de três linhas de actividade hospitalar:

i)   Internamento;

OPÇÕES POLÍTICAS EM SAÚDE

ii) Consultas Externas;

iii) Urgências;

as quais foram alvo de análise individualizada.

Na selecção das linhas de actividade hospitalar a utilizar no estudo, foi tida em conta a disposição dos dados no PCAH.

As secções auxiliares de apoio clínico estão também contidas nos custos das secções principais, como parte dos custos indirectos, pelo que a eventual avaliação de secções que na BDEA se encontram definidas como sendo de apoio clínico, poderia levar à duplicação de valores, nomeadamente no que respeita aos *inputs* distorcendo a análise.

Dá-se como exemplo o seguinte: haveria todo o interesse em individualizar os dados relativos às Cirurgias, todavia, os custos desta actividade encontram-se repartidos em duas secções auxiliares de apoio clínico no BDEA (Bloco Operatório e Anestesiologia) e posteriormente repartidos como custos indirectos, pelo do Internamento e serviços de Ambulatório (tendência de crescimento nos últimos anos, com o desenvolvimento e crescente importância das cirurgias de ambulatório). Enquanto não for alterada esta disposição e a cirurgia/ /cirurgia de ambulatório permaneça como uma secção auxiliar, o seu estudo, tendo como variáveis de *input* custos, vai ser dificultado.

Como variáveis de *input*, foram utilizados os custos das referidas linhas de actividade hospitalar, repartidos em:

i) Consumos (medicamentos, consumos clínicos, etc);

ii) Custos com Pessoal;

iii) Outros Custos (fornecimentos e serviços externos, amortizações, outros custos operacionais).

Os Outros Custos incluem o somatório das restantes rubricas de custos associadas a cada uma das linhas de actividade como, por exemplo, os Fornecimentos e Serviços Externos, Amortizações, Outros Custos Operacionais e ainda outros custos de natureza diversa que lhes possam estar associados.

Os custos foram ajustados aos preços reais[42], deflacionados dos efeitos da inflação anual[43], com excepção das amortizações, por se tratar de um custo que não sofre efeitos da inflação (não representam uma efectiva saída de dinheiro, mas antes um cálculo do desgaste anual dos equipamentos).

Colocavam-se à partida três cenários: 1 – não deflacionar os preços; 2 – deflacionar os preços de acordo com o Índice de Preços ao Consumidor (IPC) da Saúde; 3 – deflacionar de acordo com o IPC global.

A opção pela utilização dos preços reais prende-se com a decisão de se pretender anular o efeito da inflação nos aumentos dos custos. Os custos hospitalares têm uma base dinâmica e evoluem de acordo com a produtividade, pelo que foi afastado o primeiro cenário.

Quanto ao IPC a utilizar, dado que o cabaz do IPC da Saúde apenas inclui os preços que correspondem ao regime geral do SNS, o que inclui por exemplo produtos farmacêuticos, actos médicos e meios de diagnóstico optou-se por utilizar o IPC global, dado que é necessário deflacionar todos os custos em que incorrem os hospitais como sejam por exemplo, os fornecimentos e serviços externos, rubrica com peso significativo nos custos hospitalares.

Elaborou-se o gráfico 10, para melhor visualizar a trajectória do IPC global e do IPC saúde.

---

[42] Preços reais são aqueles em que a inflação é descontada, por comparação com os preços nominais, que são os preços absolutos ou preços em moeda corrente.

[43] Com base nos Índices de Preços no Consumidor Global (IPC) – Base 2002, publicados pelo Instituto Nacional de Estatística.

OPÇÕES POLÍTICAS EM SAÚDE

GRÁFICO 10
Evolução do Índice de Preços ao Consumidor (2002 a 2008)

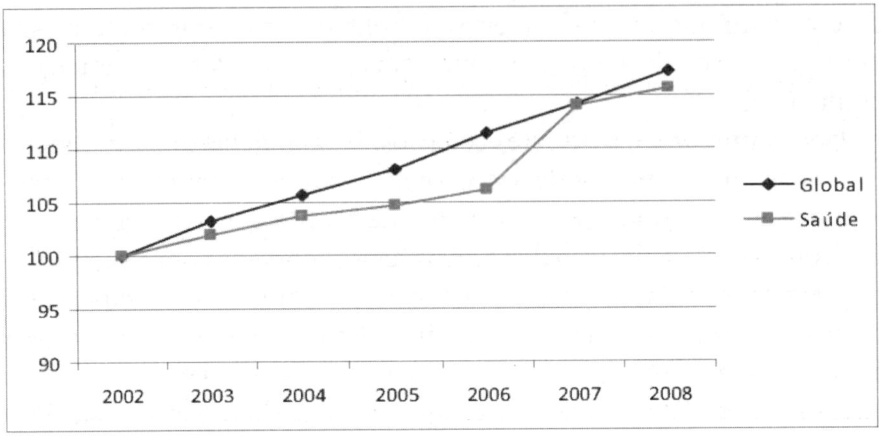

Fonte: elaboração própria.

O CP é o instrumento utilizado para estabelecer os compromissos entre ambas as partes. No que se refere ao prestador, a variável chave é a quantidade e relativamente ao financiador a variável chave é o dinheiro que pagará pelo cumprimento da quantidade estabelecida nesse CP.

Este efeito, também se verifica nos hospitais do Sector Público Administrativo, que apesar de não serem financiados pelo CP, mas através de um orçamento aprovado pela tutela, porém não são despiciendas as entradas de dinheiro extra, de acordo com a execução das metas estabelecidas no CP, que também utilizam como instrumento de gestão, não são despiciendas.

Importa aqui referir, que os universos considerados de Hospitais Empresa (SA/EPE) e Hospitais do SPA não se encontram em "Estado Puro", ou seja, os empresarializados têm um caminho a percorrer para se familiarizarem com os novos conceitos e instrumentos, seguida de uma operacionalização em termos de actividade hospitalar, processos e procedimentos e os hospitais ainda não empresarializados têm tido à sua disposição instrumentos que lhes permitem uma nova dinâmica, que não existia anteriormente, designadamente os vertidos na Lei nº 27/2002, de 8 de Novembro. Acresce que as orientações governamentais e ministeriais são adoptadas por ambos.

ANÁLISE DOS EFEITOS DAS OPÇÕES POLÍTICAS SOBRE A EFICIÊNCIA

Dos cálculos efectuados, resultaram as seguintes estatísticas descritivas resumidas (*vide* Quadro 29):

QUADRO 29
Scores de Eficiência e Estatística descritiva das estimações efectuadas

VRS_O	Média global	Média SA/EPE	Média SPA	Máximo	Mínimo	Desvio-padrão	Coeficiente Dispersão	Mediana	1º Quartil	3º Quartil
(1) 2002	0,86	0,86	0,86	1,00	0,51	0,14	0,16	0,90	0,77	1,00
2003	0,90	0,91	0,89	1,00	0,57	0,13	0,15	0,97	0,83	1,00
2004	0,85	0,85	0,85	1,00	0,46	0,17	0,20	0,89	0,70	1,00
2005	0,89	0,89	0,86	1,00	0,51	0,14	0,16	0,97	0,78	1,00
2006	0,88	0,88	0,88	1,00	0,53	0,14	0,16	0,93	0,75	1,00
2007	0,90	0,91	0,89	1,00	0,61	0,12	0,14	0,98	0,81	1,00
2008	0,89	0,91	0,88	1,00	0,58	0,12	0,13	0,93	0,79	1,00

(1) Ano em que os hospitais da 1ª vaga de empresarialização são classificados como "SA".
Fonte: Elaboração própria.

As médias/*scores* de eficiência obtidas serão analisadas em detalhe em cada capítulo. Os valores máximos correspondem aos hospitais que se encontram na fronteira, eficiência igual a um.

O coeficiente de dispersão (que nos indica os desvios relativamente às médias), mais elevado ocorre em 2004 (20%) e o mínimo em 2008 (13%). Tal significa que a amostra se encontra mais dispersa no ano de 2004 registando maiores diferenças entre os vários hospitais. É igualmente o ano onde se encontra a média mínima mais baixa (0,46).

A eficiência global é de 89% no final de 2008 (ponto de chegada considerado nesta investigação) apresentando-se os hospitais EPE com uma eficiência superior à dos hospitais SPA em 3 pontos percentuais (p.p.). Na situação de partida, ano 2002, ambos os tipos de hospitais apresentavam médias iguais.

A eficiência global VRS_O aumentou 2 p.p. ao longo do período em análise, de 0,86 em 2002 para 0,89 em 2008. Verifica-se uma subida de 4 p.p. de 2002 para 2003, seguida de descida para 0,85 em 2004 (5 p.p.). Volta a crescer em 2005 (4 p.p.). Nos anos seguintes, a eficiência média manteve-se constante, com pequenas variações de cerca de 1 p.p..

OPÇÕES POLÍTICAS EM SAÚDE

O contexto em que os hospitais têm vindo a operar, também tem vindo a tornar-se mais favorável de forma consistente, com a SE a subir 8 p.p. no período em análise, de 0,88 em 2002 para 0,96 em 2008, conforme o Quadro 30:

QUADRO 30
Scores de eficiência SE (2002 a 2008)

SE	2002(1)	2003	2004	2005	2006	2007	2008
GLOBAL	0,88	0,88	0,88	0,92	0,92	0,91	0,96
SA / EPE	0,86	0,85	0,86	0,92	0,90	0,89	0,95
SPA	0,89	0,90	0,89	0,89	0,94	0,93	0,96

(1) Ano em que os hospitais da 1ª vaga de empresarialização são classficados como "SA".
Fonte: Elaboração própria.

Tendo em conta estes valores elevados, quer das eficiências VRS_O, quer das eficiências de escala parece poder tirar-se uma primeira conclusão, a de que os hospitais se encontram com um bom nível operacional, dado que a eficiência média VRS_O se encontra próxima dos 90% e num contexto não adverso ou não penalizante.

A eficiência de escala apresenta uma tendência de crescimento, enquanto a eficiência técnica VRS_O apresenta menores variações tendo variado 3 p.p. entre o ponto de partida, 2002 e o ponto de chegada, 2008, em termos globais. Estas evoluções podem ser mais facilmente verificáveis na análise ao Gráfico 11.

Assinale-se a forte quebra de eficiência no ano de 2004.

GRÁFICO 11
Evolução dos *scores* de eficiência (2002 a 2008)

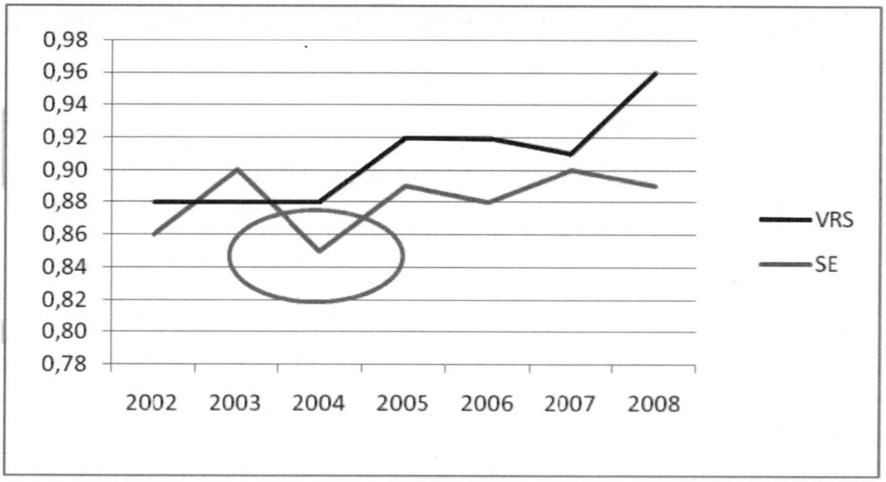

Fonte: Elaboração própria.

Dado que, em 2003 ocorreu a 1ª vaga de empresarialização dos hospitais e sendo esse o ano que, numa primeira análise dos resultados, parece impulsionar os ganhos de eficiência que se seguiram, importa analisar com maior profundidade as evoluções de eficiência entre os dois tipos de hospitais, os que foram empresarializados (SA e mais tarde EPE) e os que se mantiveram no sector público administrativo (SPA).

12.1.1. As diferentes vagas de empresarialização
Testou-se, de seguida, a hipótese de às sucessivas vagas corresponderem sucessivos aumentos de eficiência. Para tal, importa focar a análise nos anos em causa.

Observou-se que há ganhos de eficiência do ponto de partida, em 2002, com 86% de eficiência média global até ao ponto de chegada, em 2008, com 89% de eficiência média global.

Analisando em pormenor os anos das vagas de empresarialização observou-se que de 2002 para 2003 há um ganho de eficiência de 86% para 91, conforme o Quadro 31:

Quadro 31
Médias de Eficiência VRS$_O$ (2002 a 2008)

VRS$_O$	2002(1)	2003	2004	2005	2006	2007	2008
GLOBAL	0,86	0,90	0,85	0,89	0,88	0,90	0,89
SA/EPE	0,86	0,91	0,85	0,89	0,88	0,91	0,91
SPA	0,86	0,89	0,85	0,86	0,88	0,89	0,88

(1) Ano em que os hospitais da 1ª vaga de empresarialização são classficados como "SA".
Fonte: Elaboração própria.

Para melhor analisar estas variações foi apurada cada uma das médias de eficiências de cada um dos hospitais empresarializados, agrupados por vagas, tendo resultado os valores que constam no Quadro 32 seguinte:

Quadro 32
Médias de Eficiência VRS$_O$ por Vagas de Empresarialização (2002 a 2008)

VRS$_O$	2002	2003	2004	2005	2006	2007	2008
1ª Vaga	0,86	0,91	0,85	0,89	0,88	0,91	0,91
2ª Vaga				0,81	0,87	0,89	0,88
3ª Vaga						0,91	0,96

Fonte: Elaboração própria.

Os hospitais da 1ª vaga, como foi visto, aumentam 5 p.p. a sua eficiência de 2002 para 2003 e nos anos em que ocorrem as outras vagas, registam uma diminuição de 1 p.p. em 2006, seguida de aumento de 3 p.p. em 2007 mantendo a sua eficiência no ano de 2008.

Os hospitais da 2ª vaga de empresarialização aumentam em 6 p.p. a sua eficiência de 2005 (ano de partida) para 2006 continuando a crescer no ano seguinte e terminando com uma média de 88% (2008).

Por último, os hospitais da 3ª vaga aumentam em 5 p.p. o nível de eficiência de 2007 (ano de partida) para 2008.

Sobretudo é de assinalar que o grande salto de eficiência verifica-se logo no primeiro ano a seguir à transformação.

GRÁFICO 12
Médias de Eficiência VRS$_O$ por Vagas de Empresarialização (2002 a 2008)

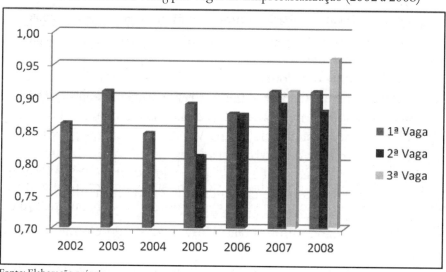

Fonte: Elaboração própria.

Pela análise do gráfico observa-se que os hospitais empresarializados na 1ª vaga são mais eficientes do que os hospitais da 2ª vaga. Relativamente aos da 3ª vaga, são mais eficientes em 2007 e menos eficientes em 2008.

12.1.2. Há Efeito "Cumulativo"?
Dos resultados obtidos, concluímos que a eficiência hospitalar global aumenta ao longo dos sete anos em análise. A eficiência global é de 89% no final de 2008 (ponto de chegada considerado nesta investigação) apresentando-se os hospitais EPE com uma eficiência superior à dos hospitais SPA em 3 p.p.. Na situação de partida, ano 2002, ambos os tipos de hospitais apresentavam médias iguais (86%).

No entanto, ao longo deste período (7 anos), assinala-se uma quebra acentuada nos níveis de eficiência sendo o ano de 2004 o menos eficiente, com uma eficiência de 85%, o que nos leva a pensar na envolvente externa do sector. Foi um ano de muita instabilidade política no país, que levou inclusive à dissolução do Parlamento pelo Presidente da República no final de 2004.

Os anos de 2003 e 2007 são os que se apresentam mais eficientes na Eficiência VRS_O.

Os hospitais SA/EPE apresentam regra geral maiores *scores* de eficiência alcançando uma diferença de 3 p.p. no último ano da análise, face aos hospitais SPA.

Tendo em conta os valores elevados, quer das eficiências VRS_O, quer das eficiências de escala parece poder tirar-se uma primeira conclusão, a de que os hospitais, neste período, se encontram com um bom nível operacional, dada a eficiência média VRS_O se encontrar próxima dos 90% e operarem num contexto não adverso ou não penalizante.

Por hospital, verifica-se que os hospitais de Estarreja, Seia e Valongo estão sempre na fronteira de eficiência nos 7 anos em análise.

Na fronteira de eficiência em seis anos, temos os hospitais de Peniche, São Sebastião, Santa Maria, Universidade de Coimbra e Vila Franca de Xira.

Complementando a análise com os índices de produtividade verificou-se ter ocorrido um aumento pouco expressivo de 0,3% no período de 2002 a 2008, o qual é devido ao aumento da eficiência e não da inovação. Comparando os dois diferentes tipos de hospitais, EPE e SPA observa-se que os primeiros apresentam melhores índices de eficiência, em consonância com os dados obtidos na medição da eficiência VRS_O e os segundos têm melhores índices de inovação. Os efeitos destes dois factores são praticamente opostos verificando-se que os EPE têm melhor índice de eficiência e pior índice de inovação do que os SPA (embora os índices de inovação tenham variações ténues).

O ano que apresenta o maior índice de produtividade é o ano de 2003, o qual corresponde à 1ª vaga de empresarialização dos hospitais.

Relativamente às três vagas de empresarialização parece poder concluir-se que:

i) Os hospitais da 1ª vaga de empresarialização obtêm ganhos de eficiência de 2002 para 2003 conseguindo manter o seu nível de eficiência, apesar da quebra verificada em 2004 apresentando no ano de chegada (2008), uma eficiência média de 91%, com um ganho acumulado face ao ano de 2002 de 5 p.p.;

ii) Os hospitais da 2ª vaga de empresarialização, marcada mais pela fusão em Centros Hospitalares, a eficiência cresce no período de 2005 a 2008 sendo o período de maior acréscimo em 2005/2006, com um crescimento de 6 p.p.;

iii) Os hospitais da 3ª vaga de empresarialização registam um forte aumento de eficiência em 2008 (96%), com um crescimento de 6 p.p., esta vaga é constituída essencialmente pela fusão em Centros Hospitalares.

Em suma, parece verificar-se uma tendência mais forte dos efeitos "imediatos" da transformação dos Hospitais em empresa (empresarialização), embora se verifiquem de forma mais ténue, efeitos cumulativos. Reforça-se aqui que o grande salto de eficiência se verifica logo no primeiro ano a seguir à transformação.

12.2. Efeito "Diferencial de Eficiência"

Este efeito será demonstrado com o estudo da Hipótese 2: *"Os Hospitais transformados em SA/EPE, nas sucessivas vagas de empresarialização (1ª, 2ª, 3ª) apresentam um diferencial de eficiência superior aos hospitais que permanecem no SPA."*

Nesta hipótese pretende-se conhecer o diferencial de eficiência existente entre os hospitais submetidos à empresarialização e os hospitais que se mantêm no SPA.

Este diferencial é fundamental para se perceber o efeito ao nível da eficiência, das consequências da empresarialização dos hospitais.

Aprofunda-se nesta análise, a eficiência ao nível de cada uma das actividades clínicas consideradas, consultas externas, urgências e doentes saídos do internamento.

Neste último caso, faz-se uma análise ajustando o internamento ao Índice de Case-Mix, para verificar eventuais diferenças e impactos.

Esta hipótese pretende determinar se existem ganhos de eficiência média diferenciados entre os dois grupos de hospitais, os hospitais empresarializados e os hospitais que se mantêm no Sector Público Administrativo.

No decorrer da análise à hipótese 1 foi testado que as eficiências VRS_O médias dos hospitais EPE são geralmente superiores às dos hospitais SPA, com excepção do ano de partida 2002 e dos anos 2004 e 2006, em que as médias são iguais. As diferenças entre as médias estão reflectidas no Quadro 33:

QUADRO 33
Diferencial de Eficiência VRS_O dos Grupos de Hospitais (2002 a 2008)

VRS_O	2002(1)	2003	2004	2005	2006	2007	2008
SA/EPE	0,86	0,91	0,85	0,89	0,88	0,91	0,91
SPA	0,86	0,89	0,85	0,86	0,88	0,89	0,88
gap VRS_O	0,00	0,02	0,00	0,03	0,00	0,02	0,03

(1) Ano em que os hospitais da 1ª vaga de empresarialização são classficados como "SA".
Fonte: Elaboração própria.

O ano de partida nesta investigação foi considerado um ano atípico para o universo dos hospitais empresarializados na 1ª vaga, conclusão da Tese de Mestrado[44], em que foram feitos ajustamentos contabilísticos nesse ano, para que se desse início a uma nova prestação de contas, verificando-se este efeito, também com esta investigação e foi corroborada a igualização dos níveis de eficiência, em 2002, nos dois grupos de hospitais.

Assim, partindo de 2002 em que não existe uma diferencial de eficiência, porque é exactamente igual (86%), no primeiro ano de funcionamento de um novo modelo de gestão dos hospitais empresarializados, 2003 verifica-se um primeiro diferencial de 2 p.p.. O estudo anterior (tese mestrado – período 2001-2003) não tinha sido conclusivo se se verificava o efeito "diferencial de eficiência" entre os dois grupos. No ano de 2004 as médias igualam-se (ano considerado peculiar nesta investigação e já referenciadas na H1 as razões).

Nos dois anos seguintes, 2005 e 2006, dá-se um efeito semelhante, a diferença sobe num ano para se esbater no seguinte. Nos últimos dois anos da análise, 2007 e 2008 ocorrem ganhos de eficiência supe-

---

[44] Tese de Mestrado com provas no ISCSP e que deu origem ao livro: "Hospitais Transformados em Empresas – Análise do Impacto na Eficiência: Estudo Comparativo" (Harfouche, 2008).

riores nos hospitais empresarializados chegando-se a 2008 com uma diferença de 3 p.p. entre as duas médias dos dois universos de hospitais (hospitais empresarializados e hospitais não empresarializados).

Esquematicamente podemos formular estas diferenças da seguinte forma:

$$(S^1_{EPE} - S^1_{SPA}) - (S^0_{EPE} - S^0_{SPA})$$

Representando S^1 a eficiência no ponto de chegada e S^0 a eficiência no ponto de partida, de cada um dos dois tipos de hospitais, temos:

$$(0,91 - 0,88) - (0,86 - 0,86) = 3 \text{ p.p.}$$

Resumindo, ao longo do período os hospitais empresarializados têm um ganho de eficiência de 5 p.p. (0,86 em 2002 para 0,91 em 2008), enquanto que os Hospitais SPA ganham 2 p.p. (0,86 em 2002 para 0,88 em 2008).

Por sua vez, na eficiência de escala, que nos dá o contexto de maior ou menor adversidade em que os hospitais operam verifica-se que as médias de SE dos hospitais SPA são superiores, o que poderá indiciar ser este um factor que possibilita a aproximação entre as médias dos hospitais empresarializados e hospitais não empresarializados.

Apesar das médias dos SPA serem superiores, a diferença tem-se vindo a esbater sendo de apenas 1 p.p. em 2008.

QUADRO 34
Diferencial de Eficiência SE dos Grupos de Hospitais (2002 a 2008)

SE	2002(1)	2003	2004	2005	2006	2007	2008
SA/EPE	0,86	0,85	0,86	0,92	0,90	0,89	0,95
SPA	0,89	0,90	0,89	0,89	0,94	0,93	0,96
gap SE	-0,03	-0,05	-0,03	0,03	-0,04	-0,04	-0,01

1) Ano em que os hospitais da 1ª vaga de empresarialização são classificados como "SA".
Fonte: Elaboração própria.

OPÇÕES POLÍTICAS EM SAÚDE

Procedendo novamente à formulação das diferenças obtêm-se:

$$\left(S^1_{EPE} - S^1_{SPA}\right) - \left(S^0_{EPE} - S^0_{SPA}\right)$$

$$(0,95 - 0,96) - (0,86 - 0,89) = 2 \text{ p.p.}$$

Os hospitais EPE recuperaram 2 p.p. em relação à diferença que tinham no ponto de partida.

Como foi atrás dito, a presente análise inclui os custos e a actividade hospitalar relativas a três áreas:

i) Internamento;
ii) Consultas;
iii) Urgências.

A fim de averiguar se esta diferença de eficiências se pode atribuir especificamente a uma dessas áreas, ou se pelo contrário, não se consegue concluir pela existência de qualquer tendência específica foram analisadas individualmente cada uma das áreas referidas.

Não existem normas muito específicas para elaboração da Contabilidade Analítica. Embora exista um Plano de Contabilidade Analítica elaborado pela ACSS, o qual contém várias normas de imputação de custos, os resultados obtidos poderão ser influenciados pelo modo como cada hospital efectua a imputação de custos pelas várias áreas de "produção", pelo que a distribuição de custos pelas várias áreas será muito provavelmente sensível às diferentes práticas contabilísticas nos vários hospitais.

Os *scores* obtidos nos anos em análise – 2002 a 2008 são os que se seguem, por linha de actividade hospitalar.

12.2.1. Internamento Ajustado ao Índice de Case-Mix

Da análise do modelo relativo ao Internamento ajustado ao Índice de Case Mix verifica-se um ganho de eficiência VRS_O de 11 p.p. no período em análise e uma quebra de 2 p.p. na eficiência de escala.

Os *scores* obtidos nos anos em análise – 2002 a 2008 são os que se seguem:

QUADRO 35
Scores de Eficiência no Internamento
– Ajustado ao ICM (2002 a 2008)

	VRS_O	SE
2002	0,71	0,89
2003	0,86	0,91
2004	0,68	0,87
2005	0,87	0,92
2006	0,84	0,94
2007	0,75	0,89
2008	0,82	0,87

Fonte: Elaboração própria.

A eficiência VRS_O aumentou 11 p.p., de 0,71 em 2002 para 0,82 em 2008. Verifica-se uma subida considerável de 15 p.p. de 2002 para 2003, seguida de descida para 0,68 em 2004.

Em 2005, a eficiência volta a subir bastante, para 0,87 sendo este o ano de maior eficiência nesta área de actividade hospitalar continuando a oscilar nos anos seguintes, embora já não de forma tão acentuada como no primeiro triénio alcançando os 0,82 em 2008.

Esta evolução favorável é facilmente verificável na análise gráfica, como segue.

GRÁFICO 13
Evolução dos *scores* de eficiência no Internamento ajustado ao ICM (2002 a 2008)

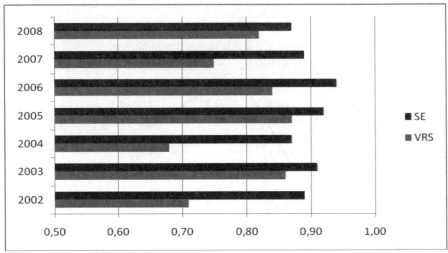

Fonte: Elaboração própria.

Passando à análise por tipo de hospital, EPE e SPA, os *scores* obtidos nos anos em análise, 2002 a 2008 podem verificar-se no Quadro 36:

QUADRO 36
Scores de Eficiência
no Internamento por Grupos de Hospitais – Ajustado ao ICM (2002 a 2008)

VRS$_O$	2002(1)	2003	2004	2005	2006	2007	2008
SA/EPE	0,69	0,87	0,73	0,90	0,86	0,76	0,85
SPA	0,71	0,86	0,65	0,86	0,83	0,75	0,78

Fonte: Elaboração própria.

Da análise conjunta dos dados entre EPE e SPA observa-se que na eficiência VRS$_O$, os EPE se apresentam sempre com melhores médias do que os SPA, com excepção do ano 2002. Em 2008, os hospitais EPE face aos hospitais SPA apresentam uma média superior em 7 p.p. É esse o ano em que a diferença entre os dois grupos de hospitais é maior, em tudo o resto comportam-se de forma muito similar ao longo do período, facto que se destaca ao analisarmos graficamente estes valores, conforme o Gráfico 14.

GRÁFICO 14
Evolução dos *scores* de eficiência
no Internamento por Grupos de Hospitais (2002 a 2008)

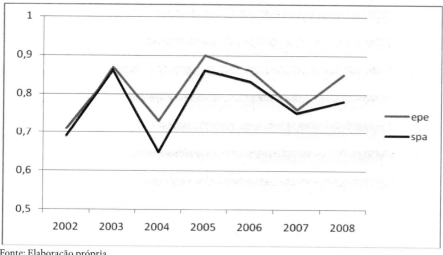

Fonte: Elaboração própria.

12.2.2. Consulta

Os *scores* obtidos nos anos em análise, 2002 a 2008 apresentam-se mais estáveis do que o que atrás se verificou no Internamento, conforme o Quadro 37:

QUADRO 37
Scores de Eficiência na Consulta (2002 a 2008)

	VRS$_O$	SE
2002	0,75	0,82
2003	0,80	0,81
2004	0,79	0,88
2005	0,78	0,90
2006	0,76	0,88
2007	0,79	0,86
2008	0,79	0,87

Fonte: Elaboração própria.

A eficiência VRS_O aumentou 4 p.p., de 0,75 em 2002 para 0,79 em 2008. A eficiência média sobe para 0,80 (+ 5 p.p.) de 2002 para 2003 e depois apresenta variações pouco significativas ao longo dos anos.

GRÁFICO 15
Evolução dos scores de eficiência na Consulta (2002 a 2008)

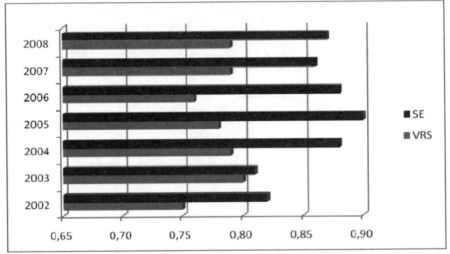

Fonte: Elaboração própria.

Da análise conjunta dos dados entre EPE e SPA verifica-se que na eficiência VRS_O, os hospitais EPE apresentam-se sempre com melhores médias do que os hospitais SPA, com excepção do ano 2005, em que os hospitais SPA apresentam uma ligeira melhoria face aos hospitais EPE, e 2007, ano em que as médias se igualam.

Em 2008, ano de chegada, os hospitais EPE apresentam uma média superior em 4 p.p., 0,81 face a 0,77 dos hospitais SPA, conforme o Quadro 38:

QUADRO 38 – *Scores* de Eficiência
Na Consulta por Grupos de Hospitais (2002 a 2008)

VRS_O	2002 (1)	2003	2004	2005	2006	2007	2008
SA/EPE	0,79	0,83	0,79	0,76	0,78	0,79	0,81
SPA	0,73	0,78	0,79	0,79	0,75	0,79	0,77

(1) Ano em que os hospitais da 1ª vaga de empresarialização são classificados como "SA".
Fonte: Elaboração própria.

Na análise gráfica, pode verificar-se melhor a inversão de *scores* que houve em 2005, mas os hospitais EPE apresentam-se geralmente como os mais eficientes, conforme o Gráfico 16:

GRÁFICO 16
Evolução dos scores de eficiência
na Consulta por Grupos de Hospitais (2002 a 2008)

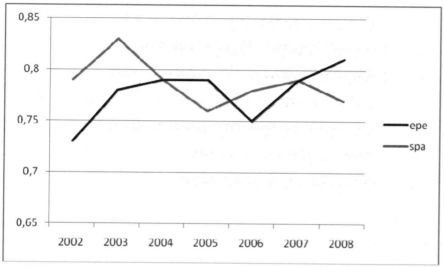

Fonte: Elaboração própria.

12.2.3. Urgência

Os *scores* obtidos nos anos em análise, 2002 a 2008 são os que se seguem, e verifica-se que ocorreu um ganho de 11 p.p., conforme o Quadro 39:

Quadro 39
Scores de Eficiência na Urgência (2002 a 2008)

	VRS₀	SE
2002	0,69	0,77
2003	0,74	0,72
2004	0,72	0,75
2005	0,68	0,74
2006	0,68	0,72
2007	0,78	0,64
2008	0,80	0,65

Fonte: Elaboração própria.

A eficiência VRS₀ aumentou 11 p.p., de 0,69 em 2002 para 0,80 em 2008. A média sobe para 0,74 de 2002 para 2003 apresenta ligeiras flutuações durante os quatro anos seguintes subindo de 0,68 em 2006 para 0,78 em 2007 e para 0,80 em 2008.

Gráfico 17
Evolução dos scores de eficiência na Urgência (2002 a 2008)

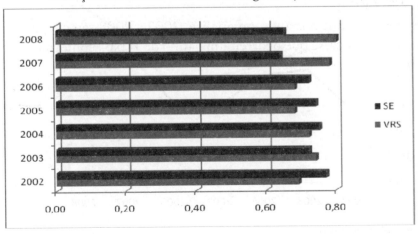

Fonte: Elaboração própria.

Passando à análise por tipo de hospital, EPE e SPA, os *scores* obtidos no período, 2002 a 2008, são os que se seguem, conforme o Quadro 40:

QUADRO 40
Scores de Eficiência
na Urgência por Grupos de Hospitais (2002 a 2008)

VRS$_O$	2002(1)	2003	2004	2005	2006	2007	2008
SA/EPE	0,64	0,72	0,71	0,65	0,66	0,76	0,75
SPA	0,71	0,76	0,73	0,71	0,69	0,79	0,85

(1) Ano em que os hospitais da 1ª vaga de empresarialização são classsficados como "SA".
Fonte: Elaboração própria.

Esta linha de actividade hospitalar mostra as médias de eficiência mais baixas das três analisadas. É, também, a única em que os hospitais SPA se apresentam com médias de eficiência superiores às dos EPE. Em 2008, a diferença foi de 10 p.p entre os dois grupos de hospitais, conforme o Gráfico 18:

GRÁFICO 18
Evolução dos *scores* de eficiência
Na Urgência por Grupos de Hospitais (2002 a 2008)

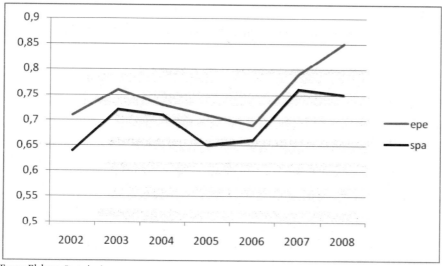

Fonte: Elaboração própria.

12.2.4. Há Efeito "Diferencial de Eficiência"?

No decorrer da análise à hipótese 1 foi verificado que as eficiências VRS_0 médias dos hospitais EPE são geralmente superiores às dos hospitais SPA, com excepção do ano de partida 2002 e dos anos 2004 e 2006, em que as médias são iguais.

O ano de partida nesta investigação foi considerado um ano atípico para o universo dos hospitais empresarializados na 1ª vaga, conclusão do estudo[45], já que foram feitos ajustamentos contabilísticos para uma nova prestação de contas, nesta investigação foi corroborada a igualização dos níveis de eficiência, em 2002, nos dois grupos de hospitais.

Assim, partindo do ano de 2002 em que não existe um diferencial de eficiência, porque é exactamente igual (86%), no primeiro ano de funcionamento de um novo modelo de gestão dos hospitais empresarializados, 2003 verifica-se um primeiro diferencial de 2 p.p.. O estudo anterior (tese mestrado – período 2001-2003) não tinha sido conclusivo quanto à verificação do efeito "diferencial de eficiência" entre os dois grupos.

Nos dois anos seguintes, 2005 e 2006 dá-se um efeito semelhante, a diferença sobe num ano para se esbater no seguinte. Nos últimos dois anos da análise, 2007 e 2008 ocorrem ganhos de eficiência superiores nos hospitais empresarializados chegando-se a 2008 com uma diferença de 3 p.p. entre as duas médias dos dois universos de hospitais (hospitais empresarializados (HEPE) e hospitais não empresarializados (HSPA)).

Resumindo, ao longo do período analisado os hospitais empresarializados têm um ganho de eficiência de 5 p.p. (0,86 em 2002 para 0,91 em 2008), enquanto os Hospitais SPA ganham 2 p.p. (0,86 em 2002 para 0,88 em 2008). O diferencial de eficiência entre os dois grupos é de 3 p.p. em 2008.

Da análise individualizada das três linhas de actividade hospitalar, resulta a verificação de comportamentos diferentes.

---

[45] "Hospitais Transformados em Empresas – Análise do Impacto na Eficiência: Estudo Comparativo" (Harfouche, 2008).

No Internamento ocorre uma descida acentuada das médias no ano de 2004 face aos restantes. Essa descida também se verifica quando se analisam separadamente os hospitais EPE e SPA sendo mais acentuada nestes últimos. Não se verificam significativas alterações de tendências das médias, face ao que foi verificado para os valores ajustados ao ICM, nomeadamente no que respeita à quebra verificada em 2004.

Na Consulta não se observam praticamente oscilações significativas nas eficiências ao longo dos anos. Contudo, em 2008 os *scores* de eficiência apresentam um crescimento de 4 p.p.

Na Urgência, também não são detectáveis oscilações significativas entre anos existindo uma tendência de subida das médias de eficiência nos últimos dois anos do período em análise, 2007 e 2008.

Verifica-se que estas diferenças não seguem uma linha uniforme, mas quer no período antes da empresarialização, quer no período após a empresarialização, a Urgência é uma linha onde os hospitais SPA se apresentam sempre com médias superiores às dos SA/EPE.

Os hospitais EPE apresentam-se geralmente com melhores médias na eficiência VRS_0, sendo a excepção a Urgência, linha onde os SPA são sempre melhores, podendo ser apontada como um factor diferenciador ou de convergência entre os dois tipos de hospitais, no âmbito deste estudo.

Por outro lado, é no internamento que se verificam os maiores crescimentos dos *scores* de eficiência destacando-se este aumento nos hospitais EPE.

12.3. Efeito "Diferenciação Regional"

Este efeito será demonstrado com o estudo da Hipótese 3: *"Há diferenças regionais nos scores de eficiência dos hospitais."*

Embora o processo de empresarialização esteja relacionado e dependente do poder Central – Ministério da Saúde pretende-se perceber se há diferenças regionais nos *scores* de eficiência com a empresarialização dos hospitais, dado que o papel das Administrações Regionais de Saúde é fundamental nas dinâmicas de empresarialização dos hospitais, principalmente a partir da 2ª vaga com a extinção da Unidade de Missão dos Hospitais SA.

OPÇÕES POLÍTICAS EM SAÚDE

Com efeito, a articulação e acompanhamento da ARS com os hospitais da sua região devem ser promotores de um ambiente favorável a este processo de empresarialização, já que se trata de uma reforma estrutural do sector.

A fim de apurar as eficiências médias por região, os resultados foram agrupados de forma diferente tendo em conta os hospitais pertencentes a cada uma das ARS, de acordo com as NUTS II.

Utilizando a mesma base de dados construída para os cálculos das hipóteses 1 e 2 foram analisados os resultados agrupando os hospitais de acordo com a ARS a que se encontram ligados, de acordo com o Quadro 41:

QUADRO 41
Evolução dos *scores* de eficiência VRS_O por Região (2002 a 2008)

VRS_O	2002	2003	2004	2005	2006	2007	2008
LVTEJO	0,83	0,86	0,85	0,84	0,85	0,86	0,86
CENTRO	0,94	0,95	0,90	0,92	0,90	0,92	0,89
NORTE	0,91	0,94	0,85	0,92	0,93	0,96	0,98
ALENTEJO	0,79	0,86	0,70	0,79	0,64	0,74	0,88
ALGARVE	0,73	0,68	0,78	0,93	0,84	0,83	0,78

Fonte: Elaboração própria.

Os hospitais pertencentes à ARS Centro começam por apresentar as melhores médias de eficiência nos anos iniciais do estudo, de 2002 a 2005 (1º quadriénio), ano em que os hospitais da ARS Norte lhes igualam a média de eficiência sendo esta que lidera nos anos de 2005 a 2008 (último quadriénio).

Os hospitais da Região Centro começam por apresentar uma eficiência de 0,94 em 2002 aumentando-a para 0,95 no ano seguinte. Desce 5 p.p. em 2004, ano esse em que globalmente todas descem, com excepção dos hospitais da Região do Algarve mantendo-se relativamente constante nos anos seguintes, entre os 0,90 e 0,92 terminando com uma eficiência de 0,89.

Os hospitais da Região Norte aumentam a eficiência média em 7 p.p., desde o ponto de partida, 2002, onde apresenta 0,91, até ao ponto de chegada, 2008, onde apresenta 0,98, ou seja, neste último ano praticamente todos os seus hospitais representados neste estudo atingem a fronteira de eficiência.

Os hospitais incluídos na Região de Lisboa e Vale do Tejo mantêm constante o seu nível de eficiência, na ordem dos 85%-86%, após um primeiro ano de 2002 onde apresentou média de 83%.

GRÁFICO 19
Evolução dos *scores* de eficiência VRS$_O$
por Grupos de Hospitais (2002 a 2008)

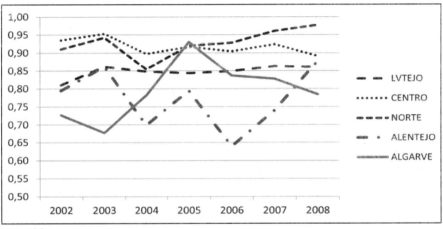

Fonte: Elaboração própria.

As Regiões do Alentejo e Algarve são as que apresentam menores médias, embora em termos globais se tenha verificado uma melhoria, +9 p.p. e +5 p.p. respectivamente.

12.3.1. *Há Efeito "Diferenciação Regional"?*

A Região Norte apresenta as melhores médias globais de eficiência dos hospitais no último quadriénio atingindo uma eficiência VRS$_O$ média de 98% em 2008, ano de chegada da análise.

A Região Centro, por sua vez, tem as melhores médias globais de eficiência dos hospitais no primeiro quadriénio caindo posteriormente para a segunda posição no *ranking* das ARS apresentando uma eficiência média de 89% em 2008.

A Região de Lisboa e Vale do Tejo é a que se mantêm mais constante, sem grandes flutuações nos *scores* de eficiência e um incremento de 2 p.p. ao longo dos anos em análise.

As Regiões do Alentejo e do Algarve são as que apresentam médias menores e mais inconstantes. Tal poderá ser devido a estarem representadas por um número menor de hospitais neste estudo.

Neste contexto, pode concluir-se que existem diferenças regionais nos *scores* de eficiência dos hospitais sendo superiores na Região Norte e Centro, culminando no último ano, 2008, com uma eficiência global de 98% para os hospitais incluídos na ARS Norte e 89% para os hospitais incluídos na ARS Centro.

Quando se separa a análise por grupos de hospitais, SA/EPE e SPA, as conclusões são muito semelhantes, ou seja, as dinâmicas regionais têm impacto sobre os dois grupos de hospitais, os hospitais empresarializados e os hospitais SPA.

12.4. Efeito "Fusão"

Este efeito será testado com a Hipótese 4: *"A fusão dos hospitais em Centros Hospitalares aumenta a sua eficiência".*

No âmbito deste estudo foram testados os seguintes centros hospitalares:

1ª Vaga – Centro Hospitalar Médio Tejo.

2ª Vaga – Centro Hospitalar do Nordeste;
Centro Hospitalar de Setúbal.

3ª Vaga – Centro Hospitalar do Alto Ave;
Centro Hospitalar Trás-os-Montes e Alto Douro;
Centro Hospitalar do Porto.

Ao verificar-se este fenómeno de fusão de unidades hospitalares em centros hospitalares, principalmente a partir da 2ª Vaga de empresarialização, é importante avaliar os efeitos sobre a eficiência induzidos por este fenómeno.

Esta hipótese é bastante específica no estudo dos Centros Hospitalares e procura evidência sobre os ganhos de eficiência potencialmente induzidos com a fusão dos hospitais em centros hospitalares.

A fim de aprofundar a análise foram estudadas as eficiências relativas de cada centro hospitalar individualizado e depois da fusão em centro hospitalar.

12.4.1. Há Efeito "Fusão"?

1ª Vaga – Centro Hospitalar do Médio Tejo.

Os hospitais que foram objecto de fusão (Hospital de Abrantes, Hospital de Tomar e Hospital de Torres Novas) apresentam no ano anterior à fusão – 2002, eficiências de 77%, 88% e 66%, respectivamente.

Após a fusão o C.H. Médio Tejo ganha eficiência.

2ª Vaga – Centro Hospitalar do Nordeste;
  Centro Hospitalar de Setúbal.

Os hospitais que integram o C.H. Nordeste (Hospital de Bragança, Hospital de Macedo Cavaleiros e Hospital de Mirandela) apresentavam no ano pré-empresarialização (2005) uma eficiência de 1, 0.51 e 0.72 respectivamente e em 2006 ano de fusão, os dados foram disponibilizados ainda separados por unidade hospitalar e foram 0.93, 0.74 e 0.76, respectivamente.

O Hospital de Bragança apresenta níveis de eficiência superiores aos dois outros hospitais.

No ano 2007 e 2008 os dados do C.H. Nordeste evidenciam uma eficiência de 0,73 em 2007 e 0,89 em 2008.

Parece haver uma recuperação apenas em 2008.

No Centro Hospitalar de Setúbal acontece o mesmo fenómeno. Dados agregados disponíveis do Centro Hospitalar de Setúbal só existem a partir de 2007 e o salto ao nível de eficiência como CH só acontece em 2008 (0,90).

3ª Vaga – Centro Hospitalar do Alto Ave;
  Centro Hospitalar Trás-os-Montes e Alto Douro;
  Centro Hospitalar do Porto.

Os hospitais que integraram o Centro Hospitalar Alto Ave, Hospital de Guimarães e Hospital de Fafe apresentavam níveis de eficiência em 2006 de 1 e 0.95 respectivamente e após a fusão em CH a eficiência nos anos seguintes, 2007 e 2008 foi de 1.

No Centro Hospitalar Trás-os-Montes e Alto Douro, constituído pela fusão do Centro Hospitalar Vila Real/Peso da Régua, Hospital de Chaves e Hospital de Lamego apresentavam em 2007 a eficiência de 1, 0.77 e 1, respectivamente e após a fusão correspondendo ao 1º ano, 2008, este CH apresenta uma eficiência de 1.

No Centro Hospitalar do Porto, a fusão ocorrida do Hospital Santo António e Maternidade Júlio Dinis não apresenta alterações, ou seja, os hospitais objecto de fusão encontravam-se já na fronteira de forma individualizada e aí permanecem após fusão em Centro Hospitalar.

Com os resultados obtidos, a fusão realizada na 1ª vaga de empresarialização (Hospital de Abrantes, Hospital de Tomar e Hospital de Torres Novas) em Centro Hospitalar Médio Tejo é vantajosa.

A fusão ocorrida na 2ª vaga de empresarialização dos Hospitais de Bragança, Macedo Cavaleiros e Mirandela no Centro Hospitalar do Nordeste é benéfica para os dois últimos hospitais.

No entanto, em 2008 parece existir uma tendência crescente de eficiência com o centro hospitalar.

A eficiência do Hospital de Setúbal apresenta um crescimento em 2006, primeiro ano de fusão em Centro Hospitalar mantendo-se em linha em 2007 e apresentando um acréscimo em 2008, o que é muito positivo.

As fusões verificadas na 3ª vaga de empresarialização, Centro Hospitalar Alto Ave, Centro Hospitalar Trás-os-Montes e Alto Douro e Centro Hospitalar do Porto evidenciam ganhos ou manutenção da eficiência verificada nos hospitais de forma individualizada.

Com os resultados obtidos pode considerar-se que globalmente a política de fusão das unidades hospitalares em Centros Hospitalares é potencialmente indutora de ganhos de eficiência técnica hospitalar.

CAPÍTULO 13
Efeitos das Opções Políticas em Saúde

A primeira reforma referente à empresarialização dos hospitais foi iniciada no XV Governo Constitucional, com o então Ministro da Saúde, Luís Filipe Pereira e foi objecto do nosso primeiro estudo[46], o qual foi desenvolvido com a aplicação de técnicas de *Data Envelopment Analysis* (DEA), para a avaliação dos efeitos da eficiência resultantes da referida reforma e abrangeu aproximadamente metade do parque hospitalar português o que constituiu, à data, uma inovação para o sector.

As principais conclusões alcançadas no referido estudo, sobre a eficiência hospitalar decorrente da primeira vaga de empresarialização foram, essencialmente, as seguintes:

1ª Os Hospitais transformados em empresas (SA) apresentavam, no período pré-empresarialização (2001), uma eficiência superior aos que permaneceram no Sector Público Administrativo (SPA), o que estava em consonância com a selecção dos hospitais que viriam a integrar o primeiro grupo de hospitais empresarializados tendo como objectivo o sucesso da reforma estrutural da saúde, na área hospitalar, o que configurou um *"Efeito de selecção inicial"*;

---

[46] "Hospitais Transformados em Empresas – Análise do Impacto na Eficiência: Estudo Comparativo" (Harfouche, 2008).

OPÇÕES POLÍTICAS EM SAÚDE

2ª Os hospitais transformados em SA apresentavam-se no triénio 2001-2003 mais eficientes do que os Hospitais SPA aumentando a sua eficiência no 1º ano de empresarialização (2003), face ao ano de partida (2001)[47], o que também era expectável e estava em linha com o pretendido pela reforma: potenciar a eficiência através de novas regras de gestão mais flexíveis da *New Public Management* (NPM). Verificava-se, assim, um efeito potenciador da eficiência pela aplicação da filosofia NPM e que designámos por *"Efeito NPM"*;

3ª O diferencial de eficiência entre os hospitais transformados em SA e os que se mantiveram como Hospitais SPA não aumentou, o que resultou da dinâmica igualmente criada no sector hospitalar, nomeadamente com a Lei nº 27/2002, de 8 de Novembro, que aprovou o novo regime jurídico da gestão hospitalar dotando os hospitais SPA de regras mais flexíveis, próximas dos hospitais SA, que os fez operar no mesmo contexto e clima competitivo o que permitiu comparações entre os dois grupos hospitalares. Ao estímulo para igualar o desempenho do grupo empresarializado designámos por *"Efeito imitação"*.

Como à época foi referenciado, os primeiros estudos sobre a experiência dos *"Hospitais SA"* não eram totalmente conclusivos já que, por um lado, o período temporal não permitia avaliar o *"Efeito cumulativo"* da reforma, apenas o seu *"Efeito imediato"* e, por outro, era ainda necessário que os efeitos da transformação se instalassem e se traduzissem em aspectos mensuráveis.

Neste contexto, impôs-se, desde logo, compreender os fenómenos que se sucederam à 1ª vaga de empresarialização para dar continuidade à trajectória da eficiência com as reformas de transformação dos hospitais em empresas, o que implicou um périplo investigatório por estudos sobre medição de eficiência hospitalar, tanto no plano nacional como no internacional e a sua articulação com a metodologia

---

[47] O ano 2002 foi considerado um ano atípico, por ocorrerem alterações contabilísticas e encerramentos de Balanços de 35 hospitais, que foram transformados na 1ª vaga de empresarialização.

DEA, como método para dar resposta à questão inicial: *"Será que existem ganhos de eficiência, potencialmente induzidos pela empresarialização dos hospitais, nos dois períodos de governação: XV/XVI e XVII Governos Constitucionais?"*.

Assim, entendemos que o trabalho desenvolvido ao longo do estudo agora realizado, permite identificar alguns aspectos inovadores face aos quadros empíricos e teóricos existentes, de que destacamos os seguintes aspectos:

1º Avaliação dos *"Efeitos imediatos e/ou cumulativos"* sobre a eficiência induzidos pelas vagas de empresarialização ao longo do período 2002-2008;

2º Medição do *"Efeito diferencial de eficiência"* nos dois grupos de hospitais (SA/EPE e SPA);

3º Avaliação do *"Efeito diferenciação regional"*, isto é, os efeitos da empresarialização na eficiência por regiões, de acordo com a distribuição dos hospitais sob tutela de cada uma das Administrações Regionais de Saúde (ARS), as quais podem desempenhar um papel dinamizador em termos do contexto no qual os hospitais de cada região operam;

4º Avaliação do impacto na eficiência do *"Efeito fusão"* de várias unidades hospitalares em centros hospitalares com estatuto EPE. Este fenómeno foi a pedra angular na 2ª e 3ª vagas de empresarialização, ocorridas no XVII Governo Constitucional, com o então Ministro da Saúde, António Correia de Campos.

A investigação realizada foi ilustrada com casos concretos, de que derivaram várias análises, com vista a verificar se os hospitais têm comportamentos semelhantes ou distintos, num determinado ano e por regiões.

Assim, neste contexto, em que, cada vez mais, se colocam cenários de empresarialização dos hospitais que exigem uma *"Nova Gestão"* foi desenvolvida a investigação do geral para o particular iniciando-se o estudo das políticas públicas, a que se seguiu o enquadramento dos modelos sociais europeus e americano.

OPÇÕES POLÍTICAS EM SAÚDE

A *New Public Management* foi aprofundada no caso português, com a reforma estrutural da saúde iniciada em Abril de 2002 ocorrida durante o XV Governo Constitucional resultante de uma coligação entre o PSD/CDS-PP.

Um dos grandes objectivos desta reforma desenvolvida nos anos posteriores foi a obtenção de ganhos de eficiência, para além dos de qualidade.

Impôs-se, por isso, a avaliação dos efeitos na trajectória de eficiência resultantes das sucessivas *"vagas"* de empresarialização recorrendo à metodologia da fronteira de eficiência determinística DEA.

Terminado o estudo, com o objectivo de avaliar os **Efeitos da Eficiência** com a política de empresarialização dos hospitais e com a fusão dos hospitais em centros hospitalares, as conclusões mais relevantes são as seguintes:

1ª Verifica-se uma tendência mais significativa do *"Efeito imediato"* na eficiência após o 1º ano de empresarialização, em todas as vagas analisadas, pelo aumento da eficiência de 5% no primeiro ano da 1ª vaga, 6% no primeiro ano da 2ª e 5% no primeiro ano da 3ª vaga. Por sua vez, nos anos subsequentes a cada vaga esbatem-se os aumentos da eficiência;

2ª No ano de 2002 os níveis de eficiência são iguais, para os hospitais SPA e para o grupo empresarialização. Esta conclusão corrobora as do estudo anterior[48], que verificou o *"Efeito de selecção inicial"* no ano de 2001 (ano em que se determinaram as políticas para a selecção dos hospitais) considerando-se o ano de 2002 um ano atípico, porque, como já referimos ocorreram muitos ajustamentos contabilísticos para a transformação, o que justificou a igualização dos níveis de eficiência nos dois grupos de hospitais;

3ª O ano de 2003 evidência um salto quantitativo nos *scores* de eficiência de + 5 pontos percentuais (p.p.) nos hospitais transformados em empresa;

[48] "Hospitais Transformados em Empresas – Análise do Impacto na Eficiência: Estudo Comparativo" (Harfouche, 2008).

4ª O ano de 2004 é incaracterístico, com uma queda acentuada de -5% nos níveis de eficiência global e -6% para os hospitais empresarializados na 1ª vaga. Este forte decréscimo, o maior em todo o período analisado, pode ter ficado a dever-se à grande instabilidade política que atravessou o país, ocorrida durante o curto mandato do XVI Governo Constitucional, que levou à dissolução do Parlamento pelo Presidente da República, no final de 2004. Alguma percepção de "vazio do poder" por parte de todo o sector empresarial reflectiu-se na atitude dos gestores e demais profissionais, a que não foi imune o sector da saúde.

Admitindo que foi este o factor com mais impacto, dado que os níveis de eficiência caíram para valores inferiores aos verificados no ano de 2002 (ano de partida da empresarialização), tal efeito registou-se, quer nos hospitais empresarializados, quer nos hospitais SPA;

5ª Quanto ao *"Efeito diferencial de eficiência"* existente entre os hospitais que foram objecto de empresarialização e os hospitais que se mantiveram no SPA pretendeu-se saber se o efeito foi crescente, decrescente ou nulo. Neste estudo, em 2008, o *gap* entre os dois universos é de 3 p.p., pelo que se pode concluir, que existe o *"Efeito diferencial de eficiência"* entre os hospitais que se mantiveram no SPA e os hospitais empresa;

6ª Relativamente à verificação do *"Efeito diferenciação regional"*, a dinâmica das ARS é determinante na promoção de um ambiente favorável aos processos de empresarialização, apesar de estarem dependentes do Ministério da Saúde. Dos resultados obtidos verifica-se que os hospitais incluídos nas Regiões Norte e Centro apresentam melhores *scores* de eficiência. A Região Norte apresenta as melhores médias globais de eficiência no último quadriénio, atingindo uma eficiência média de 98% em 2008, ano de chegada da análise.

Por sua vez, a Região Centro tem as melhores médias globais de eficiência no primeiro quadriénio caindo posteriormente para a segunda posição no *ranking* das ARS apresentando uma eficiência média de 89% em 2008.

A Região de Lisboa e Vale do Tejo é a que se mantêm mais constante, com *scores* médios de eficiência hospitalar de 85%.

As Regiões do Alentejo e do Algarve são as que apresentam *scores* médios menores e mais inconstantes por estarem representadas por um número menor de hospitais.

Quando se separa a análise por grupos de hospitais, SA/EPE e SPA as conclusões são bastante semelhantes, ou seja, as dinâmicas regionais têm impacto sobre os dois grupos hospitalares;

7ª Quanto ao *"Efeito* **fusão"** dos hospitais em centros hospitalares e a eficiência induzida por este fenómeno, pode constatar-se que na 1ª vaga de empresarialização a fusão do Centro Hospitalar Médio Tejo foi vantajosa, por haver ganhos de eficiência em termos agregados.

Na 2ª vaga de empresarialização, a fusão dos 3 hospitais no Centro Hospitalar do Nordeste foi vantajosa para os hospitais de Macedo de Cavaleiros e de Mirandela sendo menos favorável ao Hospital de Bragança, dado que este último apresentava *scores* individuais de eficiência mais elevados.

O Centro Hospitalar de Setúbal só apresenta um salto quantitativo nos ganhos de eficiência em 2008.

Na 3ª vaga de empresarialização, os três centros constituídos pela fusão de várias unidades hospitalares evidenciam ligeiros ganhos e/ou manutenção da eficiência verificada nas unidades de forma individualizada.

Para verificar a consistência destes aumentos da eficiência haverá que continuar a acompanhar a evolução do comportamento dos centros hospitalares objecto de fusão, em anos futuros.

Em termos globais, podemos referir pela investigação realizada, que ambas as Opções Políticas ocorridas, quer no XV/XVI, quer no XVII Governos Constitucionais foram indutoras de ganhos de eficiência.

Todavia, a Opção Política de fusão dos hospitais em centros hospitalares ocorrida no XVII Governo Constitucional, carece de uma significativa avaliação futura, dada a relativa proximidade desta reforma com o presente estudo.

EFEITOS DAS OPÇÕES POLÍTICAS EM SAÚDE

Gostaríamos ainda de salientar, para além das conclusões alcançadas e anteriormente referidas, as seguintes considerações:

É legítimo afirmar que as reformas, com introdução de modelos inovadores, como o caso da empresarialização dos hospitais são indutoras de ganhos de eficiência, com um *"Efeito regenerador"* sobre todo o sector hospitalar.

De facto, a introdução da Nova Gestão Pública num sector tão complexo teve efeitos práticos em cada uma das vagas de empresarialização dos hospitais com a consequente introdução de novas regras gestionárias e instrumentos mais flexíveis, o que veio dinamizar os hospitais até então altamente burocratizados e pouco orientados para a relação *financiamento/actividade desenvolvida.*

Dado que, como foi evidenciado, as reformas apresentam um efeito imediato ou transitório deverão ser promovidos estímulos permanentes e dinamizadores, das políticas públicas, com forte incidência na prestação de contas e na orientação para avaliação por resultados.

Deverão igualmente introduzir-se instrumentos de análise de produtividade e de eficiência no financiamento dos hospitais. A boa governação justifica que se cuide da eficiência dos recursos afectos ao sector público, com todo o impacto que pode gerar no tecido social e na respectiva confiança dos cidadãos.

Deverá ainda verificar-se a introdução no sector da saúde de referências baseadas no interesse público, nos ideais da democracia e num renovado compromisso cívico e de cooperação, por oposição ao movimento da forte competitividade verificada nas reformas enquadradas pela NPM e que levaram a fortes ondas de descontentamento e desmotivação. Actualmente não se aceita que organizações públicas para alcançar um bom desempenho, não fomentem, em simultâneo, a satisfação dos seus utilizadores e funcionários.

Deverão promover-se políticas públicas de **longo prazo**. Este fenómeno foi verificável com a empresarialização dos hospitais, no período de governação (2002-2004) e não descontinuada no período de governação seguinte (2005-2008). Importa, pois, reforçar que este é um dos pontos essenciais nas políticas públicas do país, quer se trate de políticas expansionistas ou políticas retraccionistas, que excluem que sejam ditadas por interesses particulares de curto prazo.

Deverá, por fim, registar-se uma aposta no DEA como método para a avaliação das políticas de saúde e tomada de decisão pelos gestores hospitalares, já que este método pode ser aplicado de forma individual a cada hospital e permite conhecer não só os serviços/departamentos mais eficientes, como também os seus índices de produtividade. Propõe-se, por isso, que esta ferramenta possa ser valorizada para os decisores políticos e gestores. Se a nossa sociedade é *prima facie* organizacional, a sua riqueza depende, entre outros factores, da qualidade de gestão praticada.

Por tudo o referido, não se descortina um sistema de saúde certo e outro errado, mas sim sistemas de saúde com factos históricos que justificam a sua forma e estruturação sendo esta normalmente uma expressão viva dos valores vigentes em cada sociedade. A consideração e a valorização de alguns princípios doutrinários permitem distinguir os diversos sistemas de saúde. Por sua vez, o respeito pelos direitos individuais e colectivos justificam alguns destes princípios doutrinários.

As opções políticas tomadas em Portugal no período analisado são, por isso, a expressão viva dos valores da sociedade portuguesa contemporânea.

O sector da saúde constitui um alicerce de uma sociedade justa e estável necessitando quer desta, quer de outras avaliações que, de forma sistematizada permitam servir de bússola no rumo permanente da Qualidade e Eficiência, sem descurar que o sector lida com o sofrimento e com a fragilidade humana.

REFERÊNCIAS BIBLIOGRÁFICAS

ABEL-SMITH, Brian (1996), "The control of health care costs and health reform in the european community", in As Reformas dos Sistemas de Saúde, Coord. Vaz, Artur et al., Lisboa.

ABREU, Coutinho e R, COSTA (2003), "Sociedade Anónima, a sedutora (Hospitais S.A., Portugal, S.A.) e Unipessoalidade Societária". Almedina, Coimbra.

AFONSO, A., Fernandes, S. (2008), "Assessing Hospital Efficiency: Non-Parametric Evidence for Portugal". Working Papers ISSN Nº 0874-4548. ISEG – Departamento de Economia, Lisboa, Portugal.

ANDERSON, James (1984), "Public Policy Making". 3ª edição, New York. Holt Rinehart and Winston.

ARNDT, M. e BIGELOW, B. (1992), "Vertical Integration in Hospitals: a Framework for Analysis". *Medical Care Review*, 49.

ARON, Raymond (1983), "Mémoires". Editions Julliard. Paris, França.

ATHANASSOPOULOS AD, GOUNARIS C, Sissouras A. (1998), "A descriptive assessment of the production and cost efficiency of general hospitals in Greece". Health Care Management Science 1999;2:97-106.

BALLESTERO E, MALDONADO JA. (2004), "Objective measurement of efficiency: applying single price model to rank hospital activities". Computers & Operations Research 2004;31:515-32.

BANKER R, CHARNES A, COOPER WW. (1984), "Some models for estimating technical and scale inefficiencies in data envelopment analysis". Management Science 1984;32:1078-92.

BANKER RD, CONRAD RF, STRAUSS RP. (1986), "A comparative application of data envelopment analysis and translog methods: an illustrative study of hospital production". Management Science 1986;32: 30-44.

BARZELAY, Michael (2001), The New Public Management – Improving Research and Policy Dialogue. Russel Sage Foundation, California, Estados Unidos.

BARZELAY, Michael (2002), "Origins of the New Public Management: an international view from public administration/political science". New Public Management – Current trends and future prospects, p. 15-33. Routledge, Londres.

BAZZOLI, Gloria (2008), "Hospital Consolidation and Integration Activity in the United States". Evaluating Hospital Policy and Performance: Contributions from Hospital Policy and Productivity Research. Advances in Health Economics and Health Services Research, Volume 18. 45-62. Elsevier, Reino Unido.

BESSA, António e PINTO, Jaime (2001), Introdução à Política. Lisboa: Editorial Verbo.

BEVERIDGE, W. (1948), "Voluntary Action". Allen and Unwin, Londres.

BILHIM, João (2000a), "Gerir a Administração Pública como uma Empresa". In Bilhim et al. (coord). Reforma do Estado e Administração Pública Gestionária. Fórum 2000, Lisboa: Instituto Superior de Ciências Sociais e Políticas, 77-84.

BILHIM, João (2004), Políticas públicas e agenda política. CAPP- Instituto Superior de Ciências Sociais e Políticas, 2004.

BILHIM, João (2005), Teoria Organizacional: Estruturas e Pessoas. 4ª ed. Revista e actualizada. Lisboa: Instituto Superior de Ciências Sociais e Políticas.

BIRKLAND, Thomas A. (2001), "An introduction to the policy process", Nova Iorque, M.E. Sharpe.

BLANK, J. e VALDMANIS, V. (2008), Evaluating Hospital Policy and Performance: Contributions from Hospital Policy and Productivity Research. Advances in Health Economics and Health Services Research, Volume 18. Elsevier, Reino Unido.

BRUIJN, Hans De (2007), "Managing Performance in the Public Sector", 2ª Edição, Routledge, Nova Iorque.

BOERI, Tito (2002), "Making Social Europe(s) Compete", paper preparado para a Conferência da Universidade de Harvard "Transatlantic Perspectives on US-EU Economic Relations: Convergence, Conflict and Co-Operation", Abril 2002.

BOERI, Tito (2002), "Social Policy: one for all?". Bocconi University and Fondazione Rodolfo Debenedetti.

Borins, Sandford (1995), "Summary: Government in Transition – A New Paradigm in Public Administration". Commonwealth Secretariat, Toronto.

Borins, Sandford (2002), "The New Public Management, North American Style". New Public Management – Current trends and future prospects, p. 181-194. Routledge, Londres.

Boston J., Martin J., Pallot J. e Walsh P. (1996), "Public Management: the New Zealand Model". Auckland, Oxford.

Bovaird, T. e Löffler, E. (2009), Public Management and Governance. 2nd edition. Routledge, Nova Iorque.

Boyne, George (1998), "Bureaucratic theory meets reality: public choice and service contracting in the US local government". Public Administration Review, 58:6, 474-484.

Boyne, George (1999), "Processes, performance and Best Value in local government". Local Government Studies.

Boyne, George (2002), "Researching the New Public Management: the role of quantitative methods ". New Public Management – Current trends and future prospects, p. 311-323. Routledge, Londres.

Campos, António (1988), "Privatização e protecção social : a combinação público/privada em saúde em Portugal", in 25 Anos de protecção social na Administração Pública. Lisboa.

Campos, António (1990), "A hora da reforma : linhas gerais para a revisão do Serviço Nacional de Saúde em Portugal", Farmácia Portuguesa, 63, Maio/Junho, Lisboa.

Campos, António (2008), Reformas da Saúde – O Fio Condutor. Edições Almedina, Coimbra, Portugal.

Charnes A, Cooper WW, Rhodes E. (1978), "Measuring the efficiency of decision making units". European Journal of Operational Research 1978;2:429-44.

Coelli, Tim (1996), "A Guide to DEAP Version 2.1: A Data Envelopment Analysis (Computer) Program". CEPA Working Paper 96/08. Disponível na Internet em http://www.une.edu.au/econometrics/cepa.htm, 15-03-2005.

Conselho da União Europeia (2006), Conclusões da Presidência, Conselho Europeu de Bruxelas, Nº 7775/06, 23/24 de Março de 2006. Bruxelas, Bélgica.

Cooper, W., Seiford, L. (2007), Data Envelopment Analysis, 2007, 2ª edição, Springer.

Culyer, A (1971), "The Nature of the Commodity – Health Care – and its Efficient Allocation", Oxford Economic Papers, Vol. 23, Oxford.

REFERÊNCIAS BIBLIOGRÁFICAS

CULYER, A e MILLS, Anne (1989), "Perspectives on the Future of Health Care in Europe, Centre for Health Economics – Health Economics Consortium", in York, University of York.

DAWSON, S., DARGIE, C. (2002), "New Public Management: a discussion with special reference to UK health". New Public Management – Current trends and future prospects, p. 34-56. Routledge, Londres.

DECRETO-LEI Nº 207/2004 – Cria o Centro Hospitalar do Baixo Alentejo SA, por fusão do Hospital de Beja SA e o Hospital Distrital de Serpa. Diário da República nº 195, de 19 de Agosto de 2004.

DECRETO-LEI Nº 214/2004 – Cria o Centro Hospitalar do Barlavento Algarvio SA, por fusão do Hospital do Barlavento Algarvio SA e o Hospital Distrital de Lagos. Diário da República nº 198, de 23 de Agosto de 2004.

DECRETO-LEI Nº 93/2005 – Transformação em entidades públicas empresariais das sociedades anónimas. Diário da República nº 109, de 7 de Junho de 2005.

DECRETO-LEI Nº 233/2005 – Cria o Hospital Santa Maria, EPE, o Hospital de São João, EPE, o Centro Hospitalar de Lisboa Ocidental EPE, o Centro Hospitalar de Setúbal EPE e o Centro Hospitalar do Nordeste EPE, e aprova os Estatutos dos hospitais entidades públicas empresariais. Diário da República nº 249, de 29 de Dezembro de 2005.

DECRETO-LEI Nº 50-A/2007 – Cria o Hospital do Espirito Santo de Évora EPE, o Centro Hospitalar de Lisboa Central EPE, o Centro Hospitalar de Coimbra EPE, o Centro Hospitalar de Trás-os-Montes e Alto Douro EPE, o Centro Hospitalar do Médio Ave EPE, o Centro Hospitalar do Alvo Ave EPE e o Centro Hospitalar de Vila Nova de Gaia/Espinho EPE. Diário da República nº 42, de 28 de Fevereiro de 2007.

DECRETO-LEI Nº 50-B/2007 – Criação da Unidade Local de Saúde do Norte Alentejano, EPE. Diário da República nº 42, de 28 de Fevereiro de 2007.

DECRETO-LEI Nº 236/2007 – Cria o Centro Hospitalar do Porto, EPE e o Centro Hospitalar do Tâmega e Sousa, EPE. Diário da República nº 188, de 28 de Setembro de 2007.

DECRETO-LEI Nº 300/2007 – Altera o regime jurídico do Sector Empresarial do Estado. Diário da República nº 162, de 23 de Agosto de 2007.

DECRETO-LEI Nº 23/2008 – Cria o Centro Hospitalar Lisboa Norte, EPE, por fusão do Hospital de Santa Maria EPE e o Hospital de Pulido Valente EPE. Diário da

República nº 28, de 8 de Fevereiro de 2008.

DECRETO-LEI Nº 180/2008 – Cria o Hospital de Faro EPE, os Hospitais da Universidade de Coimbra EPE e o Centro Hospitalar de Póvoa do Varzim/Vila do Conde EPE. Diário da República nº 164, de 26 de Agosto de 2008.

DECRETO-LEI Nº 203/2008 – Transforma em EPE o Hospital do Professor Doutor Fernando Fonseca. Diário da República nº 171, de 4 de Setembro de 2008.

DECRETO-LEI Nº 183/2008 – Cria a Unidade Local de Saúde do Alto Minho EPE, a Unidade Local de Saúde do Baixo Alentejo EPE e a Unidade Local de Saúde da Guarda EPE. Diário da República nº 197, de 10 de Outubro de 2008.

DENHARDT, Janet e DENHARDT, Robert (2007), "The New Public Service: Serving, not Steering", in M.E. Sharpe, Armonk.

DIRECÇÃO GERAL DO TESOURO, Relatório do Sector Empresarial do Estado, 2006.

DIRECÇÃO GERAL DO TESOURO, Relatório do Sector Empresarial do Estado, 2007.

DIRECÇÃO GERAL DO TESOURO E FINANÇAS, Relatório do Sector Empresarial do Estado, 2009.

DYE, Thomas R. (2002), "Understanding Public Policy". 7nd Edition, Prentice Hall, New Jersey.

DUL, J., HAK, T. (2008), "Case Study Methodology in Business Research". Elsevier. Reino Unido.

DUNNING, A , et al. (1992), "Choices in health care. Rijswijk, The Netherlands : Ministry of Welfare",in Health and Cultural Affairs, The Netherlands.

EHRETH JL. (1994) "The development and evaluation of hospital performance measures for policy analysis". Medical Care 1994;32:568-87.

EMROZNEJAD, Ali (2008), "Evaluation of research in efficiency and productivity: A survey and analysis of the first 30 years of scholarly literature in DEA". Socio-Economic Planning Sciences, vol. 42, Setembro 2008.

ESCOTT, K. e WHITFIELD, D. (1995), "The Gender Impact of CCT in Local Government". Manchester, Equal Opportunities Commission.

FARE R, GROSSKOPF S, LINDGREN B, ROOS P. (1994), "Productivity developments in Swedish hospitals: a Malmquist output index approach". In: Charnes A, Cooper WW, Lewin AY, Seiford LM, editors. Data envelopment analysis: theory, methodology, and applications. Boston: Kluwer Academic Publishers; 1994. p. 253-72.

FERLIE, E., MARK, A. (2002), "Organizational Research in the New Public Management: the turn to

REFERÊNCIAS BIBLIOGRÁFICAS

qualitative methods ". New Public Management – Current trends and future prospects, p. 311-323. Routledge, Londres.

FERREIRA, A., HARFOUCHE, A., Campos, A. Ramos, F. (2006), Políticas de Controlo dos Gastos Públicos com a Saúde. O Economista – Anuário da Economia Portuguesa.

FIGUERAS, Josep e ROBERTS, Jennifer y Sanderson, Colin (1993), "Contracting, Planning, Competition and Efficiency, Managerial Issues in the reformed NHS", in Ed. Malek, M et al., John Wiley and Sons, Ltd.

FLYNN, Norman (2002), "Explaining the New Public Management: the importance of context". New Public Management – Current trends and future prospects, p. 57-76. Routledge, Londres.

FOX, Kevin (2002), "Efficiency in the Public Sector" in Kluwer Academic Publishers.

GEORGOPOULOS, Basil (1978), "Distinguishing organizational features of hospitals".

GIDDENS, Anthony (1999), Para uma Terceira Via. Editorial Presença, Lisboa, 2009.

GLENNESTER, Howard e LE GRAND, Julian (1995), "The development of quasi-markets in the welfare provision in the United Kingdom", in International Journal of Health Services.

GORE, Al (1993), "Creating a Government that Works better and costs less: Report of the National Performance Review". New York Times Books.

GORE, Al (1996), "The Best-Kept Secrets in Government: a report to President Bill Clinton". US Government Printing Office, National Performance Review, Washington.

GROSSKOPF S, VALDMANIS V. (1987), "Measuring hospital performance. A non-parametric approach". Journal of Health Economics 1987;6:89-107.

GROSSKOPF S, VALDMANIS V. (1993), "Evaluating hospital performance with case-mix-adjusted outputs". Medical Care 1993;31:525-32.

GUEDES, M. (1942), O Plano Beveridge. Edições Século, Lisboa, Portugal.

GUICHARD, Stéphanie (2004), "The reform of the health care system in Portugal", Economics Department Working Papers Nº 405, OECD.

HAM, Chris (1994), "Managing the NHS Market", in British Medical Journal.

HAM, Chris (2000), "Series Editor's Introduction, Reforming Markets in Health Care – an economic perspective", in Ed. Peter C. Smith, Buckingham, Open University Press.

REFERÊNCIAS BIBLIOGRÁFICAS

HAMEL, J. e DUFOUR, S. e FORTIN, D (1993), "Case study methods", in Newbury Park, CA, Sage Publications.

HARFOUCHE, A. (2008), "Hospitais Transformados em Empresas – Análise do Impacto na Eficiência: Estudo Comparativo", Universidade Técnica de Lisboa, Instituto Superior de Ciências Sociais e Políticas, 2008.

HARFOUCHE, A. (2008), "The reform of the health systems is an ever-present theme in all OECD countries", Regulatory Governance, Second Biennal Conference, Utrecht, Holanda.

HARFOUCHE, A. (2008), Impacto dos Novos Modelos de Gestão Hospitalar na Eficiencia dos Hospitais em Portugal". Sociedad Española de Salud Pública Y Administración Sanitaria (2008), Gaceta Sanitaria. Vol. 22 – Extraordinario 2. Salamanca, Espanha.

HARFOUCHE, A. (2008), "Avaliação de Políticas Públicas em Portugal: Sector da Saúde e Eficiência Hospitalar", Salamanca, Espanha, Maio 2008.

HARFOUCHE, A. (2008), "Avaliação de Políticas Públicas em Portugal: Sector da Saúde e Eficiência Hospitalar", Utrecht, Holanda, Junho 2008.

HARFOUCHE, A. (2009), Inovação na Avaliação dos Hospitais. Sociedad Española de Salud Pública Y Administración Sanitaria (2009). Gaceta Sanitaria. Vol. 23 – Especial Congreso 2. Salamanca, Espanha.

HARFOUCHE, A. (2009) Hospitales Transformados en Empresas – Análisis del Impacto en la Eficiencia: Estudio Comparativo Madrid, Europam Lda, 2009.

HARFOUCHE, A. (2009), "Sobre la Reforma del Estado y de la Administración Pública", XIV Congresso Internacional CLAD, Salvador – Bahia, Brasil, Outubro 2009.

HARFOUCHE, A. (2009), "O Grande Desafio da Indústria do Medicamento: Inovação e Preço", Sistema de Saúde Português – Congresso 2009, Coimbra, Portugal, Março 2009.

HARFOUCHE, A. (2009), "Hospitais Transformados em Empresas – Análise do Impacto na Eficiência, Estudo Comparativo", I Simposio Internacional sobre Colaboración Público Privada en el Sector Sanitário, Madrid, Espanha, Fevereiro 2009.

HARFOUCHE, A. (2010) Cidadania Digital – A Soberania do Utilizador de Serviços de Saúde na Era Digital. pp 189-193.

HARFOUCHE, A. (2010), "Opções Políticas em Saúde – Efeitos sobre a Eficiência Hospitalar", tese de doutoramento, UTL- Instituto Superior de Ciências Sociais e Políticas.

REFERÊNCIAS BIBLIOGRÁFICAS

HARFOUCHE, A. (2010), "Políticas de Segurança Pública e Práticas de Saúde". CAPP/ INTEC. 2010

HARFOUCHE, A. (2010), "Medir la eficiencia de la nueva gestión hospitalaria es posible". Prevención Sanitária Nacional (2010), PSN Información nº 34. Enero 2010. Madrid, Espanha.

HEADY, F. (1996), "Public Administration: a comparative perspective". Dekker, Nova Iorque.

HENCKE, D. (1998), "Jobcentres fiddled the figures". The Guardian, Janeiro 1998.

HOFMARCHER MM, PATERSON I, RIEDEL M. (2002), "Measuring hospital efficiency in Austria— a DEA approach". Health Care Management Science 2002;5: 7-14.

HOOD, Christopher (1991), "A Public Management for All Seasons?", in Public Administration Vol 69.

HOOD, Christopher (1995a), "The New Public Management in the 1980's: Variations on a Theme", Accounting Organizations and Society. 20 (2/3), 93-109.

HOOD, Christopher (1995b), "Contemporary Public Management: A New Global Paradigm?". Public Policy and Administration. 10(2), 104-117.

HOOD, Christopher (2000), "The Art of The State: Culture, Rhetoric and Public Management". Oxford: Clarendon Press.

HOOD, Christopher (2005), "Public Management: The Word, The Movement, The Science". In Ewan Ferlie; Laurence E. Lynn Jr.; Christopher Pollitt (eds.). The Oxford Handbook of Public Management. Oxford: Oxford University Press, pp. 7-26.

HOOD, Christopher; Peters, Guy (2004), "The Middle Aging of New Public Management: Into the Age of Paradox?". Journal of Public Administration Research and Theory. 14(3), 267-282.

HURD, I. (1999), "Legitimacy and Authority in International Politics". International Organization, Vol. 53, nº 2, pp 379-408.

INTERNATIONAL MONETARY FUND (2009), "World Economic Outlook", Outubro 2009.

INSTITUTO DE MEDICINA DOS ESTADOS UNIDOS (2004), "Insuring America's Health: Principles and Recommendations". Janeiro 2004.

KISSINGER, H. (1996), A Diplomacia. Gradiva.

KOVNER, Anthony e Duncan NEUHAUSER. Health Services Management: reading and commentary", in Health Administration Press, New York.

JACOBS, Philips (1991), "The Economics of Health and Medical Care", Third Edition, Colombia, Aspen Publication.

JAMES, K (1990), "Process and cultural impediments to health care

REFERÊNCIAS BIBLIOGRÁFICAS

innovation", Hospital and Health Services Administration.

KALUZNY, Arnold e VENEY, J (1980), "Health Services Organizations: a guide to research and assessment". Beckley, McCutchan Publishing Corporation.

KALUZNY, Arnold e WARNER, Michael y Warren, David y Zelman, William (1982), "Management of Health Services", in Prentice-Hall, Inc., New Jersey.

KAPLAN, Robert (1988), "One Cost System Isn't Enough", in Harvard Business Review, January-February.

KEHOANE, Robert O. (2002), "Ironies of Sovereignty: The European Union and the United States". Jorunal of Common Market Studies, Vol. 40 – Nº 4, p. 743-766, Novembro 2002.

KICKERT W. (1997), "Public Governance in the Netherlands: an alternative to Anglo-American managerialism". Public Administration, pp 731-752.

KICKERT W., KLIJN, H.-E. e KOPPENJAN, J. (1997), "Managing Complex Networks". Sage, Londres.

KIRK, J e MILLER, M (1986), "Reliability and Validity in Qualitative Research", London, Sage Publishing.

KLIJN, H.-E. e TEISMAN, G. (2000), "Governing public-private partnerships: analysing and managing the processes and institutional characteristics of public-private partnerships. In S. Osborne Public-Private Partnerships. Theory and Practice in International Perspective. Routledge, Londres.

KNOVER, Anthony e NEUHAUSER, Duncan (1978), "Health Services Management: reading and commentary", in Health Administration Press, New York.

KOEN, Vincent (2000), "Public expenditure reform: the health care sector in the United Kingdom", OCDE, economic department working paper nº 256.

KOONTZ, Harold e O'DONNELL, Cyril y WEIHRICH, Heinz (1986), "Administração: fundamentos da teoria e da ciência". 1º vol. São Paulo, Pioneira Editora.

LANE, J.-E. (1999), "Contractualism in the public sector: some theorical considerations". Public Management (1,2), Pp. 179-194.

LE GRAND, Julian (1989), "Equidade, saúde e cuidados de saúde", in Revista Portuguesa de Saúde Pública, 7: 3, Julho/Setembro, Lisboa.

LINNA, Mikka (1997), "Determinants of Cost efficiency of Finnish Hospitals: A Comparison of DEA and SFA". Finlandia.

LINNA M. (1998), "Measuring hospital cost efficiency with panel data models". Health Economics 1998;7:415-27.

LINNA, M. e HAKKINEN, U. (2008), "Benchmarking Finnish Hospitals". Evaluating Hospital Policy and Performance: Contributions from Hospital Policy and Productivity Research. Advances in Health Economics and Health Services Research, Volume 18. pp. 179-190. Elsevier, Reino Unido.

LYNN, L. (1998), "The New Public Management as an international phenomenon: a sceptical viewpoint". In International Perspectives on the New Public Management. JAI Press, Greenwich.

LYNN, Jr., LAURENCE, E. (2005), "Public Management: A Concise History of the Field". Ewan Ferlie; Laurence E. Lynn Jr.; Christopher Pollitt (eds.). The Oxford Handbook of Public Management. Oxford: Oxford University Press, pp. 27-50.

LYNN, Naomi; WILDAVSKY, Aaron (eds.) (1990), Public Administration: The STate of the Discipline. Chatham House Publishers, Inc.

MACE, Gordon (1991), "Guide d'élaboration d'un projet de recherce", Belgium, Editions Universitaires.

MAJONE, Giandomenico (1997), "From the Positive to the Regulatory State: Causes and Consequences of Change in the Mode of Governance", in Journal of Public Policy.

MALTEZ, Adelino (1992), "Princípios Gerais de Direito – uma perspectiva politológica", in Tomo I – O Ambiente do Direito, ISCPS, Lisboa.

MALTEZ, Adelino (1994), Sobre a Ciência Política. Lisboa: Instituto Superior de Ciências Sociais e Políticas.

MALTEZ, Adelino, (1995), "A justiça e o mal-estar do Estado de bem-estar", in Intervenção nas IX Jornadas de Administração Hospitalar, Lisboa.

MALTEZ, Adelino (1996), Princípios de Ciência Política: Introdução à Teoria Política. 2ª ed., Lisboa, Instituto Superior de Ciências Sociais e Políticas.

MAINDIRATTA A. (1990), "Largest size-efficient scale and size efficiencies of decision-making units in data envelopment analysis". Journal of Econometrics 1990;46:57-72.

MANIADAKIS N, Hollingsworth B, Thanassoulis E. (1999), "The impact of the internal market on hospital efficiency, productivity and service quality". Health Care Management Science 1999;2: 75-85.

MANIADAKIS N, Thanassoulis E. (2000), "Assessing productivity changes in UK hospitals reflecting technology and input prices". Applied Economics 2000;32:1575-89.

MANIADAKIS N, THANASSOULIS E. (2004), "A cost Malmquist productivity index". European Journal of Operational Research 2004;154: 396-409.

MASCARENHAS, R (1993), "Building an Enterprise Culture in the Public Sector: Reform of the Public Sector in Austrália, Britain, and New Zealand", in Public Administration Review, Nº 4.

MASON, Alastair e MORGAN, Kieran (1995), "Purchaser-Provider: the international dimension", British Medical Journal, Nº310.

McKEVITT, D. (1998), "Managing Core Public Services". Blackwell Publishers, IOxford, Reinno Unido.

McLAUGHLIN, K. e OSBORNE, S. (2002), "The New Public Management in context". New Public Management – Current trends and future prospects, p. 7-14. Routledge, Londres.

METCALFE, L. e Richards, S. (1990), "Improving Public Service Management". Sage, Londres.

MINISTÉRIO DAS FINANÇAS (2005), Programa de Estabilidade e Crescimento 2005-2009, República Portuguesa, 2005.

MOREIRA, Adriano (2006), Ciência Política. 3ª edição. Almedina, 2006.

MOREIRA, Carlos (1994), Planeamento e Estratégias da Investigação Social. Lisboa: Instituto Superior de Ciências Sociais e Políticas.

MOREY RC, FINE DJ, LOREE SW, Retzlaff-Roberts DL, Tsubakitani S.(1992), "The trade-off between hospital cost and quality of care. An exploratory empirical analysis". Medical Care 1992;30: 677-98.

MOONEY, Gavin (1994), "Key issues in health economics", New York, Harvester Wheatsheaf.

NAGEL, Stuart. (1980), "The Policy Studies Perspective". Public Administration Review, Vol. 391-396.

NASCHOLD, F. (1999), "Learning from the Pioneers: Modernizing Local Government, Part 1". Public Management Journal, Vol. 2(1).

NEWMAN, J. (2002), "The New Public Management, modernization and institutional change: disruptions, disjunctures and dilemmas". New Public Management – Current trends and future prospects, p. 77-92. Routledge, Londres.

NYE, J. (2002), "The Paradoxo f American Power". New York, Oxford University.

OCDE (1995), "Economic Outlook nº 58". OECD Publications, Paris, France.

OCDE (1998), "OECD Economic Surveys – Special Features. Health Reform / Creating Employment 1997 1998 – Portugal". OECD Publications, Paris, France.

REFERÊNCIAS BIBLIOGRÁFICAS

OCDE (1999) "Performance contracting". Paris, Head of Publications Service (disponível na internet em www.oecd.org/puma/), 05-05-2005.

OCDE (2003), "Economic survey of Portugal", Paris.

OCDE (2004), "Economic survey of Portugal", Paris.

OECD (2005), "Modernising Government: the way forward", Paris.

OECD (2006), Health Data 2006.

OCDE (2008), "Economic survey of Portugal", Paris.

OECD (2009), Health Data 2009.

OECD (2009), "Health at a Glance", Paris.

OECD (2009), "Economic Outlook nº 86", Press Conference, Paris.

O'NEILL et al (2007), "A cross-national comparison and taxonomy of DEA-based hospital efficiency studies", Socio-economic Planning Sciences (2008), 158-159. Elsevier.

ORTON, Douglas e WEICK, Karl (1990), "Loosely Coupled Systems: A Reconceptualization", in Academy of Management Review, Vol. 15, Nº 2.

O'REILLY, Vicent e HIRSCH, Murray y Defliese, Philip y Jaenicke, Henry (1990), "Montgomery's Auditing", in Eleventh Edition, John Wiley & Sons, Inc., New York.

OSBORNE, David e GAEBLER, Ted (1992), "Reinventing Government: How the Entrepeneurial Spirit is Transforming the Public Sector from Schoolhouse", City Hall to the Pentagon.

OSBORNE D., BOVAIRD T., MARTIN J., Tricker M. e Waterson P. (1995), "Performance management and accountability in complex public programmes". Finantial Accountability and Management.

OZCAN YA. (1995), "Efficiency of hospital service production in local markets: the balance sheet of US medical armament". Socio-Economic Planning Sciences 1995;29:139-50.

OZCAN YA, McCUE MJ. (1996), "Development of a financial performance index for hospitals: DEA approach". Journal of the Operational Research Society 1996;47:18-26.

OZCAN YA, McCue MJ, Okasha AA. Measuring the technical efficiency of psychiatric hospitals. Journal of Medical Systems 1996; 20:141-50.

PARRADO, S. (1996), "New Public Managers in Europe:public servants in transition". McMillan, Londres.

PASQUINO, Gianfranco (2002), Curso de Ciência Política. Cascais: Principia.

PAUL, Catherine (2002), "Productive Structure and Efficiency of Public Hospitals". in Efficiency in the Public Sector, Fox, Kevin J. Kluwer Academic Publishers.

PEREIRA, Luís Filipe (2005), A Reforma Estrutural da Saúde e a Visão Estratégica para o Futuro.

PETERS, B.G. (2001), "The Future of Governing". Lawrence, University Press of Kansas.

PETERS, T. e WATERMAN, R. (1982), "In search of Excellence". Warner Books, Nova Iorque.

PETRIE, Murray (1999), "A framework for public sector performance contrating", in Performance Contracting, ed. Joslin et al., OCDE.

POLLITT, Christopher (2002), "The New Public Management in International Perspective: an analysis of impacts and effects". New Public Management – Current trends and future prospects, p. 274-292. Routledge, Londres.

POLLITT C., BIRCHELL J. e PUTNAM K. (1998), "Decentralising Public Service Management". McMillan, Londres.

POLLITT, C. e BOUCKAERT, G. (2000), "Public Management Reform: a Comparative Analysis". Oxford University Press.

PRESIDÊNCIA DO CONSELHO DE MINISTROS (2005), Programa de Estabilidade e Crescimento 2005--2009. Lisboa, Portugal.

PRESIDÊNCIA DO CONSELHO DE MINISTROS (2007), Estratégia de Lisboa – Portugal Novo. Lisboa, Portugal.

PUIG-JUNOY J. (2000), "Partitioning input cost efficiency into its allocative and technical components: an empirical DEA application to hospitals". Socio-Economic Planning Sciences 2000;34:199-218.

SCHNEIDER, A. e INGRAM, H. (1993), "The Social Construction of Target Populations: Implications for Politics and Policy". American Political Science Review 87, nº 2.

STEWART, J. (1996), "A dogma of our times: separating policy making from implementation". Public-Money and Management.

RAY, Subhash (2004), "Data Envelopment Analysis, Theory and Techniques for Economics and Operations Research". Cambridge University Press, Reino Unido.

RETZLAFF-ROBERTS DL, MOREY RC. (1993), "A goal-programming method of stochastic allocative data envelopment analysis". European Journal of Operational Research 1993;71:379-97.

RIDDERSTRALE, J. e NORDSTROM, K. (2007), "Funky Business Forever".

RIPPLY, R. e FRANKLIN, G. (1991), "Congress, Bureaucracy and Public Policy". 5th edition, Pacific Grove, Califórnia.

RHODES, R. (1996), "The new governance: governing without

government". Political Studies, pp. 652-667.

ROTHSTEIN, B. E Teorell, J. (2008), "What is Quality of Government? A theory of impartial government institutions". Governance, 21 (2).

ROOS, Pontus (1997), "Measurement of Productivity in Hospital Services Using Malmquist Indez Approaches: A Discussion of Methods and Illustration to eye Surgery". Swedish Institute for Health Economics.

ROUBAN, L. (1998), "France: a different approach to reform". In Innovation in Public Management: Perspectives from East and West Europe". Cheltenham, Reino Unido.

SAHIN I, OZCAN YA. (2000), "Public sector hospitals efficiency for provincial markets in Turkey". Journal of Medical Systems 2000;24: 307-20.

SALTMAN, Richard (1994), "Patient choice and patient empowerment in northern european health systems: A conceptual framework", in International Journal of Health Services.

SAPIR, André (2005), "Globalization and the Reform of European Social Models", Bruegel, Bruxelas, Setembro 2005.

SAVAS, E. (1987), "Alternatives for delivering Public Services". Westview Press, Boulder, Colorado, Estados Unidos.

SCHEDLER, K., PROELLER, I. (2002), "The New Public Management: a perspective from mainland Europe". New Public Management – Current trends and future prospects, p. 163-180. Routledge, Londres.

SHERMAN H. (1984), "Hospital efficiency measurement and evaluation. Empirical test of a new technique". Medical Care 1984;22:922-38.

SHUKLA, Ramesh e PESTIAN, John e CLEMENT, Jan (1997), "A Comparative Analysis of Revenue and Cost – Management Strategies of Not-for-Profit and For-Profit Hospitals", in Hospital & Health Services Administration, Nº42.

SMITH, Peter e GODDARD, Maria (2000), "Reforming Health Care Markets, Reforming Markets in Health Care – an economic perspective", in Ed. Peter C. Smith, Buckingham, Open University Press.

SODERLUND, Neil et al. (1997), "Impact of the NHS reforms on English hospital productivity: an analysis of the first three years", in British Medical Journal, Nº315, London.

SOMMERSGUTER-REICHMANN M. (2000), "The impact of the Austrian hospital financing reform on hospital productivity: empirical evidence on efficiency and technology changes using a non-

REFERÊNCIAS BIBLIOGRÁFICAS

-parametric input-based Malmquist approach". Health Care Management Science 2000;3: 309-32.

THATCHER, Margaret (2002), A Arte de Bem Governar. Edições Quetzal.

TOCQUEVILLE, A. de (1971), "Democracy in América".Oxford University Press, Londres.

VALDMANIS V. (1992), "Sensitivity analysis for DEA models. An empirical example using public vs. NFP hospitals". Journal of Public Economics 1992;48: 185-205.

VARTIAINEN, Pirkko (2008), "Health care management in Finland: an analysis of the wickedness of selected reforms". Review of Business, acedido em http:/www.thefreelibrary.com em 14.05.2010.

WALSH, K. (1995), "Public Services and Market Mechanisms: Competition, Contracting and the New Public Management". McMillan, Londres.

WILCOX, L. e HARROW, J. (1992), "Rediscovering Public Services Management". McGraw-Hill, Londres.

WHITCOMBE, Judy (2008), "Contributions and challenges of New Public Management: New Zealand since 1984". Policy Quarterly, vol. 4, issue 3, Setembro 2008.

WOOD, L e KROGER, R (2000), "Doing Discourse Analysis. Methods for Studing Action in Talk and Text", London, Sage Publishing.

YOUNG ST. (1992), "Multiple productivity measurement approaches for management". Health Care Management Review 1992;17:51-8.

ÍNDICE

PREFÁCIO – *José Fragata*   7

CAPÍTULO 1 – INTRODUÇÃO   11
1.1. A importância de medir a eficiência e avaliar as políticas
públicas   11
1.2. Enquadramento político das reformas no contexto
internacional   17
1.3. Enquadramento político das reformas hospitalares
em Portugal   19
1.4. Medição da eficiência hospitalar 2002/2008   23

CAPÍTULO 2 – POLÍTICAS PÚBLICAS   27
2.1. Políticas Públicas   27
2.2. Mudanças Recentes no Contexto das Políticas Públicas   40

CAPÍTULO 3 – *NEW PUBLIC MANAGEMENT*   49
3.1. Modelo Social Europeu   50
3.2. Modelo Americano   56
3.3. New Public Management no Contexto Internacional   58
3.4. Origens da New Public Management   64
3.5. A New Public Management no Reino Unido   65
3.6. A New Public Management na Nova Zelândia   71
3.7. A New Public Management nos Estados Unidos da América   73
    3.7.1. O Sector da Saúde e a Reforma Obama   77

CAPITULO 4 – A *NEW PUBLIC MANAGEMENT*
COMO CONJUNTO DE PRÁTICAS NAS REFORMAS
PÚBLICAS   81

CAPITULO 5 – A *NEW PUBLIC MANAGEMENT*
NO MODELO EUROPEU   95
5.1. New Public Management nos Países Nórdicos   99
5.2. New Public Management na Europa Continental   104
5.3. New Public Management nos Países Mediterrânicos   111

CAPÍTULO 6 – A *NEW PUBLIC MANAGEMENT*
NO SECTOR DA SAÚDE EM PORTUGAL   113
6.1. Empresarialização dos Hospitais   114
    6.1.1. Período de Governação 2002-2004   114
    6.1.2. Período de Governação 2005-2008   118
6.2. Diferenças e semelhanças: Hospitais SA e Hospitais EPE   120
    6.2.1. Os hospitais EPE   122
6.3. Vagas de Empresarialização dos Hospitais do SNS
(2002-2008)   133
    6.3.1. Primeira Vaga de Empresarialização (2002-2004) 133
    6.3.2. Segunda Vaga de Empresarialização (2006)   136
    6.3.3. Terceira Vaga de Empresarialização (2007)   142

CAPÍTULO 7 – O PAPEL DOS MÉTODOS
QUANTITATIVOS PARA A AVALIAÇÃO
DAS POLÍTICAS PÚBLICAS   151

CAPÍTULO 8 – A EFICIÊNCIA E O PAPEL
DOS MÉTODOS QUANTITATIVOS
PARA A SUA MEDIÇÃO   155

CAPÍTULO 9 – O ESTUDO DA EFICIÊNCIA
NO SECTOR HOSPITALAR   169
9.1. O Estudo de Eficiência no Sector Hospitalar através do DEA   169
9.2. Medição de Eficiência Hospitalar   187
9.3. Produtividade e Eficiência Técnica   189

CAPÍTULO 10 – DEA COMO MÉTODO
PARA A MEDIÇÃO DA EFICIÊNCIA   191

CAPÍTULO 11 – MEDIÇÃO DA EFICIÊNCIA
NOS HOSPITAIS PORTUGUESES (2002/2008)   195
11.1. Análise Individual dos dados hospitalares   201
    11.1.1. Doentes Saídos   202
    11.1.2. Consultas Externas   205
    11.1.3. Urgências   208
11.2. Caracterização dos Hospitais   211
11.3. Caracterização do estudo sobre a eficiência   225

CAPÍTULO 12 – ANÁLISE DOS EFEITOS
DAS OPÇÕES POLÍTICAS SOBRE A EFICIÊNCIA   233
12.1. Efeito "Cumulativo"   233
    12.1.1. As diferentes vagas de empresarialização   239
    12.1.2. Há Efeito "Cumulativo"?   241
12.2. Efeito "Diferencial de Eficiência"   243
    12.2.1. Internamento Ajustado ao Índice de Case-Mix   246
    12.2.2. Consulta   249
    12.2.3. Urgência   251
    12.2.4. Há Efeito "Diferencial de Eficiência"?   254
12.3. Efeito "Diferenciação Regional"   255
    12.3.1. Há Efeito "Diferenciação Regional"?   257
12.4. Efeito "Fusão"   258
    12.4.1. Há Efeito "Fusão"?   259

CAPÍTULO 13 – EFEITOS DAS OPÇÕES POLÍTICAS
EM SAÚDE   261

REFERÊNCIAS BIBLIOGRÁFICAS   269

Comentário de Adriano Moreira